100日で がんに勝つ ジュース&スープ

◇監修
済陽 高穂
西台クリニック理事長

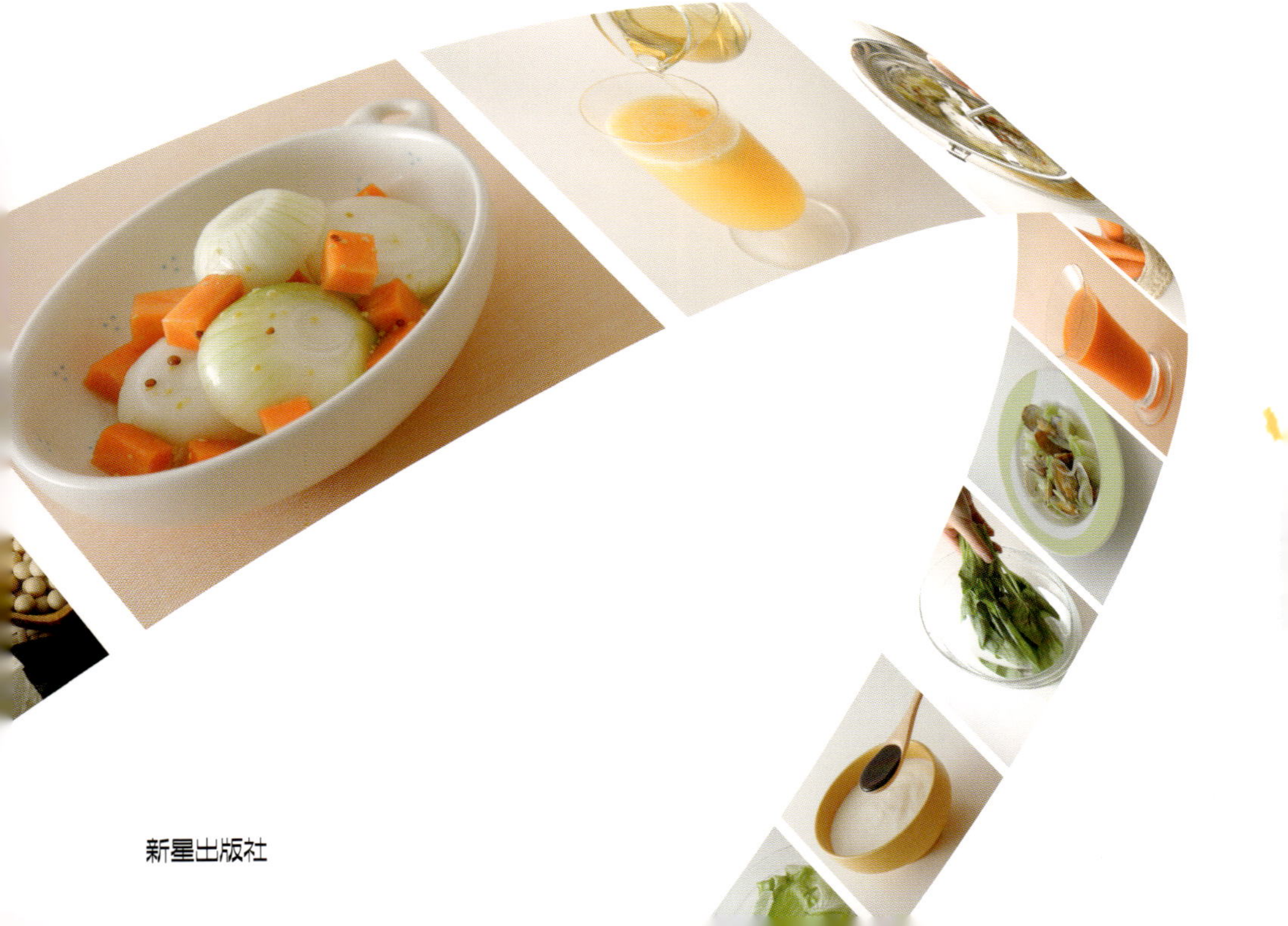

新星出版社

はじめに

がんと診断されたとき、「目の前が真っ暗になりました」という多くの患者さんと出会ってきました。それほどがんは深刻な病気です。何より、がんという病気がやっかいなのは、進行してしまうと病院での治療が受けられないことでしょう。患者さんのなかには、「手術はできません。抗がん剤治療の効果も期待できません。ホスピスをおすすめします」と宣告される方が少なくありません。患者さんは受けられる治療がないことに絶望します。

いまがんに苦しんでいる皆さん、けっしてあきらめないでください。たとえ進行・再発した晩期がんだとしても、食事をご自身でとれていれば食事療法による改善が期待できます。済陽式食事療法を実践された患者さんのなかには、絶望的な状況から奇跡のような回復を見せる方が少なからずおられます。あなたもその可能性がゼロではないのです。

余命数か月と診断されたがんが、改善・完全治癒したときの患者さんの笑顔は喜びに満ちています。そんな患者さんの笑顔を見るたびに、もっとたくさんの患者さんを救いたい、その思いがいまの私の支えになっています。いえ、実際には私が救うわけではありません。私は患者さんの体内に眠る〝自然治癒力(自らを癒やす力)〟を底上げし、がん体質から脱するための食事を指導しているにすぎません。実際に、食事療法を実践し、がんに勝つのはご自身の努力にかかっています。私はそのお手伝いをしているのです。

済陽式食事療法の中心は大量の野菜・果物ジュースです。そして、ジュースで不足しがちな栄養素はスープでとるようすすめています。本書は済陽式食事療法を実践するためにどのような食べ物がいいのか、どのように選び、調理すればいいのかなど、具体的な情報を紹介しています。患者さんの体験談を参考に、実践的なアドバイスも満載です。本書が、がんと闘う患者さんの一助となることを願っています。

済陽高穂

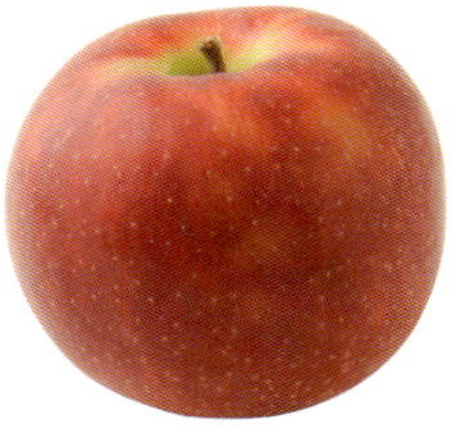

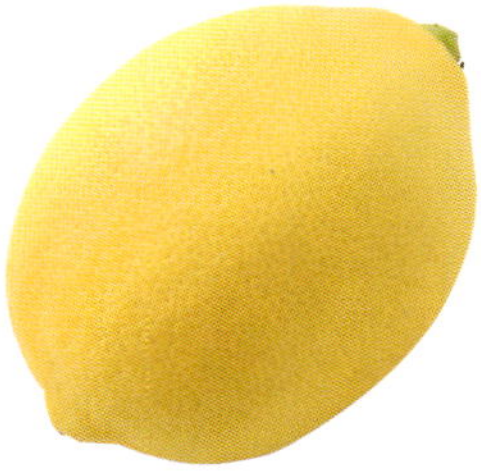

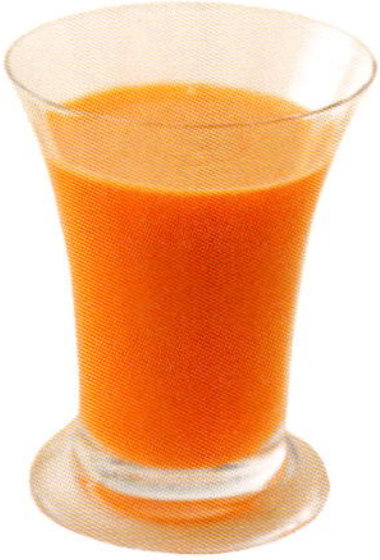

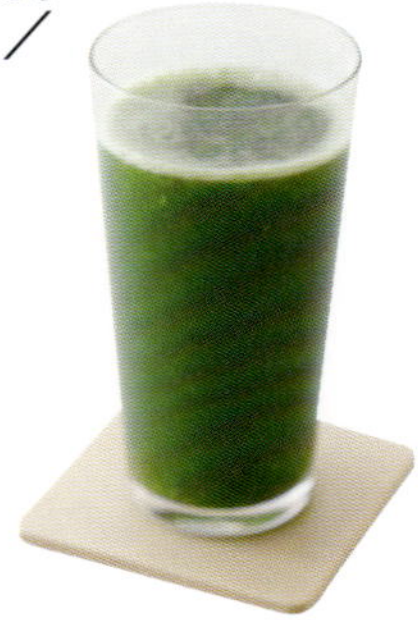

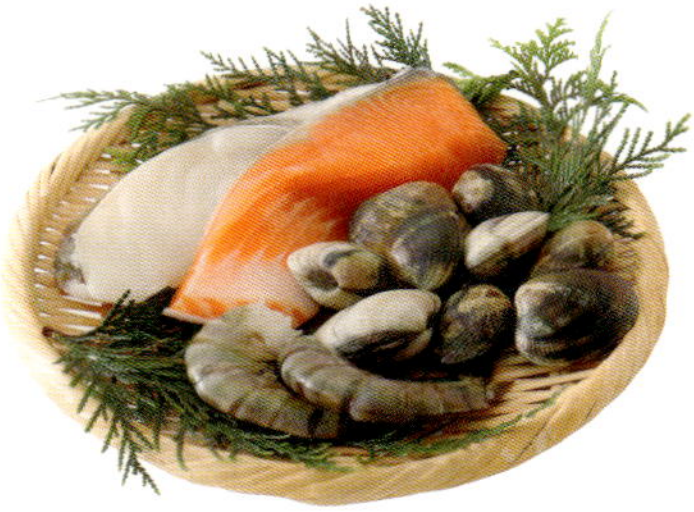

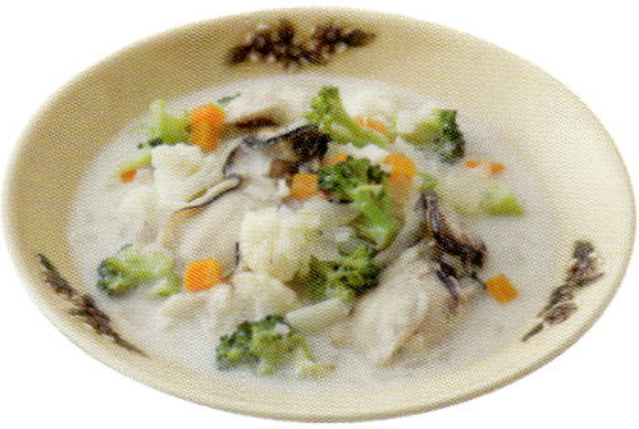

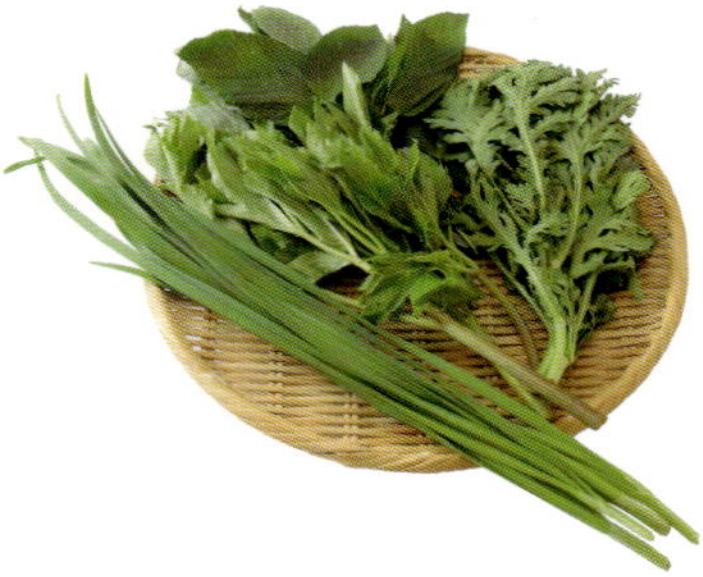

第5章 治療効果を高める〝がんに勝つ食材〟

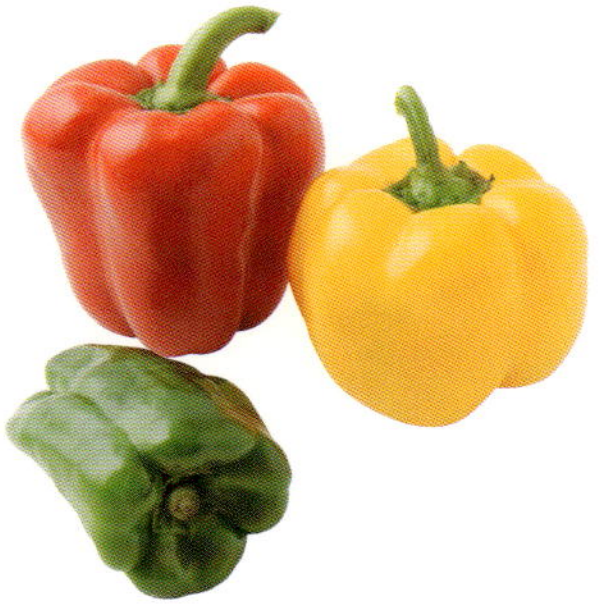

第6章 済陽式食事療法を確実に実践するためのポイント

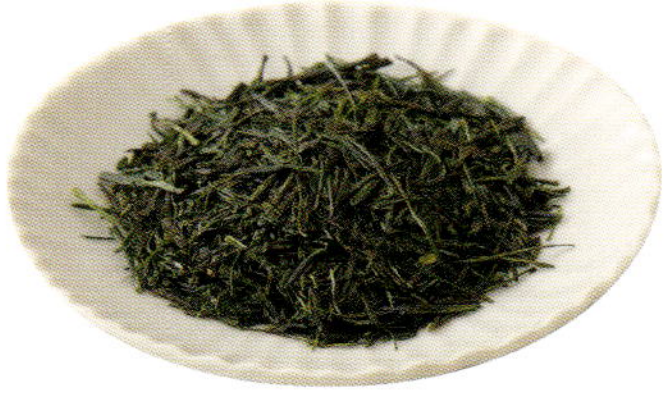

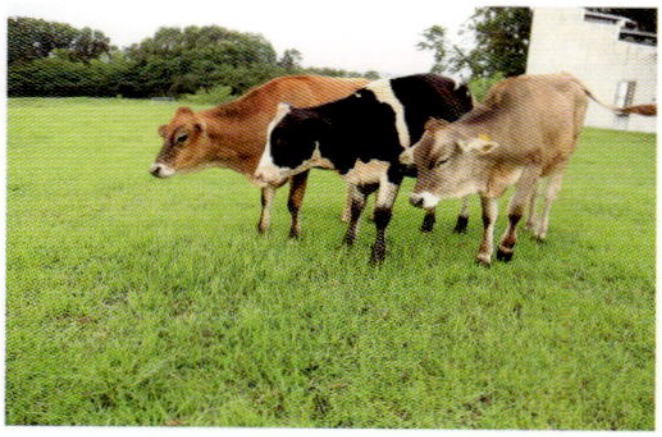

撮影／渡辺七奈、三村健二
スタイリスト／北舘明美
イラスト／河本徹朗
編集協力／大政智子
校正／青木志保

【参考文献】

『今あるがんに勝つジュース』（済陽高穂監修／新星出版社）

『がんが消える食べ物事典』（済陽高穂監修／PHP 研究所）

『私の晩期がんを治した毎日の献立』（済陽高穂著／講談社）

『がん抑制の食品事典』（西野輔翼編／法研）

『旬の食材 春・夏の野菜』（講談社）

『旬の食材 秋・冬の野菜』（講談社）

『旬の野菜の栄養事典』（吉田企世子監修／エクスナレッジムック）

第1章

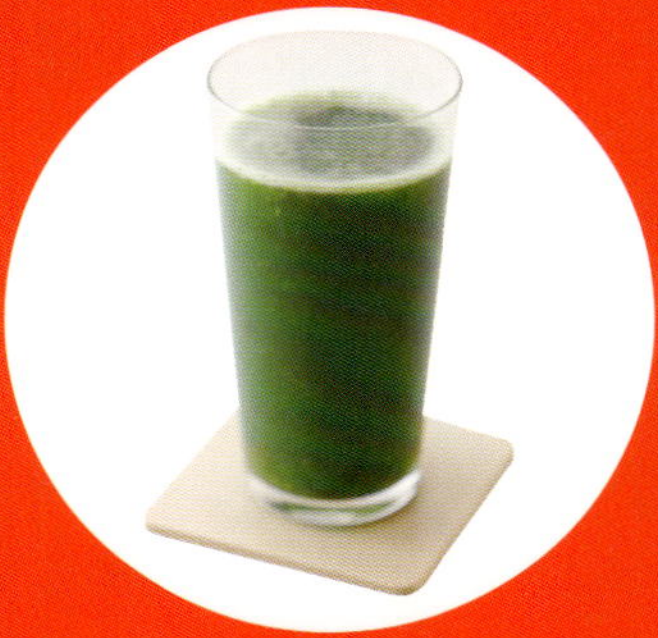

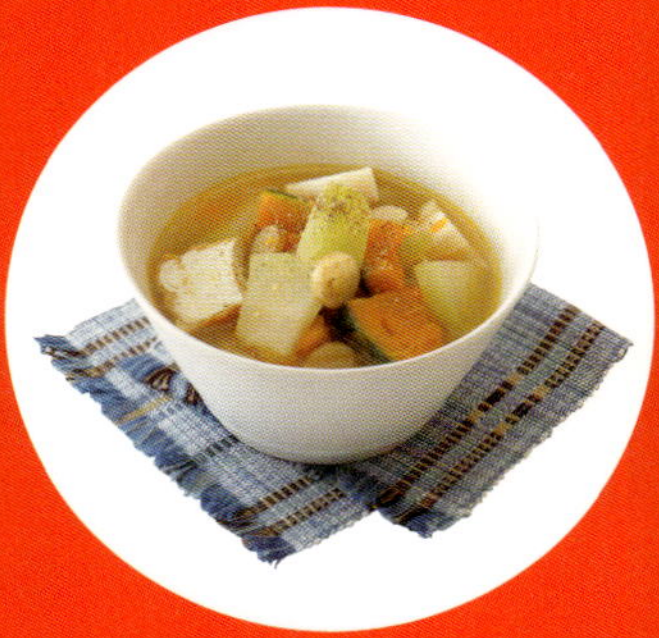

100日でがんが消える！
がんに勝つ！

100日でがんが消えた！ 患者さんの体験談

Aさん(54歳・女性)の場合

手術不可能と診断された
直腸がんが食事療法で縮小
画像上でも消失！
その後、手術することができた

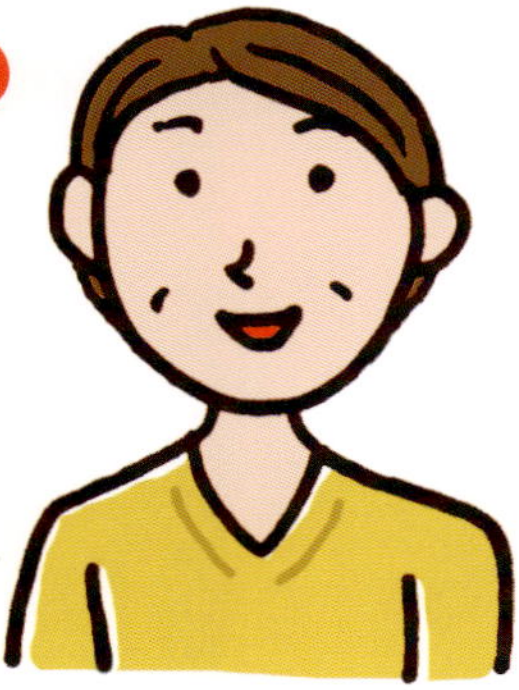

自分にもできることがあるという希望と意欲が生まれた

2010年の7月末に直腸がんと診断されました。手術ができない状態だったので、8月末から抗がん剤治療を始めましたが、激痛と抗がん剤の副作用から、食事も満足にとれませんでした。そんなとき、夫が済陽先生の食事療法の本を買ってきてくれたのです。食事療法とは思えないようなおいしそうな写真が満載で、これならできそうと感じ、退院した10月から本を読みながら、見よう見まねで始めました。

ちょうどその頃、知人の紹介で先生の指導を受けられることになりました。食事療法を根気よく続けたところ、2月にはがんが縮小、画像で確認できなくなりました。その後、内視鏡検査で組織を調べたのですが、がんは消失していました。済陽先生に本当に感謝しています。

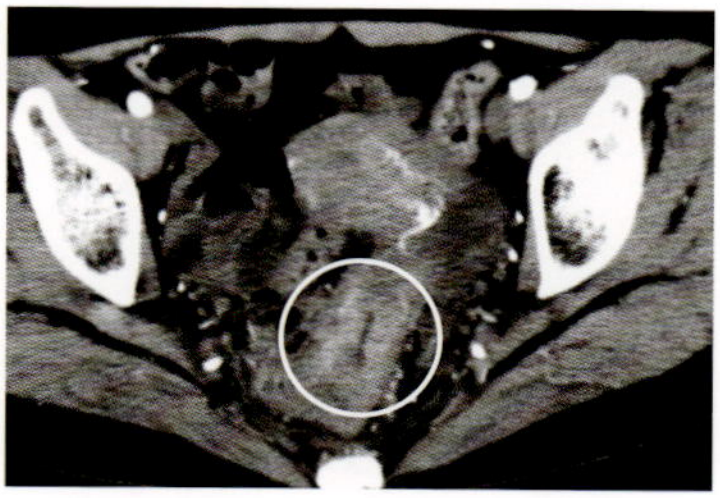

2010年7月に手術不可能な直腸がんと診断される(○印部分)
2010年11月より食事療法開始。
2011年2月には画像上がんが消失。内視鏡検査でもがんは消えていた

Bさん(74歳・女性)の場合

**治癒が難しい膵臓がんが
食事療法と抗がん剤治療で改善！
腫瘍マーカーが
3か月で正常化した！**

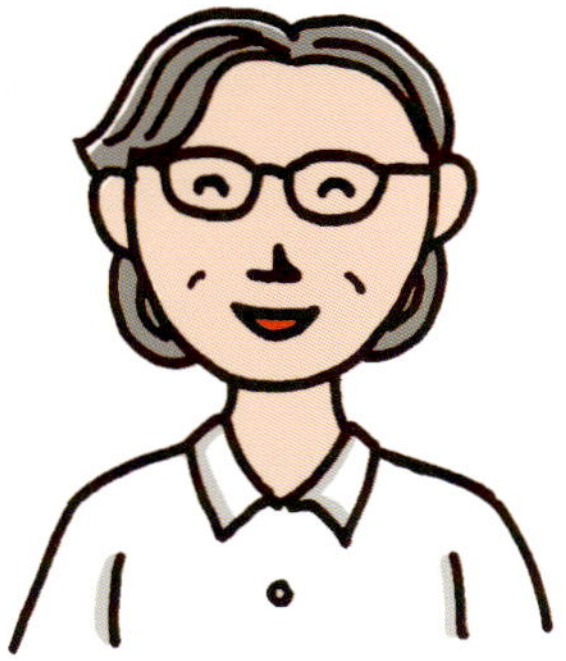

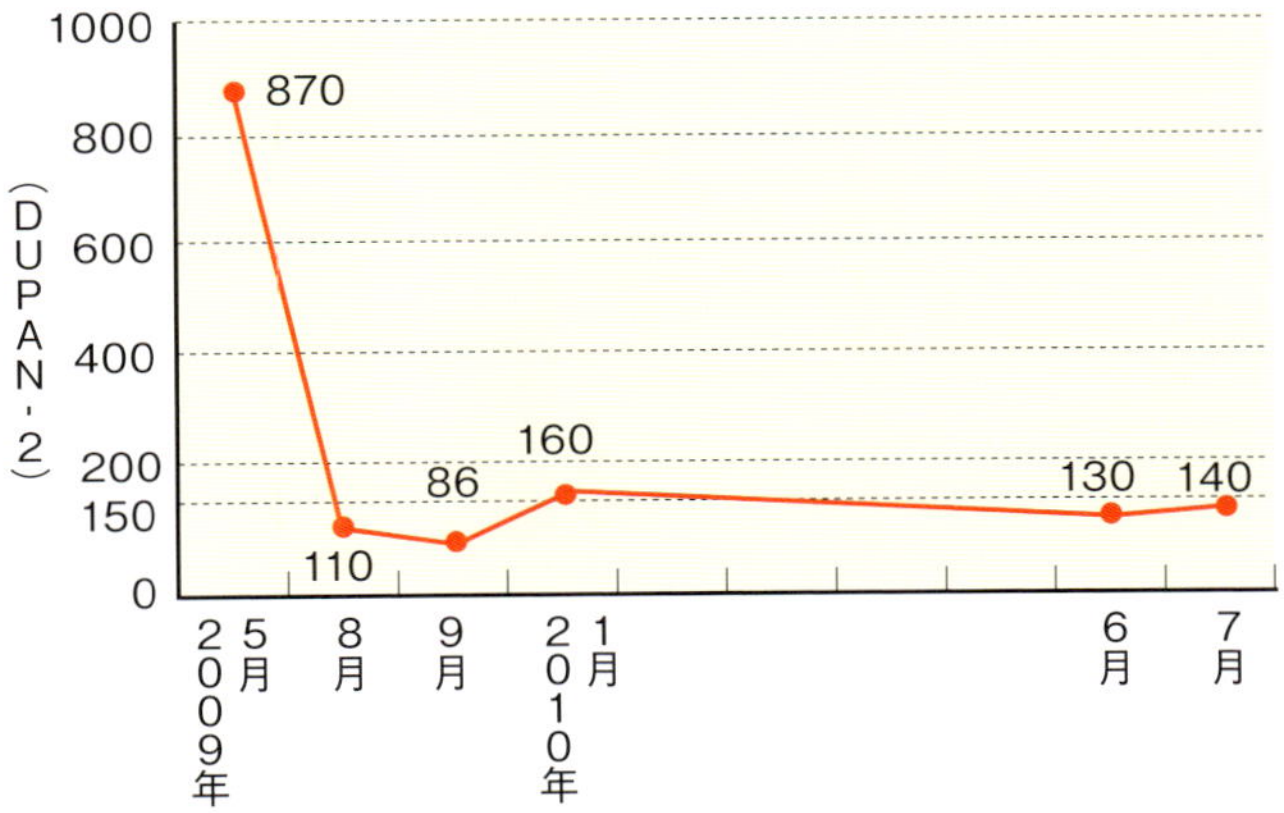

膵臓がんの腫瘍マーカー（DUPAN-2）の変化。DUPAN-2の基準値は150 U/mℓ以下。3か月後には基準値内の110 U/mℓ以下まで下がっていた。半年後には腫瘍が小さくなり、1年以内に画像では腫瘍が確認できないほど縮小

レモンたっぷりのジュースで膵臓がんが縮小

2009年の5月、胃のあたりに違和感を覚えて消化器内科を受診すると、膵臓に2cmほどのがんがあると伝えられました。手術ができない場所にあったので抗がん剤治療になりましたが、これまで経験したことのないような体調の悪さに悩まされ、白血球の数値もなかなか改善しなかったのです。

自分で資料を調べると膵臓がんは難しいがんで「一般的には余命1年程度」と記されていてショックを受けましたが、これも仕方のないことと自分に言い聞かせていました。

きっかけは、新聞広告で見た済陽先生の書籍を娘が買ってきてくれたことでした。5月末に西台クリニックを受診し、徹底した食事療法を続けることに決めました。その効果はすぐに現れ、腫瘍マーカーの数値が激減し、3か月後には基準値内に。驚いたことに1年以内に画像上の腫瘍が消失していました。

いまも再発予防のために食事療法を続けています。済陽先生には本当に感謝しています。私には食事療法があるという安心感がもてました。

Cさん(70歳・男性)の場合

大腸がんと肝臓の転移がん。
余命1年を宣告されたが、
食事療法と抗がん剤治療で
3か月後に縮小！

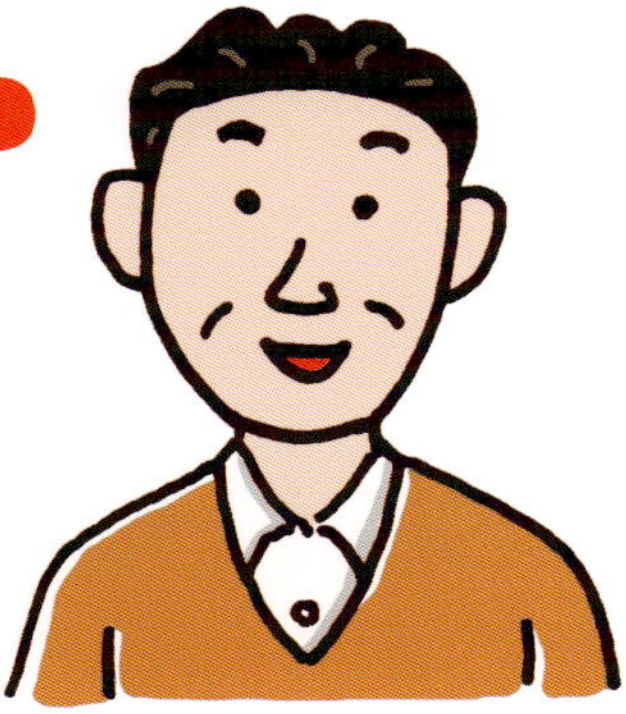

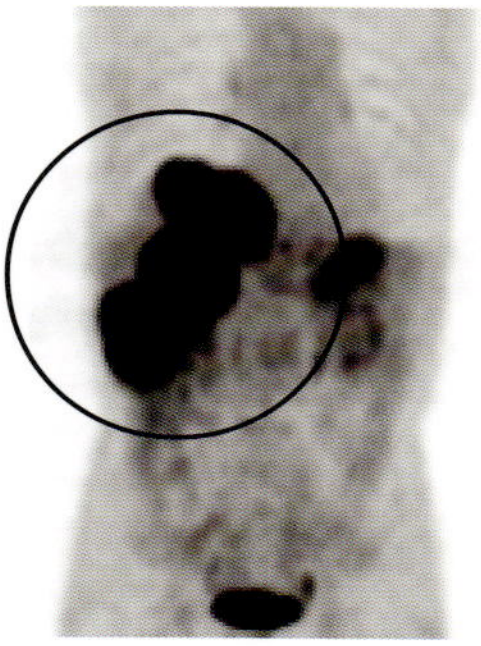

2011年11月、肝臓に14cm、9cm、3cmの転移がんが確認される

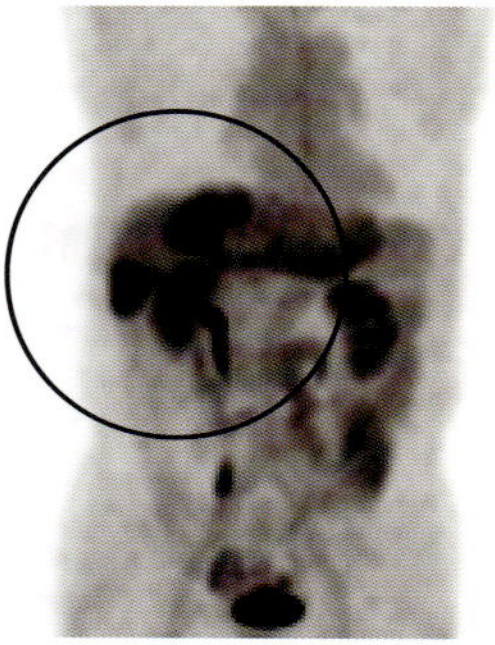

2012年6月、肝臓の転移がんが75%縮小。腫瘍マーカーの数値も激減

がん体質から抜け出し、白髪が黒くなり、髪の毛も増えてきた

2011年7月、下腹部にしこりを感じて検査を受け、がんと診断されました。比較的大きな大腸がんが3か所、肝臓にも転移していました。最初に受診した医師からはホスピスをすすめられましたが、雑誌で目にした済陽式食事療法にかけることにしました。

大腸がんは9月に手術で切除しましたが、問題は肝臓転移がんです。すぐに治療をしなければ余命1年と宣告されましたが、納得できる治療を受けたかったので、まずは食事療法を続けて体力の維持をはかり、治療について徹底的に調べました。

11月に済陽先生の診察を受け、さらに食事療法を徹底しました。その後、よい医師との出会いに恵まれ、12月に肝動注ポート(肝臓内に装置＜ポート＞を設置し、動脈から抗がん剤を投与する抗がん剤治療)を受け、翌年2月には肝転移がんの縮小傾向が認められました。当初225U/mℓだったCA19-9が1か月で70～80U/mℓに下がり驚きました。

済陽先生とのご縁、家族の協力に感謝

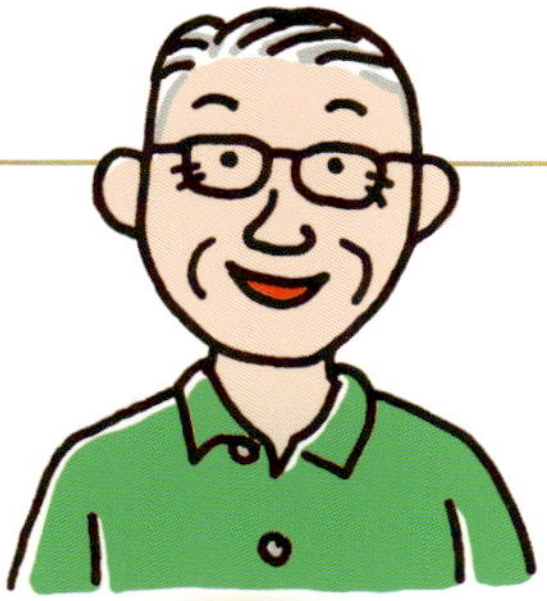

Dさん(80歳・男性)の場合

余命2か月と伝えられた晩期がん 2012年7月に完全治癒

済陽先生のことは先生が医局員の頃から知っていました。25年以上前のことになりますが、沖永良部島で行われていた超音波研究に専門医として参加されていたのです。自分にがんという病気がふりかかるとは思ってもいなかったのですが、2010年9月に主治医から肝臓がんで余命2か月と伝えられたのです。

正直、目の前が真っ暗になりましたが、友人経由で済陽先生の食事療法の本をいただき、すぐに実行にうつしました。肺への転移もあり、抗がん剤治療も受けましたが、副作用に悩まされることなく、がんは縮小、画像上は消失したのです。2012年7月の検査でも異常は認められませんでした。いまも沖永良部島のコーヒー農園を運営し、元気に作業しています。

わらをもすがる思いで始めた食事療法

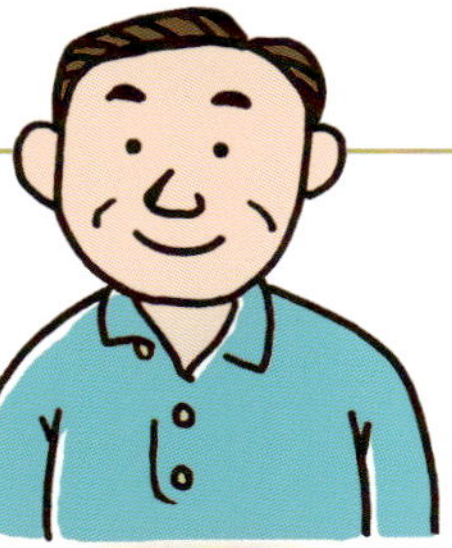

Eさん(63歳・男性)の場合

手術後の病理検査でがん細胞の壊死を確認

2009年の10月に「ステージⅡa」の肺がんと診断されました。糖尿病だったので手術前に入院して減量をする必要がありましたが、がんは手術で切除できると安心していました。ところが、手術前の検査で「ステージⅢa」で手術できないと宣告され大きなショックを受けました。肺がんの生存率が低いことは知っていたので、「もうダメかもしれない」と落ち込み、何かないかと、情報を求めて書店に向かい、済陽先生の本に出合ったのです。

食事療法はもちろん、放射線治療と抗がん剤治療を続けていると、1か月後にはがんが縮小していました。「ステージⅡa」で手術も可能となったのです。翌年の5月には済陽先生の指導を直接受け、さらにやる気がアップしました。7月には右肺の全摘手術を受け、手術後の病理検査ではがん細胞が壊死していました。

１００日続ければ効果が出る

がんは代謝異常が招く全身の病気

私は患者さんに「まずは食事療法を１００日続けてください」とお願いしています。それは、経験上、１００日頃から効果が出る患者さんが多いように感じているからです。

体験談でご紹介した患者さんも、ほとんどが3か月以内に、がんが縮小した、腫瘍マーカーの数値が下がったなど、なんらかの効果を実感されています。

がんは局所的な病気ではなく、体内の代謝異常が原因で起こる全身病です。手術でがん細胞を切除したり、抗がん剤治療や放射線治療を行ったりしても、代謝異常を改善しなければ、増殖、転移、再発を繰り返すでしょう。

がんを根本的に治すには、体内の代謝を正常にし、がん体質から脱却するしかありません。そしてその代謝異常を改善するには、食生活の見直しが不可欠なのです。

細胞の新陳代謝は約１００日以内のものが多い

私たちの体内の細胞は、食事でとっている栄養素を基につくられています。何を食べたかによって私たちのからだは変わります。

なぜなら、細胞は常に生まれ変わっているからです。20代の新陳代謝のサイクルでは、血液（赤血球）は約28日、胃の粘膜は約5日、腸の粘膜は2〜3日、筋肉や肝細胞は約60日、骨は約90日、肌は約28日と、そのほとんどが１００日以内で新しいものがつくられています。食事療法を始めて代謝を正常にするものを選んで食べていけば、新しい細胞が生まれてがん体質から脱却し、新しいがん細胞がつくられにくくなります。

そして、すでにできてしまっているがん細胞を放射線治療や抗がん剤治療で壊死させたり、手術で切除することができれば、がんの根本的な治療につながります。

100日続けるとこんな効果が！

❶免疫力が高まる

食べ物のなかには滋養強壮、疲労回復などに作用し、白血球数やリンパ球数を増やして免疫力を高めるものがあります。また、活性酸素を消去する抗酸化物質を含む野菜や果物も免疫力アップに役立ちます。済陽式食事療法ではこれらの摂取をすすめています。

❷抗がん剤の副作用が軽減する

患者さんの感想に、済陽式食事療法を続けていると抗がん剤治療や放射線治療の副作用が軽くなったというものが多数あります。おそらく、免疫力が高まったことで正常な細胞の修復が促されたためでしょう。副作用対策にも役立ちます。

❸腫瘍マーカーの数値が下がる

腫瘍マーカーとはがん細胞に反応する血液中の物質を調べる検査です。がん別に代表的な腫瘍マーカーがあり、進行状況や再発の有無を確認するために利用されています。済陽式食事療法を実施するとこの数値が下がるケースが多数あります。

❹がんが縮小して手術できるようになる

がん細胞を確実に取り除くには手術が適しているのですが、進行していて手術ができないというケースが少なくありません。済陽式食事療法を続けた患者さんのなかには、がんが縮小して手術ができるようになった方もいらっしゃいます。

❺体内の代謝が正常になる

がん細胞はいきなりできるものではなく、10～20年かけて徐々に成長していきます（116ページ参照）。体内の代謝異常があると、がん細胞の増殖スピードが増してしまいます。代謝が正常になれば、がん細胞の増殖も抑制されます。

❻栄養がとれて体力がつく

がんの痛みや治療の副作用のために、食欲が落ちてしまう患者さんが多いのが現実です。ジュースやスープは食欲がないときでも食べやすく、栄養素を効率よくとることができます。栄養をきちんととっていれば体力や免疫力の低下を防ぐことができます。

これまでの済陽式食事療法の効果

がんの原因の約半分は食事研究による統計

がんと食事との関係に確信を抱いた要因のひとつに、イギリスのオックスフォード大学名誉教授であるリチャード・ドール卿の研究結果があります(次ページ参照)。ドール卿はさまざまな疫学研究に基づき、がんの原因の50%近くは食品(口から入るもの)であると結論づけました。食品とは食事、アルコール、医薬品、食品添加物などで喫煙も関係します。

次ページ下段の図のように、ピロリ菌や肝炎ウイルス、ヒトパピローマウイルスなどによる慢性炎症が原因のがんが増えていますが、それでも食品が占める割合が多いことにかわりはありません。

私は、がんは間違った食べ物をとり続けたことによる代謝異常が招く、全身病であると考えています。代謝異常を改善するには、食事の見直しが不可欠ですが、がん治療において食事の大切さはまだまだ軽視されています。食事とがんの関係を、もっとたくさんの方に知っていただきたいと願っています。

治療が難しい膵臓がんや再発がん・晩期がんにも効く

私が診察する患者さんの多くは、手術できないほど進行した晩期がんや治療が難しいとされる再発がんです。これらのがんは治療が難しく、ホスピスをすすめられたり、余命宣告を受けたりするケースがほとんどです。

しかし、こうした深刻ながんを患ったとしても、がんが消失し、元気にすごしている患者さんは少なからずおられます。希望を捨てないでください。絶望することなく、いますぐ済陽式食事療法を100日続けてみてください。

がんが縮小した、治療の副作用が軽くなった、疲れにくくなったなどなんらかの効果が感じられるはずです。

済陽式食事療法の治療成績

症状(症例数)	完全治癒	症状が改善	変化なし	進行した	死亡
食道がん(10例)	3	3	0	0	4
胃がん(45例)	4	23	0	2	16
肝臓がん(15例)	3	4	0	1	7
膵臓がん(24例)	4	6	0	1	13
胆道がん(13例)	1	5	0	1	6
大腸がん(94例)	8	54	1	5	26
前立腺がん(29例)	9	13	3	2	2
乳がん(44例)	8	25	1	1	9
悪性リンパ腫(15例)	3	10	0	0	2
その他(44例)	5	23	2	3	11
合計333例	48	166	7	16	96

西台クリニック(2012年・平均調査期間3年11ヵ月)

リチャード・ドール卿によるがんの原因

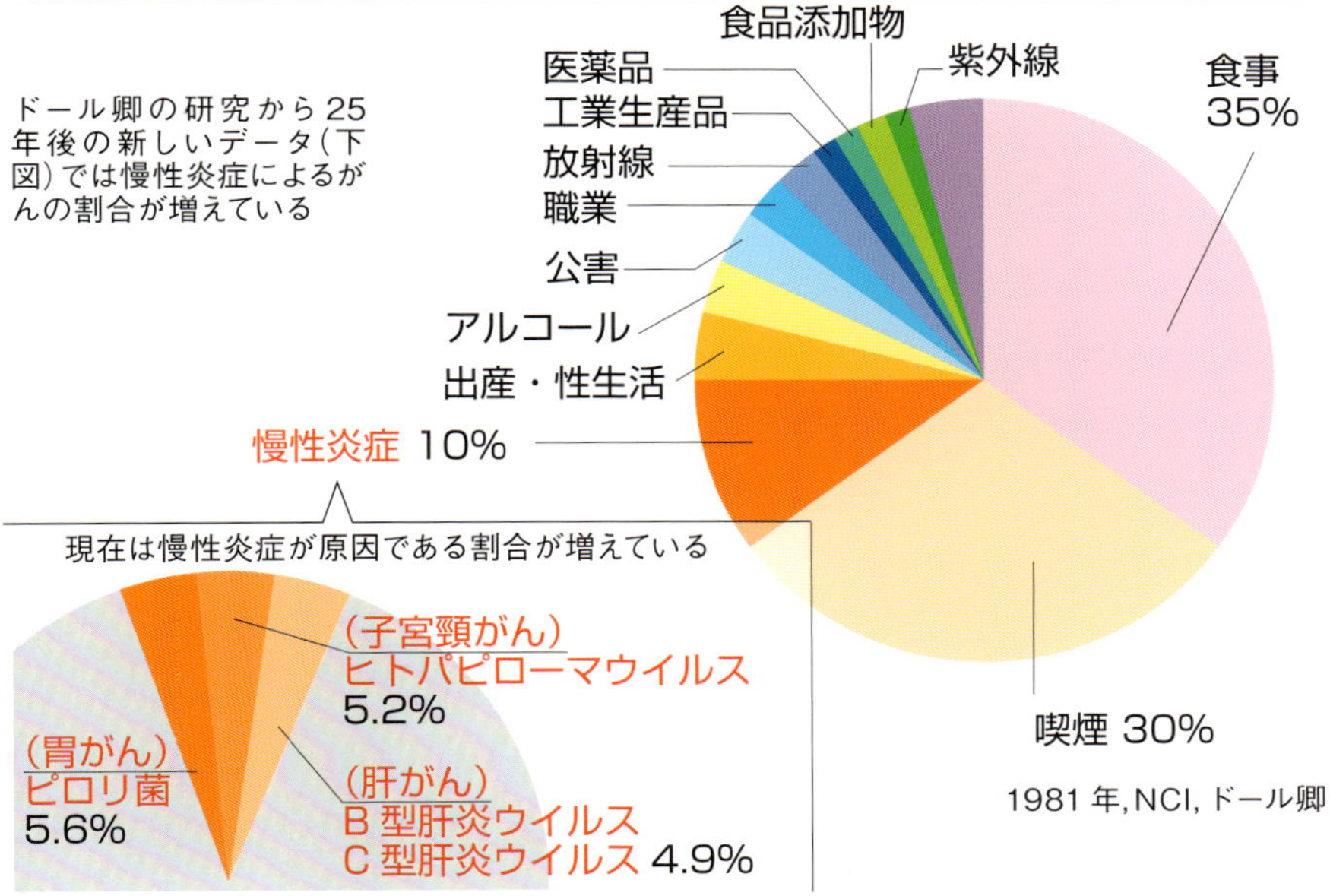

1981年,NCI,ドール卿

2006 by American Cancer Society,Inc

まずは100日。食事でがん体質を根本から改善する

自分好みにアレンジできる済陽式食事療法

済陽式食事療法の内容をご説明すると、「そんな制限だらけの食事には耐えられない」と感じられる方もおられます。しかし、厳密な制限が必要なのは塩分と動物性食品(牛肉・豚肉・羊肉など)だけで、それ以外はがんに効く食材を紹介し、毎日とるよう指導しています。特にジュースは、最低でも1日に1・5ℓ以上飲むようお願いしていますが、それ以外は、ご自身のやりやすいようにアレンジできます。毎日とるようすすめている食材は、がん治療中以外でも健康のためにすすめられるものばかりです。

実際に済陽式食事療法を実践された患者さんの感想は、「最初は心配だったけれど、やってみるとそれほどつらくなかった」「思ったよりも大変ではなかった」とおっしゃる方が多いのです。

食べ物がからだをつくり生きる力のベースとなる

済陽式食事療法ですすめているものは、特別な食材ではありません。安心・安全な食材選びに配慮していただくようお願いしますが、それ以外は、毎日の食卓にのぼる見慣れた食材ばかりです。

食材を選ぶときに、無農薬や低農薬、有機栽培の野菜、よい飼育環境で育てられた家畜やその加工食品、天然の魚介類を選ぶようお願いするのは、生育した環境によって食材に含まれる栄養素が異なり、農薬のリスクや家畜のエサに含まれる抗生物質や遺伝子組み換え作物などの影響が心配されるからです。

旬の時期にとれた野菜とそうで

ないものを比べると栄養価はかなり低くなっていますし（120ページ参照）、鶏や牛は育てられた環境によっては、からだによくない影響を与えることもあります（158〜161ページ）。

患者さんから「それまで意識していなかった食品の安全性を考えるきっかけとなりました」という感想をいただいたこともあります。育て方にこだわった生産物は、一般的なものよりは高価になりますが、治療中のデリケートな時期だからこそ、品質を見極めたものをとるようお願いしています。

ジュースとスープで がんに勝つ食材を効率的にとる

毎日の食事をなんとなくとるのではなく、食べるものが私たちのからだをつくることを忘れず、がんに勝つ食べ物を選んで食べる、済陽式食事療法の基本はここにあります。

がんに勝つ食べ物とはどんなものでしょうか。具体的には体内の代謝を正常に保つ、発がん物質のリスクを抑制する、免疫力を高めるなど、がんの抑制に効果があるとされる「デザイナーフーズ・ピラミッド」（179ページ参照）を中心とした食材です。しかし、これらの食材は万能ではありません。やはり、複数の食材を組み合わせてとる必要があります。

これらの食材を効率よくとるために、私はジュースとスープをおすすめしています。1日1・5ℓのジュースと1日2杯程度のスープ（塩分のとりすぎを防ぐため）で、がんに勝つ食べ物をふんだんにとりましょう。

制限はそれほどないとはいえ、ときには牛肉や豚肉を食べたくなることもあるでしょう。治療中は厳禁ですが、今後一切とってはいけないというわけではありません。症状が落ち着いてくれば、制限の内容をゆるめてもかまいません。完治された患者さんも、再発予防のためにずっと続けられている方が多いのですが、週に1回程度は牛肉や豚肉をとってもかまいませんとお伝えしています。

とはいえ、症状が落ち着くまでは厳密に食事療法を実践していただいています。まずは100日、済陽式食事療法の8大原則（24ページ参照）を守り、がん体質の改善を目指しましょう。

がんに効く食べ物〝決定版〟はコレ！

免疫力を高める食べ物ベスト４

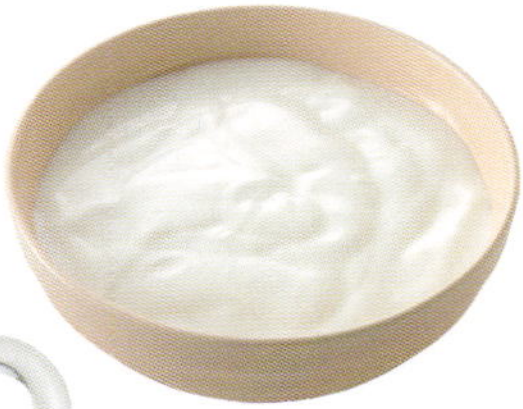

ヨーグルト

腸内環境を改善する。
詳しくは 38 ページ

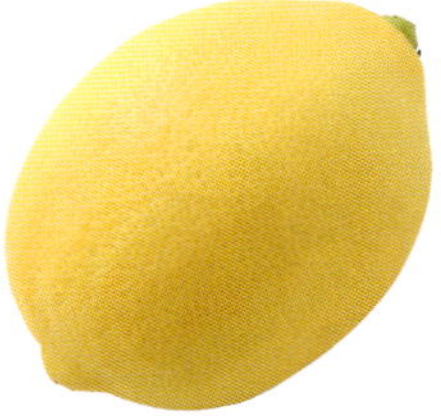

レモン

代謝を正常にする。詳しくは 36 ページ

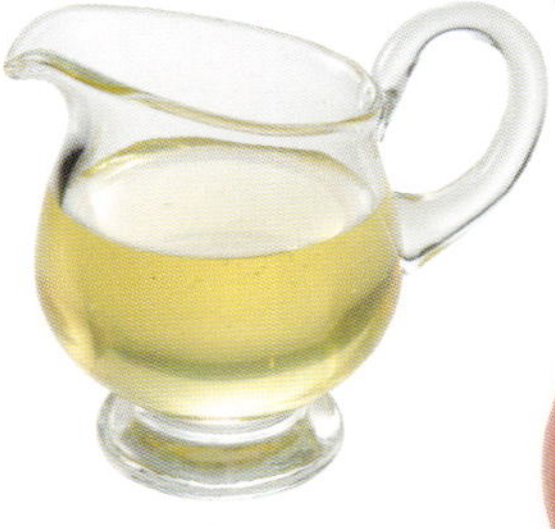

はちみつ

滋養強壮、疲労回復に効く。詳しくは 37 ページ

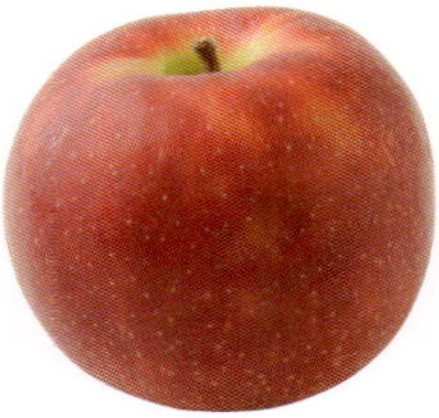

りんご

腸内環境を改善する。
詳しくは 39 ページ

ジュースでとりたい野菜ベスト５

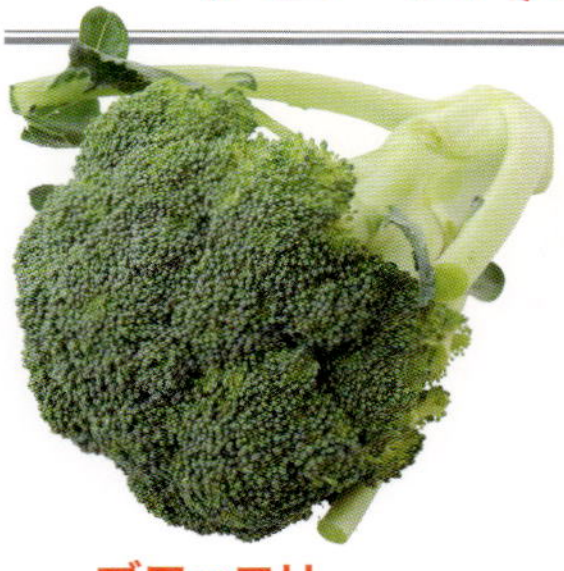

ブロッコリー

がん抑制物質を含む。
詳しくは 52 ページ

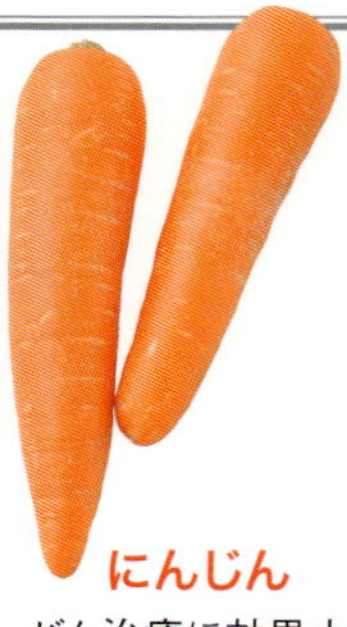

にんじん

がん治療に効果大。
詳しくは 50 ページ

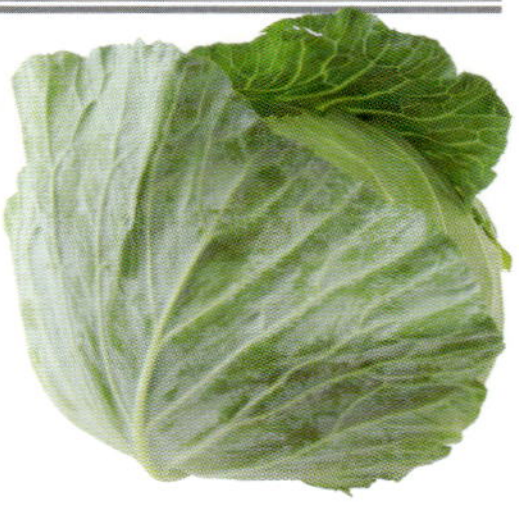

キャベツ

がん抑制物質を含む。
詳しくは 48 ページ

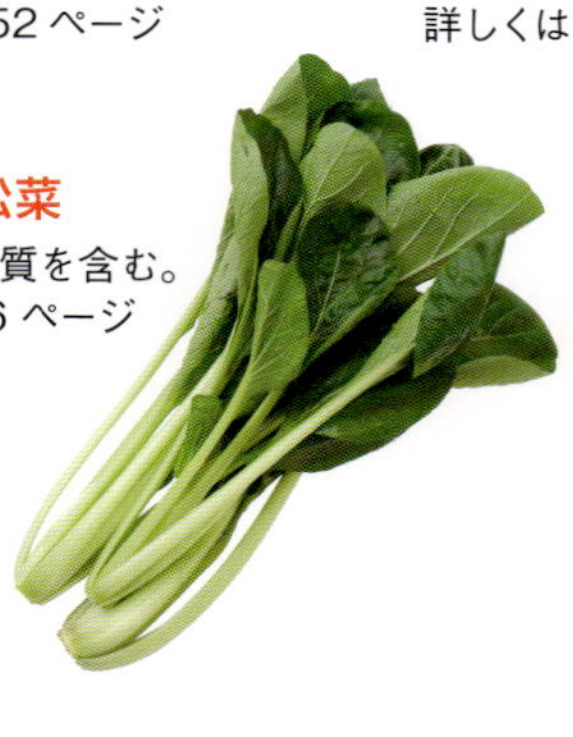

小松菜

がん抑制物質を含む。
詳しくは 56 ページ

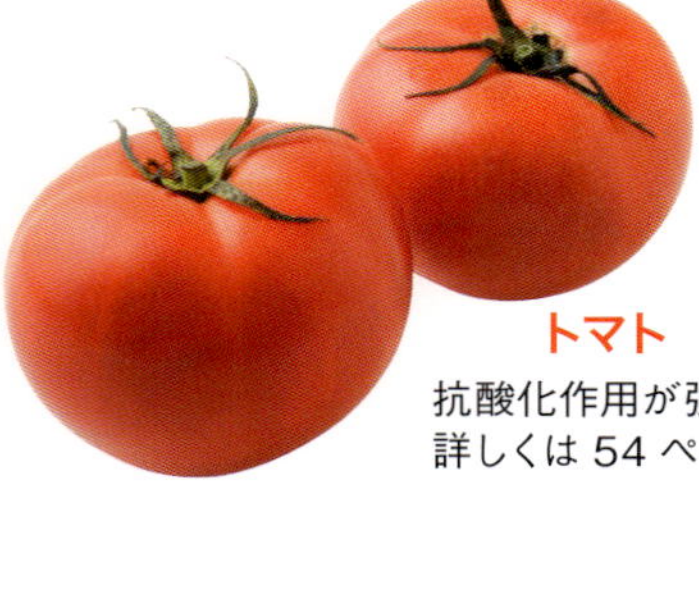

トマト

抗酸化作用が強い。
詳しくは 54 ページ

スープでとりたい食材ベスト11

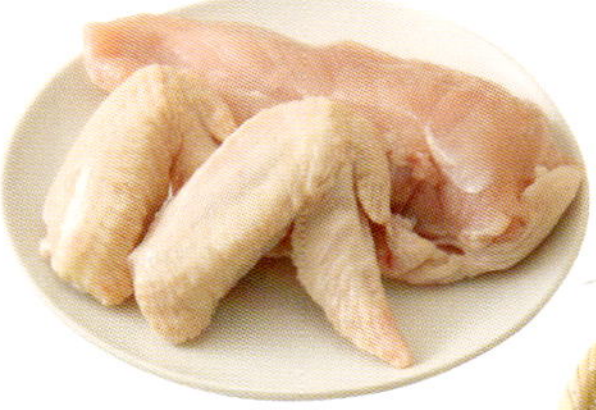

鶏肉
とりすぎなければOK。
詳しくは80ページ

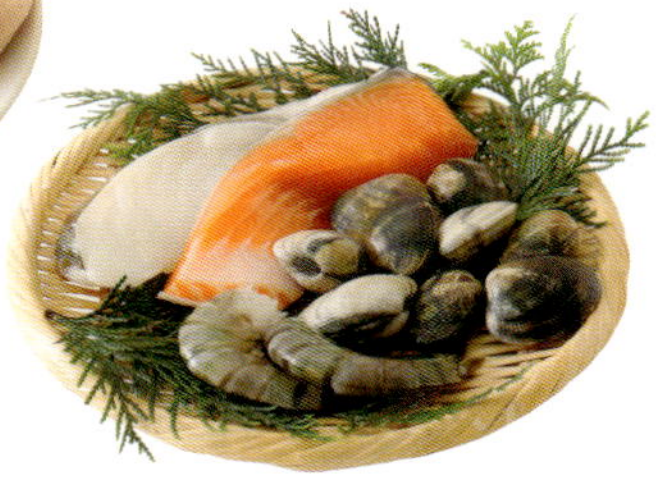

魚介類
質のよいたんぱく源。
詳しくは78ページ

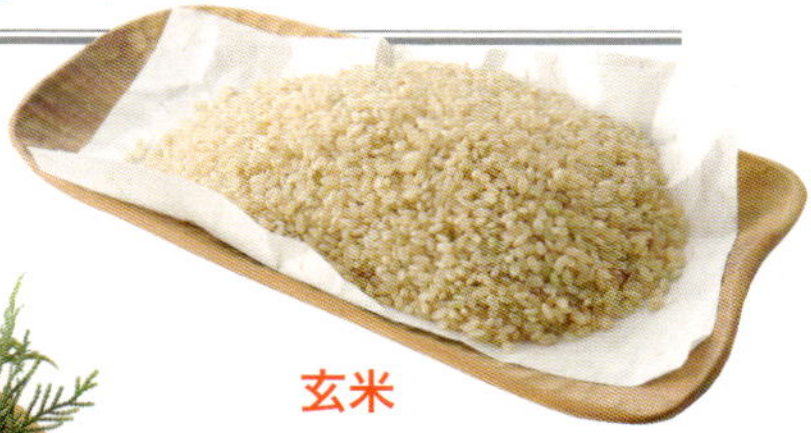

玄米
強力な抗酸化作用。
詳しくは76ページ

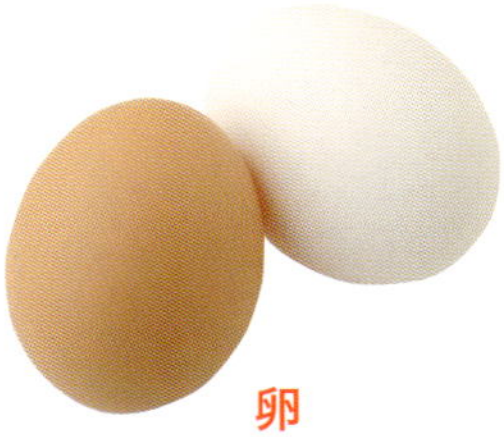

卵
免疫力を高める。
詳しくは82ページ

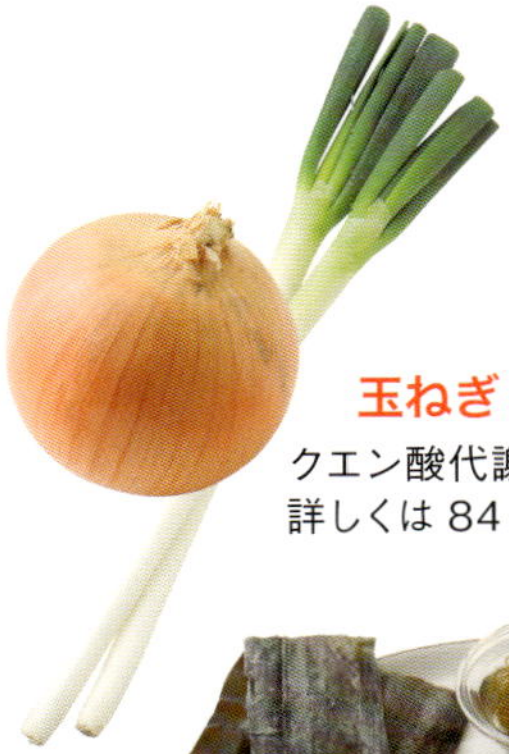

玉ねぎ・ねぎ
クエン酸代謝を助ける。
詳しくは84ページ

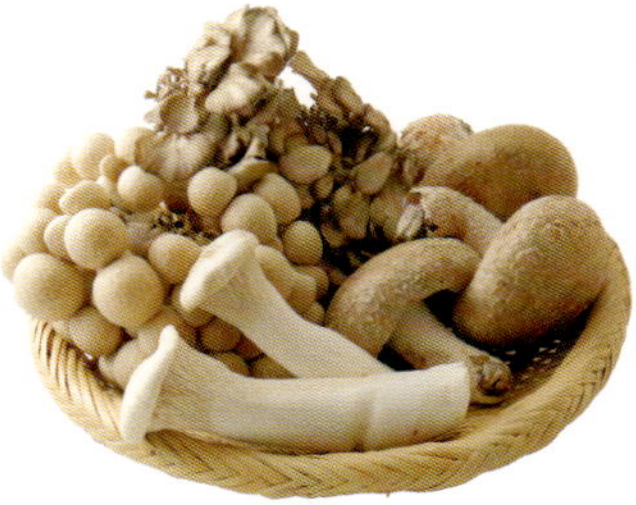

きのこ
免疫賦活に働く。
詳しくは88ページ

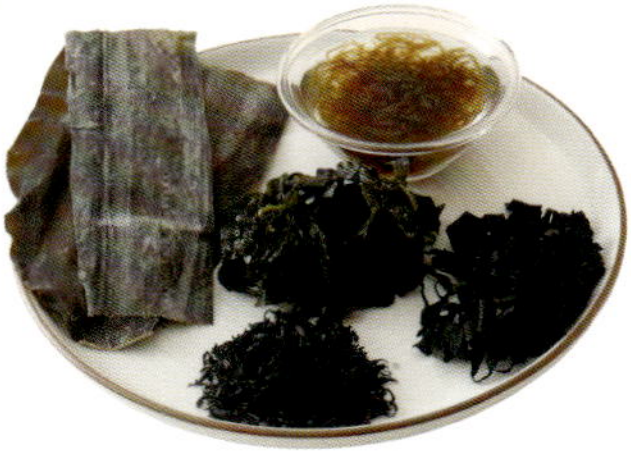

海藻
免疫賦活に働く。
詳しくは90ページ

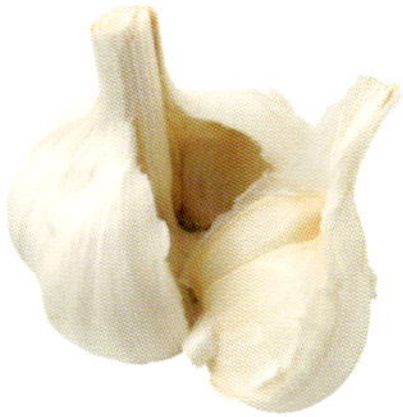

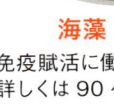

にんにく
クエン酸代謝を助ける。
詳しくは86ページ

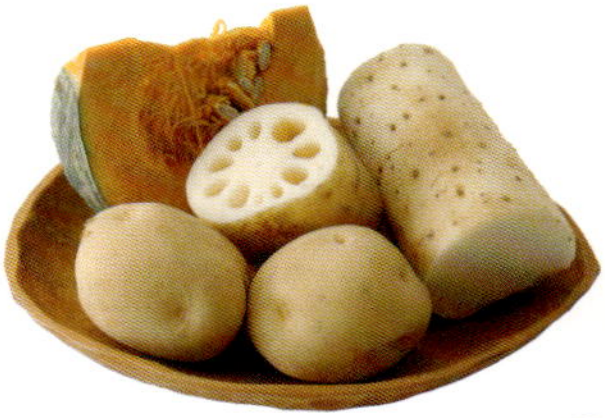

いも類など
免疫力を高める。
詳しくは92ページ

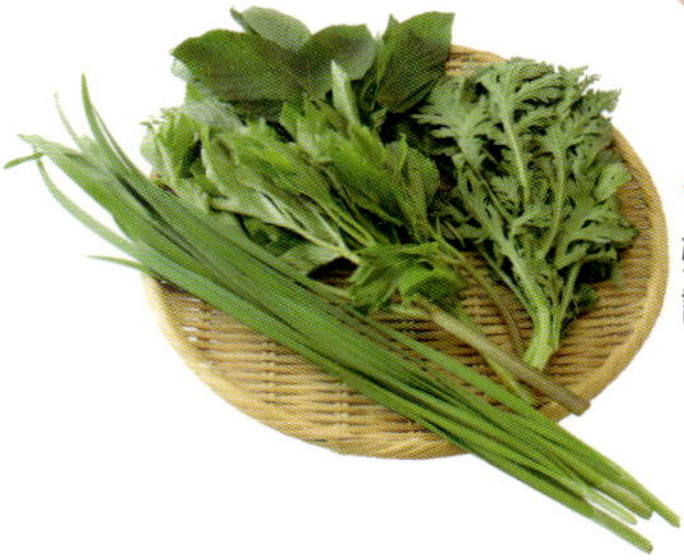

クセのある野菜
強力な抗酸化作用。
詳しくは94ページ

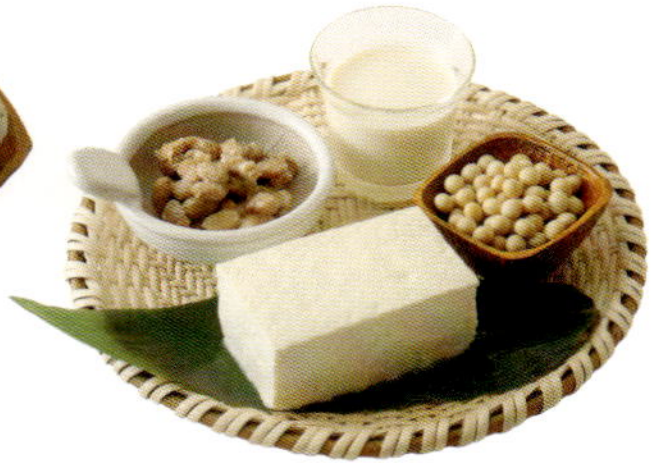

大豆・大豆加工食品
植物性たんぱく質。詳しくは96ページ

ジュースとスープを中心に食事を組み立てる

ジュースとスープで がんに効く食材をとろう

がんの食事療法の基本となるのは大量のジュースです。ジュースは野菜や果物に含まれているビタミンやミネラル、ファイトケミカル、酵素などを効率よくとることができます。ただし、がんに効く食材のなかには、にんにくや玉ねぎ、きのこ、海藻、魚介類、いも類など加熱しないと食べにくいものもあります。そこでおすすめなのがスープです。スープは煮汁に栄養素が溶け込んでいるので、炒めたりゆでたりするより、栄養素を効率よくとることができます。

毎日必ずとっていたもの

ジュース以外に具だくさんのトマトスープ、季節の野菜を使ったみその香り汁、じゃがいもやにんじん、玉ねぎなどのコンソメスープをつくり置きしました。温め直して別の食材を加えると、バリエーションも楽しめます。

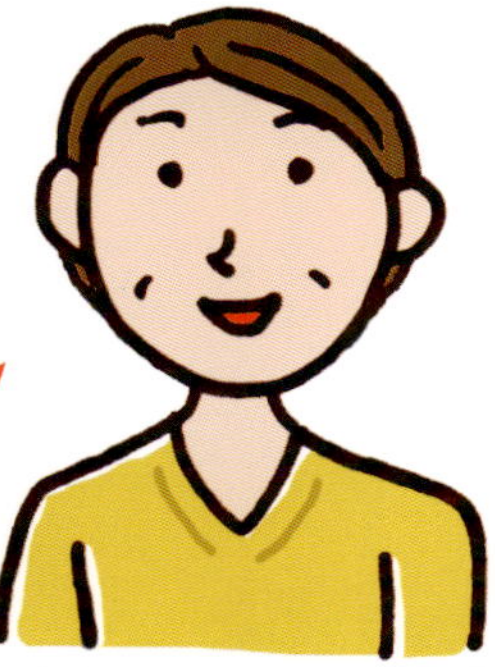

Aさん（54歳・女性）の場合

1日のタイムテーブルはこんな感じ！

7:00~8:00

朝食
・にんじんジュース５００㎖
・ヨーグルト３００㎖（はちみつ大さじ１杯、プルーン、ナッツ、バナナなどを添える）
・玄米ごはん（五穀入り）
・みその香り汁
・納豆
・野菜サラダ
・豆乳１００㎖（ココア入り）

13:00~14:00

昼食
・にんじんジュース５００㎖
・玄米もち（のり巻き）１個もしくは全粒粉パン２枚（無塩）
・ゆでさつまいも１／２本
・卵料理（ゆで卵、目玉焼き、オムレツなど）
・季節の果物

20:00~21:00

夕食
・にんじんジュース５００㎖
・玄米ごはん（五穀入り）
・つくり置きスープ（どんぶり１杯）
・サラダもしくは煮物
・青魚か貝類のおかず（刺身など）
・豆腐料理（冷や奴、湯豆腐など）

毎日必ずとっていたもの

玄米、にんにく2かけ、ねぎ1/2～1本、玉ねぎ1/2個、大豆10～30粒、納豆小1パック、ヨーグルト（無脂肪）300g、しいたけ、のり、ごま、青のりなどを毎日食べるようにしていました。ジュースは500㎖を、毎食後に飲んでいました。にんじん、玉ねぎ、じゃがいものスープや、レンズ豆のスープも好んで食べていました。

1日のタイムテーブルはこんな感じ！

8:30頃	12:00～13:00	17:30～19:00
朝食 ・にんじんジュース・ヨーグルト300㎖（はちみつを添える） ・全粒粉パン（自家製）	**昼食** ・グリーンジュース ・玄米ごはん ・烏骨鶏の卵もしくは魚介類 ・蒸し野菜、炒り黒豆など	**夕食** ・グリーンジュース ・ヨーグルト300㎖（はちみつを添える） ・全粒粉パンもしくは玄米もち ・根菜やいも類、豆のスープ

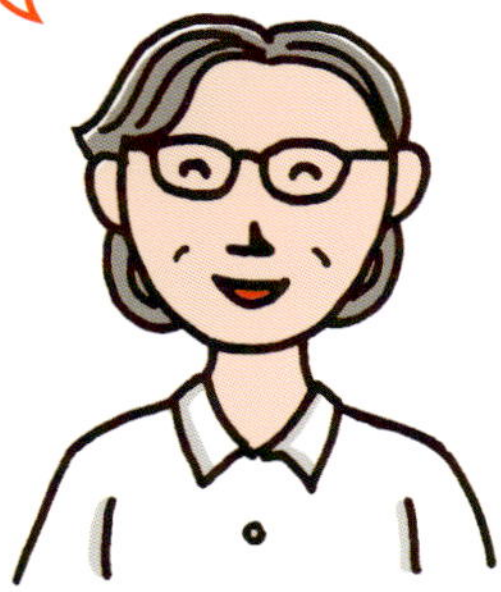

Bさん（74歳・女性）の場合

毎日必ずとっていたもの

グリーンジュースは季節によって10種類ほどの野菜や果物を組み合わせています。玉ねぎ、キャベツ、小松菜、じゃがいも、さつまいも、れんこん、チンゲンサイ、ピーマン、ほうれん草、トマト、ブロッコリー、モロヘイヤ、オクラ、セロリ、にんじん、すいか、カリフラワー、白菜、パセリ、かぼちゃ、大根、大根葉、菜の花などを中心に選んでいます。にんじんジュースは別に500㎖（レモン果汁1個分入り）つくり、残りの1500㎖をグリーンジュースでとっています（レモン果汁2個分入り）。

玄米、果物、海藻、きのこ、魚介類をバランスよくとります。甲殻類、青魚、貝類は1日に1品までとし、分量は妻の半分以下で。しょうゆのかわりに有機黒酢を使い、塩分を制限しました。

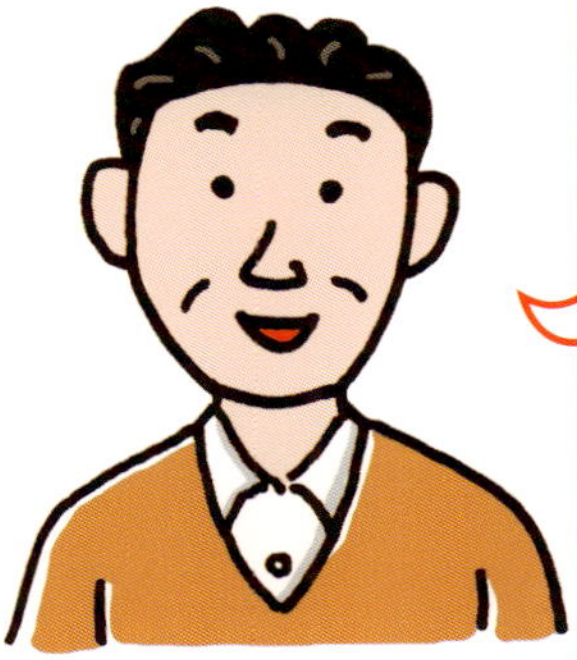

Cさん（70歳・男性）の場合

済陽式食事療法の8大原則

❶塩分はかぎりなく無塩に近づける

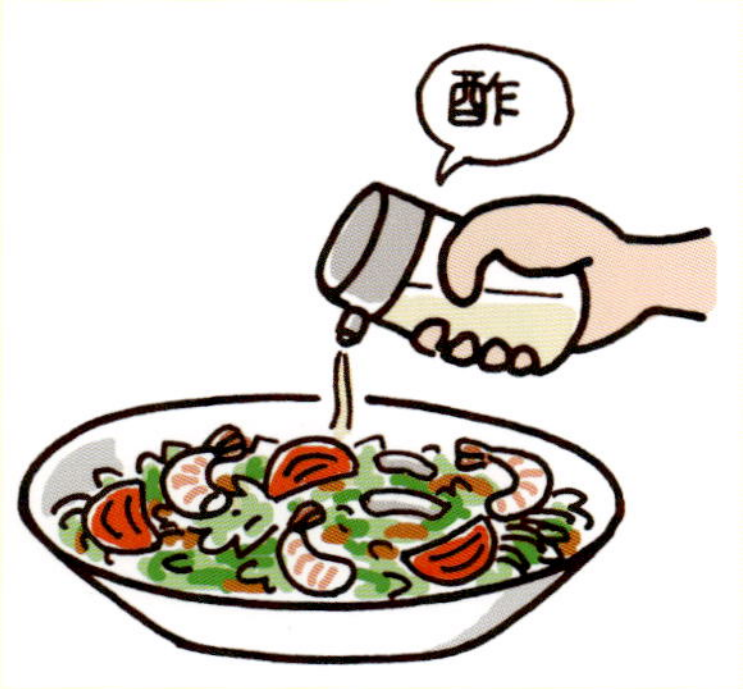

　塩分をとりすぎて体内のミネラルバランスが崩れると、細胞の代謝がスムーズにできず、がん体質に陥ってしまいます。済陽式食事療法では可能なかぎり塩分をとらないようすすめています。生命維持に必要な塩分は１日に２～３g。この程度であれば、自然の食べ物に含まれています。

がん治療中　できるだけとらない

再発予防　１日５g以内が目標

❷動物性たんぱく質・脂質を制限する（四足歩行動物）

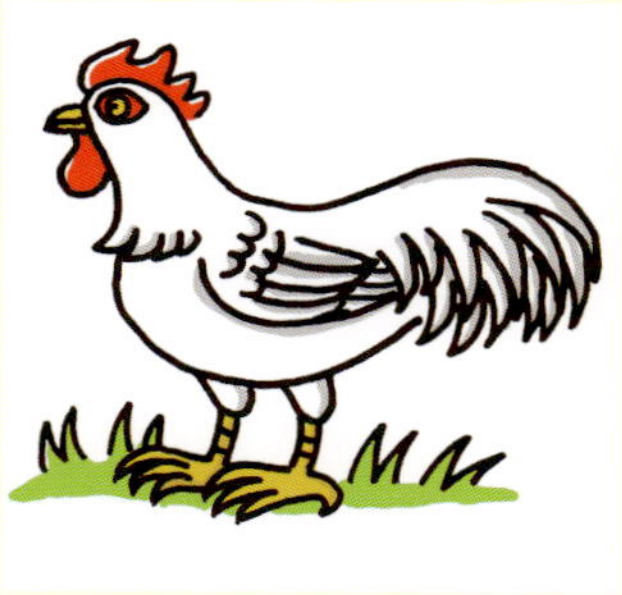

　最近の研究で動物性たんぱく質とがんが密接に関係していることがわかりました（80ページ参照）。さらに四足歩行動物の肉に多く含まれる飽和脂肪酸はがんを招き、免疫力を低下させてしまいます。牛・豚・羊などはがん治療中の半年から１年間は厳禁です。

がん治療中　四足歩行動物は半年から１年間は厳禁。基本は１日１個の卵。１週間に２～３回、通常の半量程度（40g程度）の鶏肉や白身魚、貝類、甲殻類をとってもよい

再発予防　基本は１日１個の卵と１日１回の鶏肉、１日１回の魚介類。四足歩行動物は週に１回程度

③新鮮な野菜と果物(低・無農薬)を大量にとる

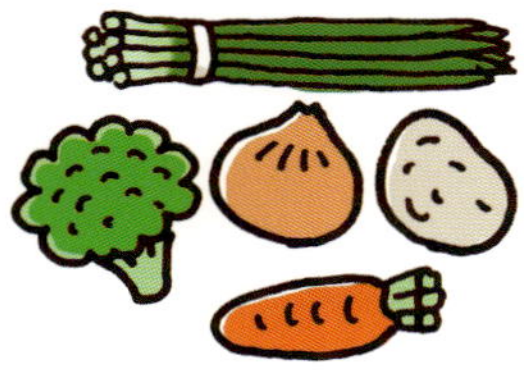

がんの要因には、活性酸素という細胞を酸化(さび)させる物質が関係しています。野菜や果物には活性酸素を消去する抗酸化物質(182ページ参照)のほか、余分なナトリウムを排泄して体内のミネラルバランスを調整するカリウムも豊富に含まれています。

がん治療中　1日に1.5～2ℓのジュースと野菜500g

再発予防　1日200～500mℓのジュースと野菜350～500g

④胚芽を含む穀物、豆類、いも類をとる

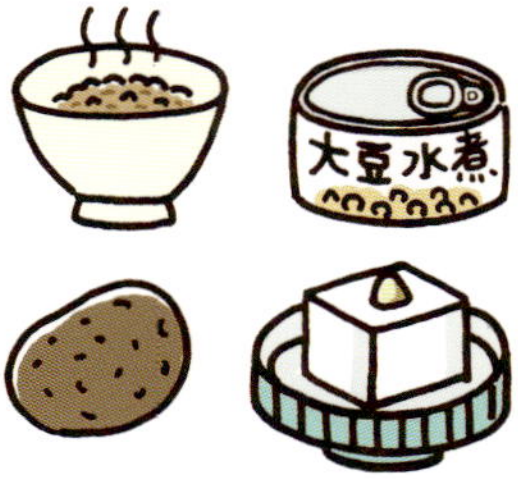

最近、がんとクエン酸回路の異常との関係が注目されるようになりました。クエン酸回路とは、エネルギーをつくるシステムです(181ページ参照)。クエン酸回路を正常にするビタミンB_1を含む玄米や、抗がん作用があるイソフラボンを含む豆類(大豆)、食物繊維を含むいも類もおすすめです。

がん治療中　理想は毎食玄米、胚芽米、五穀米、全粒粉パンやスパゲッティ。豆類、いも類は1日1回

再発予防　週に1～2回は玄米。豆類、いも類は1日1回

⑤乳酸菌、海藻類、きのこ類をとる

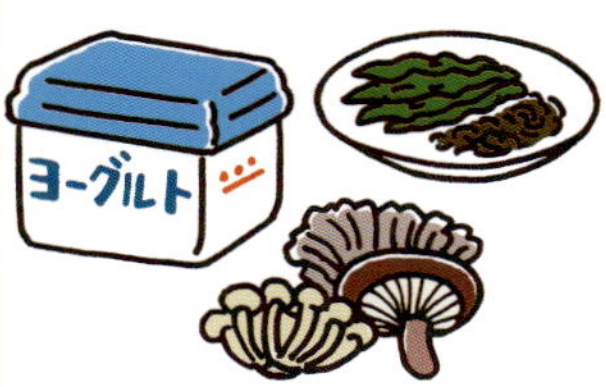

最近の研究で、腸内環境が免疫力を左右することが明らかになりました。腸には体内の老廃物や有害物質を排泄する大切な役割があります。がん予防だけでなく、すべての病気予防のために腸内環境を整えましょう。乳酸菌、食物繊維を多く含む海藻類やきのこ類がおすすめです。

がん治療中　ヨーグルトは1日300～500g。海藻類、きのこ類はそれぞれ1日1回

再発予防　ヨーグルトは1日300g。海藻類、きのこ類はそれぞれ1日1回

❻レモン、はちみつ、ビール酵母をとる

レモンには抗酸化物質であるビタミンCとクエン酸代謝を助けるクエン酸が含まれています。はちみつは古来より薬として用いられてきた、免疫力を高める食べ物です。たんぱく質補給におすすめのビール酵母も毎日とるようにしましょう。

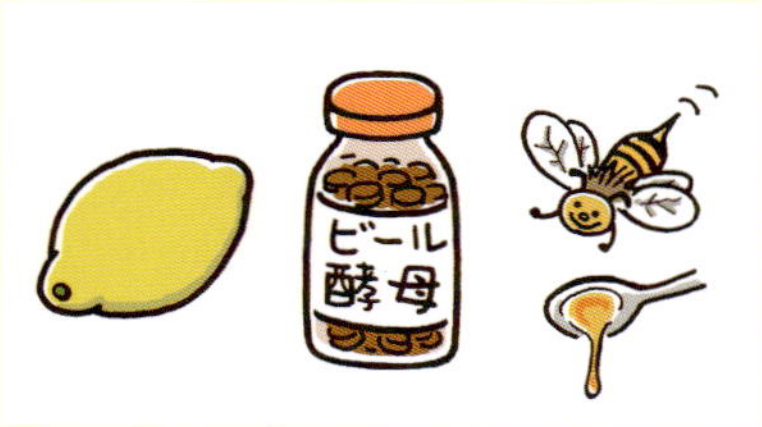

がん治療中 レモンは１日２個、はちみつは１日大さじ２杯、ビール酵母（エビオス錠）は１日20錠

再発予防 レモンは１日２個、はちみつは１日大さじ２杯

❼油はオリーブ油かごま油

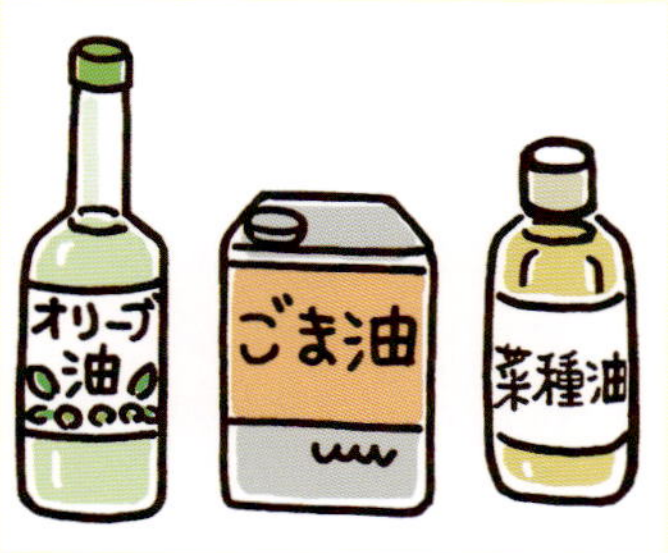

調理油にはいろいろな種類がありますが、酸化しやすいものは避け、オリーブ油、菜種油、ごま油など不飽和脂肪酸をとるようにしましょう。加熱調理には酸化しにくいオリーブ油がおすすめです。ごま油は酸化しやすいので、最後に風味づけで加えましょう。

がん治療中 量は控えめに **再発予防** とりすぎないよう注意する

❽自然水の摂取

水道水には残留塩素が含まれています。含有量は微量ですし、発がんのリスクも以前に比べると減っていますが、毎日とり続けるものですから、水は安心、安全なものをとったほうがいいのは確かです。済陽式食事療法ではナチュラルミネラルウォーターをすすめています。難しい場合は浄水器を取り付けるようにしましょう。

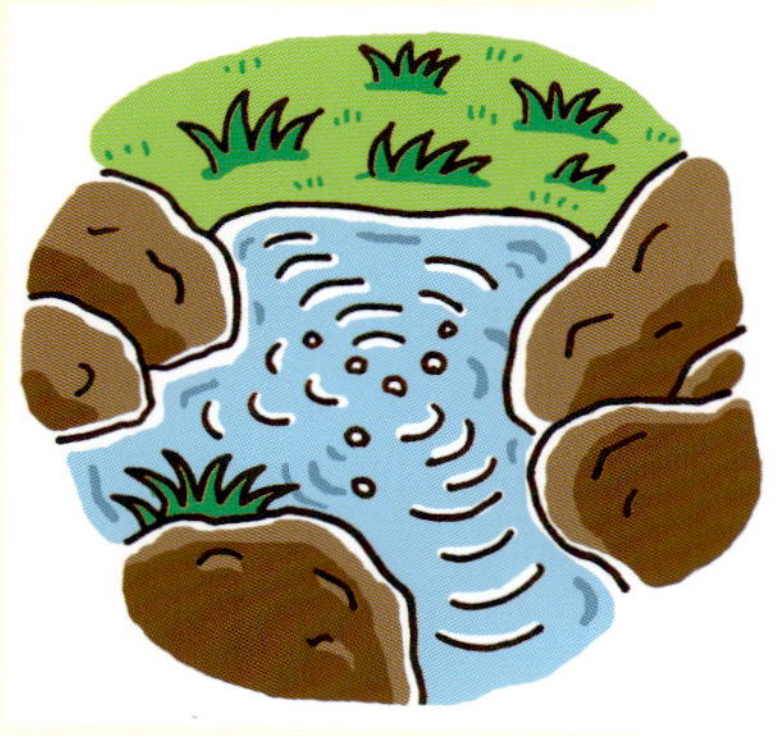

がん治療中 ナチュラルミネラルウォーター

再発予防 浄水器の設置が望ましい

第2章

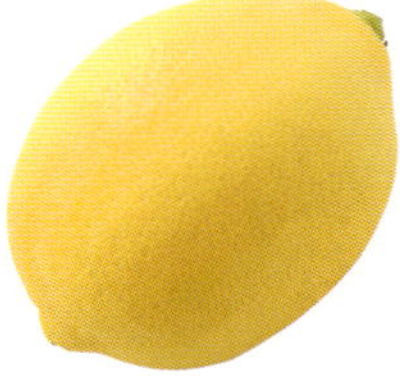

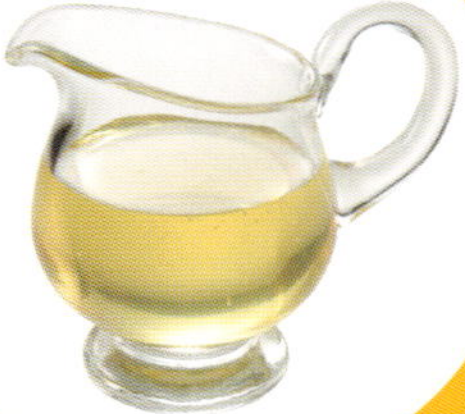

毎日とりたい
免疫力を高める食べ物

基本は食事療法と三大療法の併用

効果を確実にあげるには三大療法との併用が必須

済陽式食事療法が広く認知されてきましたが、詳しくご存じない方のなかには、「食事だけでがんが消える」と勘違いされている方がおられます。

私はもともと消化器専門の外科医なので、手術、抗がん剤治療、放射線治療など、がんの三大療法を否定していません。むしろ、がんを確実に治すためには、三大療法を除いて治療するのは現実的ではないと考えています。

確かに、手術によって体力が落ちたり、抗がん剤治療の副作用で免疫力が低下したり、三大療法には少なからずリスクがあります。

しかし、そのまま放置するとがん細胞は増殖を繰り返し、治療をしないリスクのほうが大きくなるでしょう。

患者さんのなかには、「抗がん剤治療は絶対に受けない」と主張される方もおられますが、私はできれば受けていただきたいと思っています。

では、食事療法による効果はないのかというと、そういうわけではありません。三大療法だけではやはり力不足なのです。手術や化学療法だけでは、がんの治癒率は高まりません。

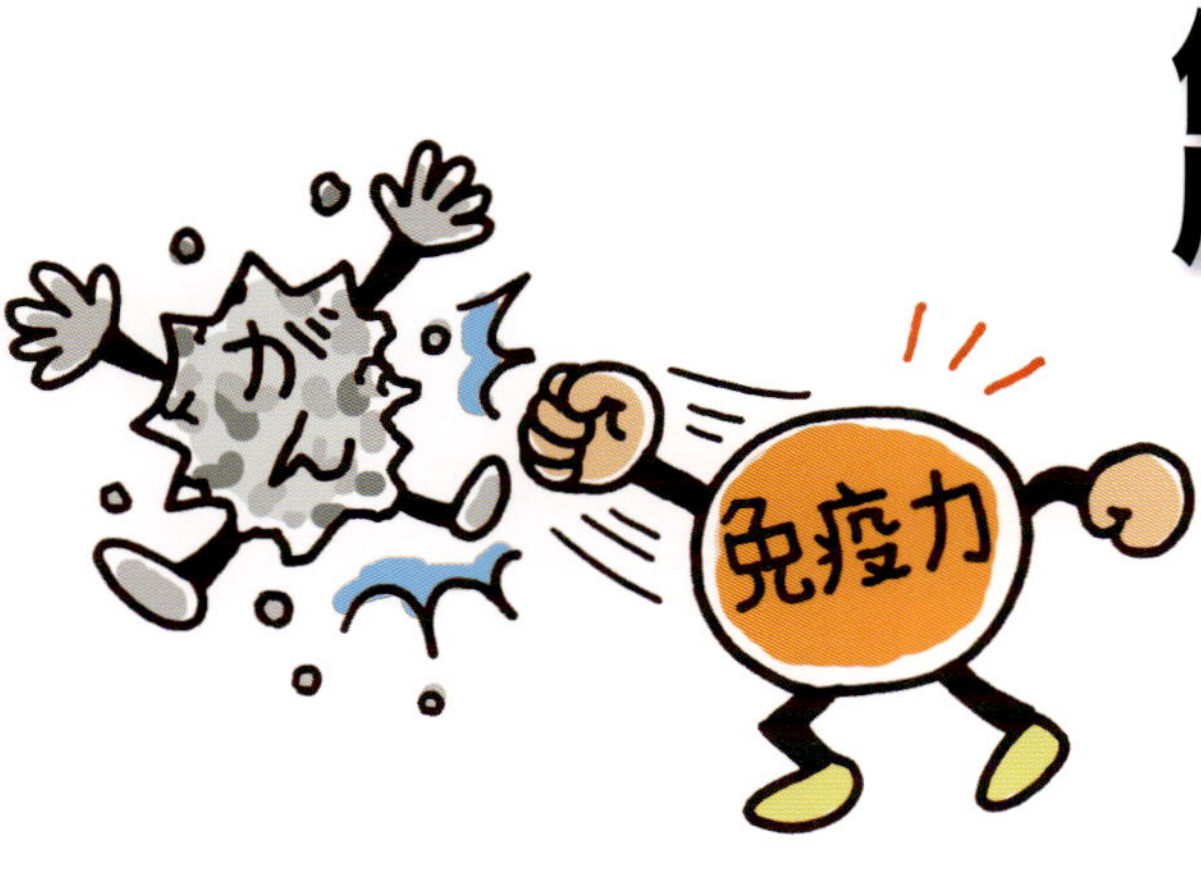

西洋医学の限界と食事療法の可能性

私は以前、都立荏原病院で消化器外科手術を執刀していました。

２００２年に、１４０６例の手術後の患者さんの追跡調査を行ったところ、せっかく手術が成功しても、患者さんの5年平均生存率は平均52%とほぼ半分という結果でした。約半数の患者さんは、手術後5年以内に亡くなられているということです。私はその生存率の低さに愕然とし、西洋医学の限界を感じました。

さらに、それとは別に、患者さんのなかに少数ですが存在する、奇跡のような回復力を発揮する方に気づき、その共通点を探ってみました。

すると、みなさん食事に気を使われていたことがわかりました。そこで私は、「食事療法」の可能性にかけてみようと考え、それまでも興味を持って調べていたがんと食事療法についての研究を本格的に始めたのです。

がんを克服した患者さんの存在が効果の証し

食事療法の研究を17年続けた結果、適切な治療を受け食事療法で体内の代謝異常を改善し、免疫力を高めれば、かなりの確率でがんが消えると確信するに至りました。

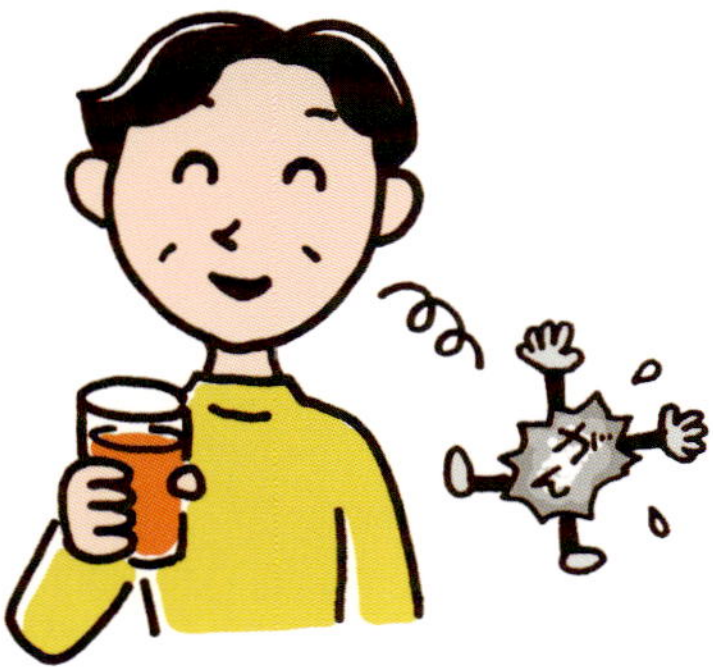

もちろん、すべての方が完治されるわけではありません。なかには治療のかいなくお亡くなりになる患者さんもおられます。

しかし、それ以上に、ほかの医療機関で「絶望的」「余命数か月」と診断された患者さんが、一般的には「奇跡」と言われるほど回復し、がんを克服される姿をたくさんみています。その効果は、食事療法を研究している私の予測を上回るものでした。一般的には絶望的とされている、進行した膵臓がん、肝臓への１００個以上の転移がんなど、難しいがんが次々と消え、元気にすごされている患者さんが少なからずおられます。

何よりもそうした患者さんの存在が、済陽式食事療法をすすめる自信につながっています。食事療法と三大療法の併用ががん治療の効果を高めると確信しています。

がん治療は自身の〝免疫力〟にかかっている

がん治療には免疫力が関係する

がんの治療、特に抗がん剤治療の効果は、その人の免疫力に左右されることがあります。抗がん剤はがん細胞にダメージを与えますが、正常な細胞にも少なからず影響を及ぼしてしまいます。

正常な細胞が受けたダメージを回復させるために働く力が免疫力です。免疫力とは、人間に備わっている、ウイルスや細菌、がん細胞などから、からだを守ろうとする防御機能です。また、傷ついた細胞やＤＮＡを修復して、受けたダメージから回復させる働きも担っています。

髪が抜ける、吐き気がする、ひどい倦怠感、口内炎など、抗がん剤には副作用がつきものです。ただ、すべての人に副作用が出るわけではなく、程度も人によってさまざまです。治療を続けられないほど副作用がひどい人もいれば、それほどつらくなかったという方もおられます。

その差は、がんの種類や進行状況、体質などにも影響されますが、免疫力も関係しています。免疫力が高ければ、抗がん剤によるダメージが少なくてすみ、免疫力が低いと回復が間に合わず、副作用として前述したような症状が現れてしまうと考えられます。

治療する際には白血球の数がポイント

抗がん剤治療で治療する際の目安になるのが、白血球数とリンパ球数です。白血球は免疫システムの主役を担っているため、白血球数は免疫力がどの程度あるのかを判断する指標となります。

白血球のなかでも、リンパ球の一種、ＮＫ細胞（ナチュラルキラー細胞）はがん細胞を直接攻撃して死滅させます。そのため、リンパ球数も抗がん剤治療の目安として用いられます。

一般的に、白血球数が３０００

～４０００個／㎣未満、リンパ球数が１０００個／㎣未満の場合は、抗がん剤によるダメージが大きくなるので、治療を行わないことが多くなっています。

白血球数やリンパ球数が低下している場合、治療が受けられないと宣告され、何をすればいいのか途方に暮れてしまう患者さんのケースもみられますが、これまでの経験から、済陽式食事療法はリンパ球数が７００～１３００個／㎣以上であれば効果が出ています。

さらに、済陽式食事療法を続けていると白血球数やリンパ球数が増加したり、がんが退縮したりして、受けられないと言われた手術や抗がん剤治療を受けられるようになった患者さんもおられます。

これらは食事療法によって免疫力が高まった結果だと私は考えています。ただし、済陽式食事療法を実践するには、食事が自分でとれる、主治医の同意のうえで行うなどが原則です(左上参照)。

抗がん剤治療を行う目安

- 白血球数 3000 ～ 4000 個／㎣以上
- リンパ球数が 1000 個／㎣以上

食事療法を行う目安

- リンパ球数が 700 ～ 1300 個／㎣以上
- リンパ球数が 700 個／㎣未満だと食事療法の効果が得られにくい

済陽式食事療法を実施する際の基本条件

- 自力で食事を十分にとれる(栄養・代謝療法が可能なこと)
- 主治医の同意を得て、必要な治療はきちんと受ける
- 家族や友人の協力が得られる(食事療法の実施には周囲の協力が欠かせません)

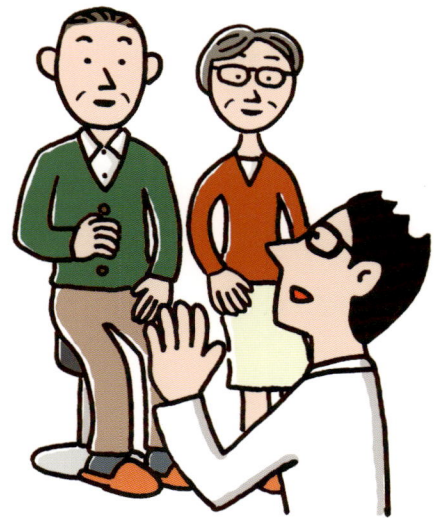

認められつつある食事療法の効果

確実なエビデンスはないが効果は認められている

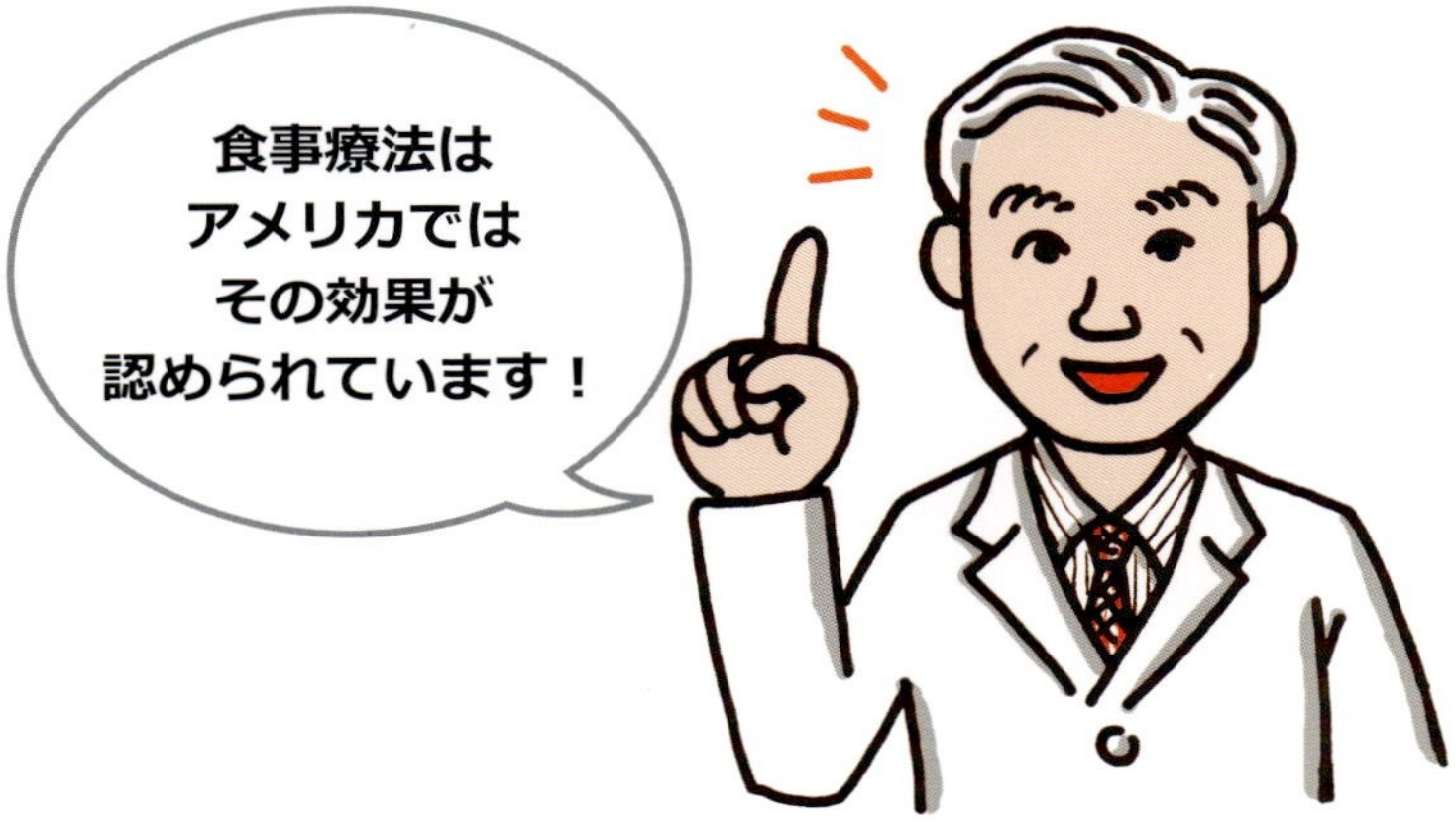
食事療法はアメリカではその効果が認められています！

食事とがんとの関係は、アメリカが国を挙げて取り組んだ調査研究の報告書、「マクガバン・レポート」(1977年発表)によって明らかになりました。その後、アメリカでは食生活が見直され、1990年以降は少しずつがんが減少しています。

マクガバン・レポートの発表以降、食事療法についてのさまざまな研究が行われ、たくさんの論文が発表されてきました。食事療法の効果について、現状ではっきりしていることは少ないのですが、科学的根拠があるものもあります。

ここでは、米国対がん協会がまとめた、食事や運動など生活習慣とがんの関係についての研究論文をまとめ、有効性をグレード判定した表(33ページ参照)を紹介します。特に、肉に多く含まれている飽和脂肪酸の摂取量を減らすこと、野菜や果物をたくさんとることは、概ね「おそらく確実に有効性がある」「有効な可能性がある」という判定がなされています。

これは済陽式食事療法の基本原則と一致します。ジュースやスープで野菜や果物を大量にとることは、がん予防や治療に有効と言えるでしょう。

有効性と害に関するグレード判定

生活習慣		乳がん			大腸がん			肺がん			前立腺がん		
		再発	生存	生活の質	再発	生存	生活の質	再発	生存	生活の質	再発	生存	生活の質
健康体重の維持	治療中	A3	B	B	A3	B	B	A3	A2	A2	B	B	B
	治療後	A2	A2	A2	A3	A2	A2	A3	A2	A3	B	A2	A3
運動の増加	治療中	B	B	A2	B	A3	A2	B	B	B	B	B	A3
	治療後	A3	A3	A2	A3	A2	A2	B	A2	A3	B	A2	A2
摂取量を減らす	総脂肪	B	B	B	B	B	B	B	B	B	B	B	B
	飽和脂肪酸	B	A2	A3	A3	A3	B	B	A3	B	A3	A2	B
摂取量を増やす	野菜と果物	A3	A3	B	A3	A3	B	A2	A3	B	A3	A2	A3
	食物繊維	B	B	B	B	A3	B	B	B	B	B	B	B
	n-3系脂肪酸	B	B	B	B	B	B	B	A3	B	B	B	B
	大豆	B	B	B	B	B	B	B	B	B	B	B	B

グレード判定

A1	有効性を示す確実な科学的根拠がある
A2	おそらく確実に有効性がある
A3	有効な可能性がある
B	有効性と害について結論するだけの、十分な科学的根拠がない
C	有効性がないことを示す科学的根拠がある
D	害があることを示す科学的根拠がある

（米国対がん協会／2003年）

がん患者の食生活指針

要因	前立腺がん	乳がん	消化器がん	肺がん
食品衛生(調理時の衛生や冷蔵保存など)	A1	A1	A1	A1
治療期間中の意図的な減量(肥満の場合)	E	E	E	E
回復後の意図的な減量(肥満の場合)	B	A2	A3	B
脂肪の摂取量を減らす	A3	A2	A3	B
野菜と果物の摂取量を増やす	B	A3	A2	A2
運動量を増やす	A3	A2	A2	B
アルコールの摂取量を減らす	B	A3	A3	B
断食療法	D	D	D	D
ジュース療法(野菜・果物ジュース中心の食事)	B	A3	A3	A3
マクロビオティック療法 (穀類・野菜・豆類・海藻を中心とする食事)	C	C	C	C
ベジタリアン(菜食主義者)の食事	A3	A3	A2	A3
ビタミンとミネラルのサプリメント	A3	B	B	C
亜麻仁油	B	B	B	B
魚油	B	B	A3	B
しょうが	B	B	B	B
大豆食品	C	C	B	B
茶	B	B	B	B
ビタミンEのサプリメント	A3	B	B	B
ビタミンCのサプリメント	B	B	B	B
βカロテンのサプリメント	C	C	C	E
セレン	A3	B	A3	A3

判定

A1	利益が証明されている
A2	おそらく利益があるが、証明はされていない
A3	利益の可能性があるが、証明はされていない
B	利益やリスクについて結論するだけの、十分な知見がない
C	利益の可能性を示す知見と、有害な可能性を示す知見が、両方ある
D	利益がないことを示す知見がある
E	有害なことを示す知見がある

(米国対がん協会／2001年)

免疫力を高める食べ物ベスト4

レモンの魅力
- 代謝を正常にする
- 活性酸素を消去する
- ミネラルの吸収を促す

はちみつの魅力
- 代謝を正常にする
- 滋養強壮作用がある
- 疲労回復作用がある

ヨーグルトの魅力
- 腸内環境を改善する
- ピロリ菌を抑制する
- 便秘を改善する

りんごの魅力
- がんの抑制効果がある
- 腸内環境を改善する
- 活性酸素を消去する

免疫力を高める毎日とって欲しい食べ物

ここからは、済陽式食事療法で特におすすめしている食べ物である「レモン」「はちみつ」「ヨーグルト」「りんご」をご紹介します。

レモンは食事療法に注目し始めた頃、元気で活躍されている方がとられていることから取り入れました。レモン愛好家にはメイ牛山さん（享年96歳）、料理家の飯田深雪さん（享年１０３歳）、九重年支子さん（享年98歳）など、長寿者がたくさんいらっしゃいます。私も妻も10年以上前から毎日２個とるようにしています。１か月１２０個ものレモンを消費しています。

はちみつは古来より薬として用いられてきました。はちみつに含まれる花粉は免疫力を高めると言われています。長寿で有名なアゼルバイジャン地方では、はちみつを薬としてなめる習慣があります。

最近の研究で、乳酸菌が小腸のパイエル板を刺激してリンパ球を増加させることがわかってきました。免疫力を高めるには乳酸菌を含むヨーグルトがおすすめです。乳酸菌の増殖を促すりんごも毎日とっていただきたい食べ物です。

これらは、そのまま食べてもいいですし、ジュースの材料としても活用できます。

免疫力を高める食べ物 その1

レモン

1日 2個

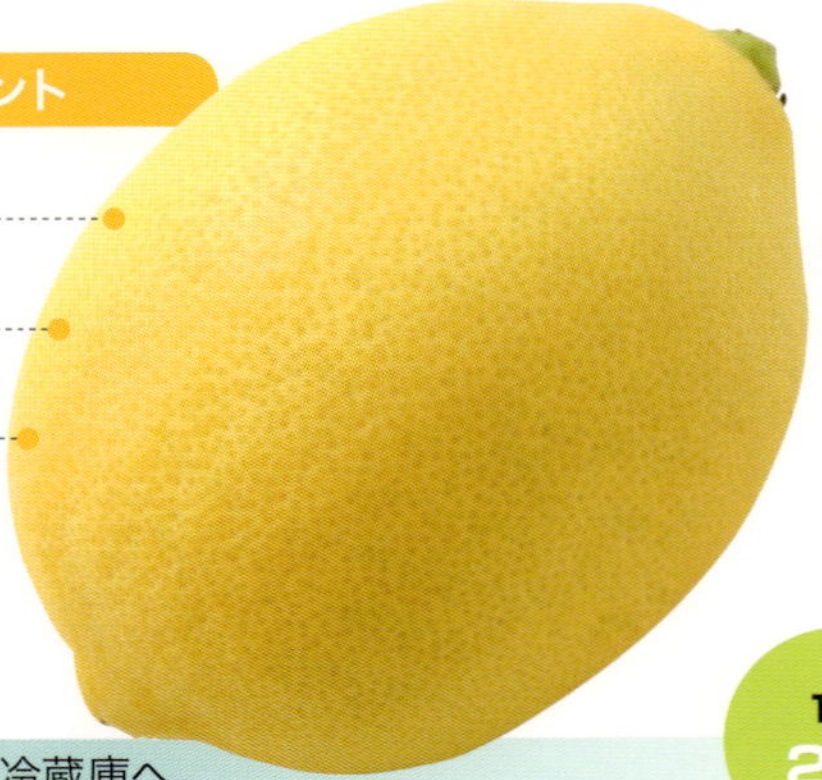

選ぶときのポイント

- 理想は国産もの
- 皮にハリがある
- ずっしり重い

ポリ袋に入れて封をして冷蔵庫へ。
1か月程度日持ちする。そのまま冷凍してもよい

ココがすごい!

- 代謝を正常にする
- 強い抗酸化作用で免疫力を高める
- ミネラルの吸収を促す
- ビタミンCが豊富(100g中に50mg)

基本データ

旬は晩秋から春(10～3月)。国産レモンの価格は2～3kg(12～30個)で2,000～3,000円程度。代表的な産地は広島県、愛媛県、香川県、和歌山県など

がんに効く栄養素

ビタミンC(183ページ)
クエン酸(181ページ)

健康長寿に役立つレモンのパワー

済陽式食事療法で特にレモンをおすすめしている理由は、がんを克服された患者さんのなかに、レモンをたくさんとっていた方が少なからずいたことと、レモンが古代ローマ時代から薬として用いられてきたことからです。

実際、レモンには体内の代謝を正常にするクエン酸が豊富に含まれていますし、発がんを促す活性酸素を消去する作用があります。

活性酸素はがんだけでなく、老化や動脈硬化にも関係しているので、レモンは老化・病気予防にも役立つでしょう。鉄やカルシウムなどミネラルの吸収を助けるキレート作用もあります。

輸入レモンの皮には発がんリスクのある防かび剤が付着しているので、できるだけ国産を選んだほうが安心です。レモンの購入方法については154ページを参考にしてください。

免疫力を高める食べ物 その2
はちみつ

1日 大さじ1〜2杯

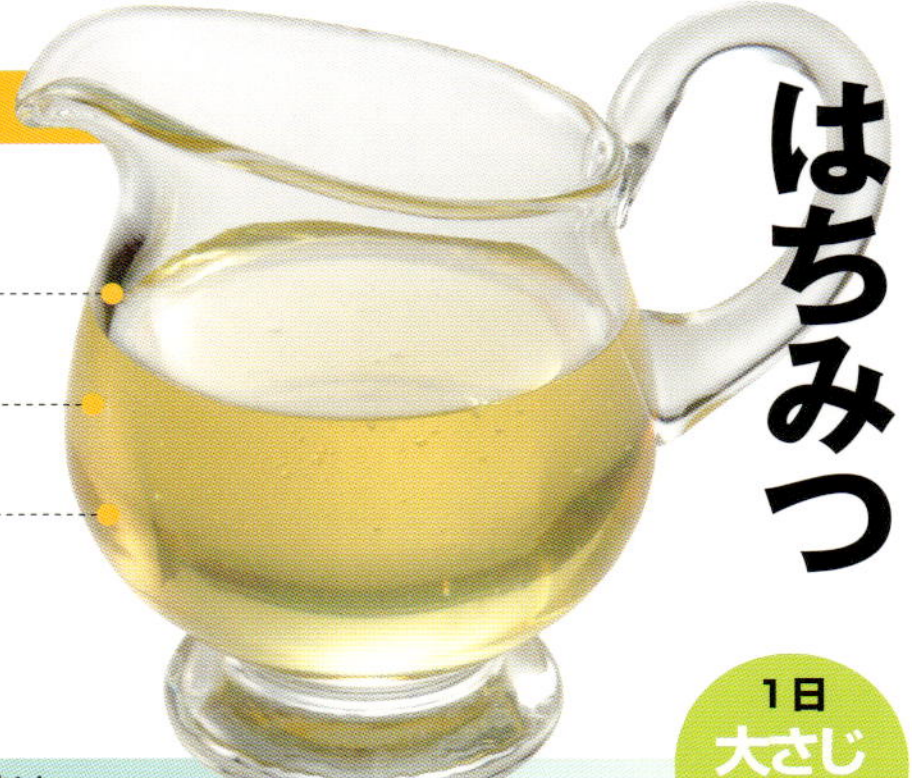

選ぶときのポイント

- 加工処理されていない純粋はちみつ
- 透明度が低い
- 温度が低いとかたまる

直射日光、高温、多湿を避け、20度前後で保存すると2〜3年は風味が落ちない

ココがすごい!

- 免疫力を高める
- 代謝を正常にする
- 滋養強壮作用がある
- 疲労回復作用がある

人類最古の甘味料 薬としても用いられた

ギリシャ神話、古代エジプトの遺跡、旧約聖書など、数千年前にその存在が記述されています。免疫力を高める健康食品として親しまれている食べ物のひとつです。

成分の約8割を糖質が占めていますが、代謝を正常にするビタミンB_1のほか、クエン酸、乳酸、亜鉛、コハク酸などを含み、滋養強壮・疲労回復作用があります。

加熱すると栄養素が失われてしまうことがあるので、加熱処理していないものを選ぶようにしましょう。また、甘味や香りの添加や、脱色・脱香など、加工処理されたはちみつはあまりおすすめできません。理想は、原料が国内産のはちみつで、加工処理されていない純粋はちみつです。

草花よりも木の花からとれるはちみつがおすすめです。外国産ですが、マヌカ*はちみつにはピロリ菌を抑制するものもあります。

基本データ

雑菌が繁殖しにくい弱酸性なので腐敗せず、長期間保存できる

加工処理されていないものは透明度が低く、低温でかたまりやすい

がんに効く栄養素

ビタミンB_1（183ページ）

クエン酸（181ページ）

＊マヌカはちみつはニュージーランド原産のマヌカという樹木からとれるはちみつ

免疫力を高める食べ物 その③
ヨーグルト

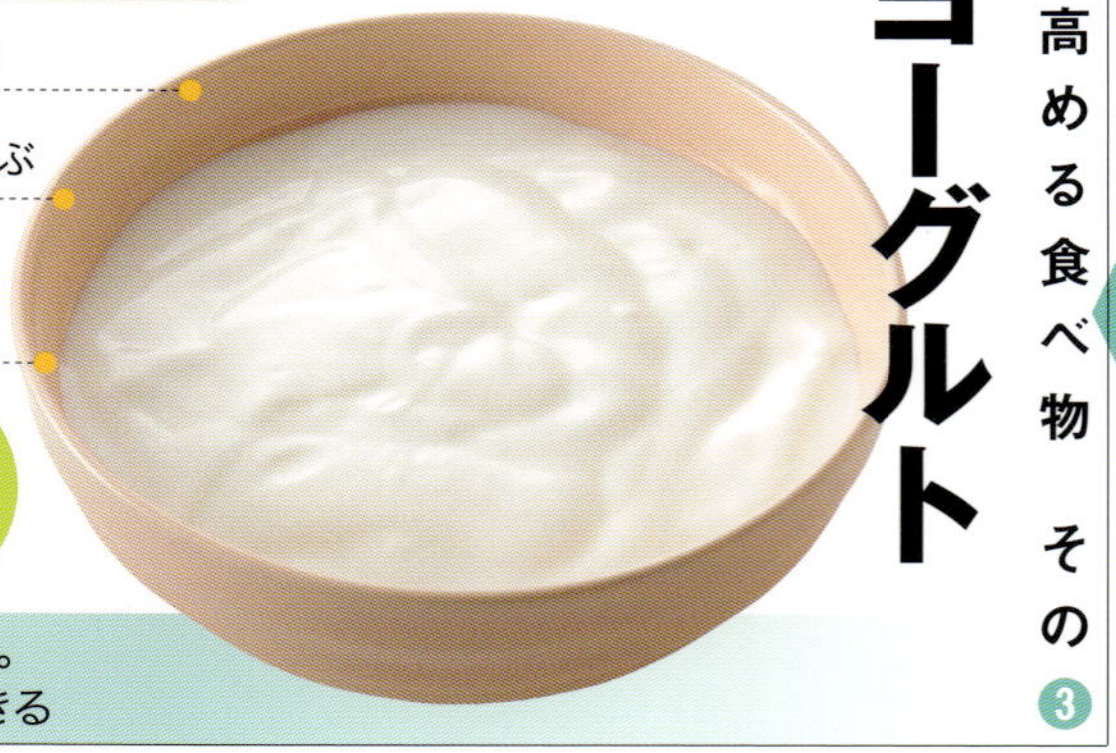

選ぶときのポイント

- 原料の牛乳の質に注意
- 乳酸菌の種類や量で選ぶ
- 食品添加物が入っていないもの

1日 300～500g

10度以下で保存する。開封後は早めに食べきる

ココがすごい!

- 腸内環境を改善する
- 免疫力を高める
- 胃がんの要因であるピロリ菌を抑制する
- 便秘を改善する

基本データ

乳酸菌の種類は豊富。免疫賦活に働くものを選ぶとよい

人工甘味料、香料、着色料など食品添加物を使用していないプレーンヨーグルトを選ぶとよい

がんに効く栄養素

乳酸菌（183ページ）

腸内環境を改善して免疫力を高める乳酸菌

ヨーグルトに含まれている乳酸菌は、腸内環境をよくすることで知られています。便秘改善はもちろん、最近は腸内環境が免疫力を左右することがわかり、乳酸菌が注目されています。

さらにヨーグルトには乳酸菌のエサになるオリゴ糖が含まれているので、両方をいっしょにとることで相乗効果が期待できます。

ヨーグルトを毎日とると、大腸がんの予防、胃がんの要因となるピロリ菌の増殖抑制に効果があると言われています。

ヨーグルトの品質は原料となる牛乳しだいです。質のよい牛乳を使ったものを選びましょう。ヨーグルトの選び方は160～161ページを参考にしてください。

ヨーグルトから出る透明な水分は乳清（ホエー）と呼ばれ、ヨーグルトの成分を含んでいます。捨てずに飲むようにしましょう。

免疫力を高める食べ物　その4　りんご

1日 1/2個

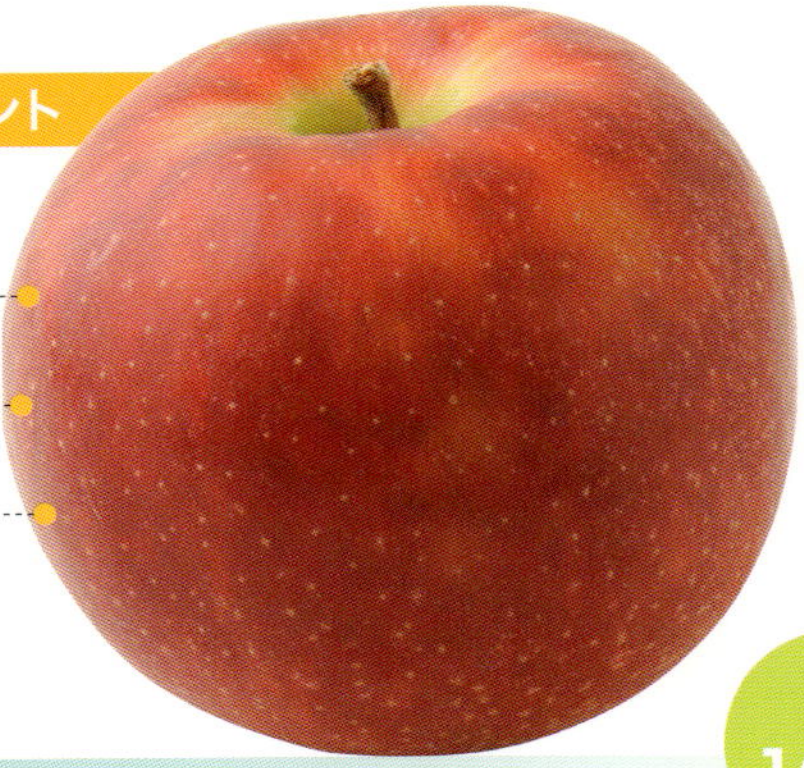

選ぶときのポイント

- 皮にハリがあり、赤味が強い
- ずっしり重い
- 軸がしっかりしている

ポリ袋に入れて封をすれば冷蔵庫で2～3週間もつ。冬は新聞紙などで包んで風通しのいいところで保存

ココがすごい！

- 動物実験でがんの抑制効果が認められた
- 腸内環境を改善する
- 免疫力を高める
- 活性酸素を消去する

リンゴペクチンががんを予防する

富山医科薬科大学医学部の田澤賢次名誉教授は、りんごの食物繊維であるリンゴペクチンに、大腸がんの抑制効果があることをラットの実験で確認しました。さらに肝臓への転移を抑えたり、活性酸素を消去したりする作用があることも明らかになりました。

　田澤教授は、リンゴペクチンは、腸内環境をよくして乳酸菌やビフィズス菌の増殖を促し、発がん物質であるニトロソアミンの発生を抑えると説明しています。腸内環境の改善は免疫力アップに大いに役立ちます。

　りんごの栽培は難しいため、無農薬のりんごはほとんど市販されていません。ただ、皮にアントシアニンなどの抗酸化物質が多く含まれているので、皮もとることをおすすめします。その場合、一晩水につけておき、農薬をできるだけ除去しましょう。

基本データ

旬は秋から冬（9～12月）
国産りんごの価格は5kg（20～25個）で2,000～3,000円程度。代表的な産地は青森県、長野県、岩手県、山形県など

がんに効く栄養素

リンゴペクチン（39ページ）
アントシアニン／赤いりんごの皮（180ページ）

免疫力を高める食べ物 食べ方アドバイス

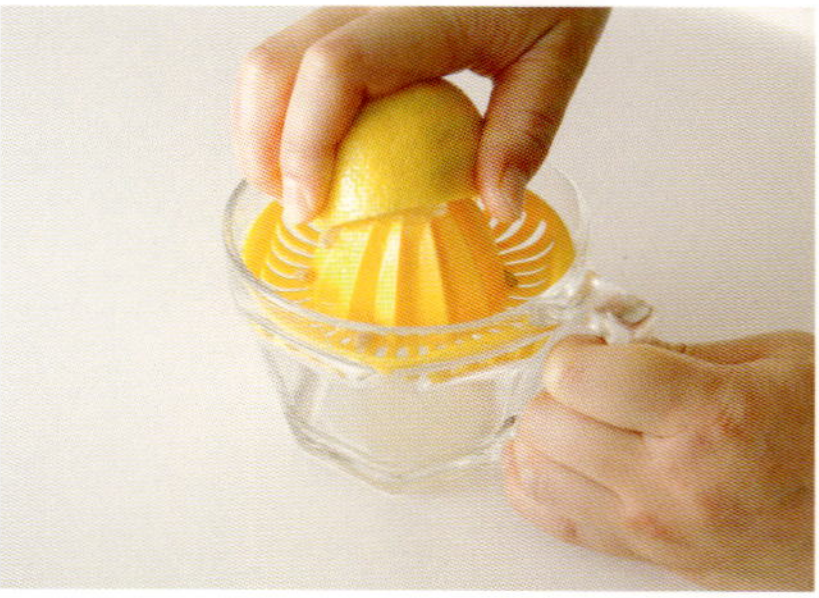

レモン

- スクイーザーでしぼると果汁が効率的にとれる
- 国産レモンが流通しない期間は冷凍レモンを活用してもよい。レモンの皮をよく洗って冷凍する。すりおろしてジュースに加えるとよい
- 輸入レモンを使う場合は一晩水につけて農薬を除去する

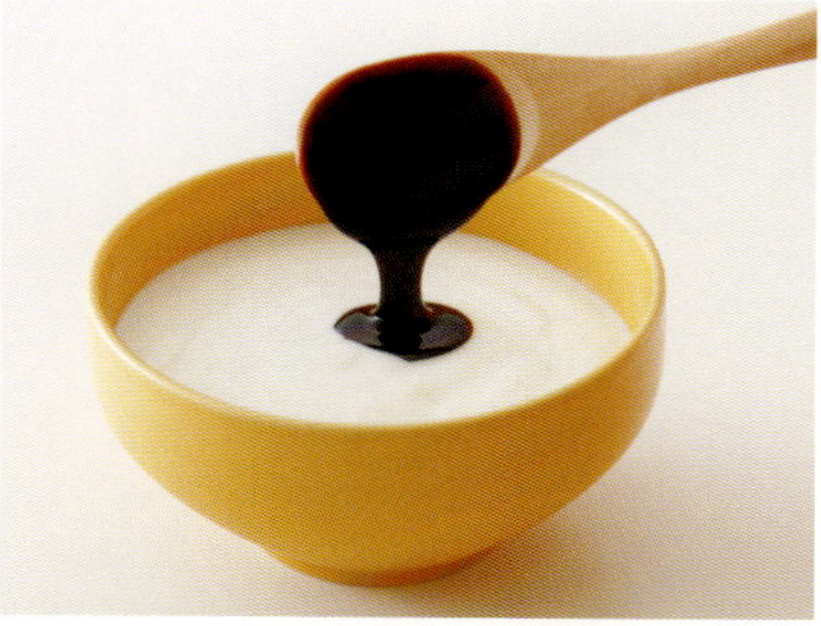

ヨーグルト

- はちみつをかける
- 抗酸化作用の強いプルーン(ペースト)をかける
- 飲むヨーグルトをジュースに利用してもよい

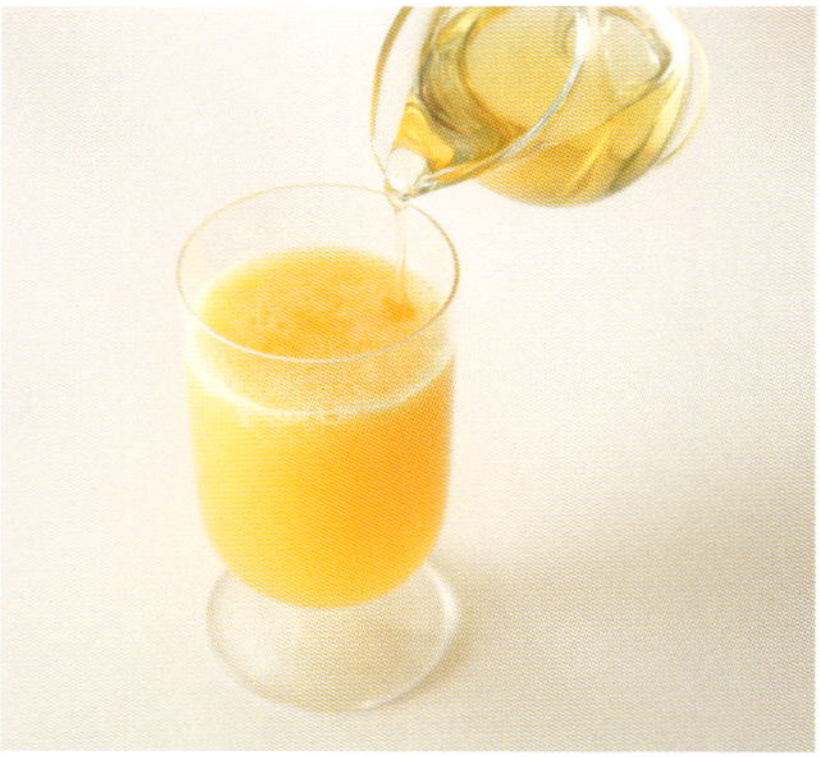

はちみつ

- ヨーグルトにかける
- ジュースに加えると、はちみつの甘みで飲みやすくなる

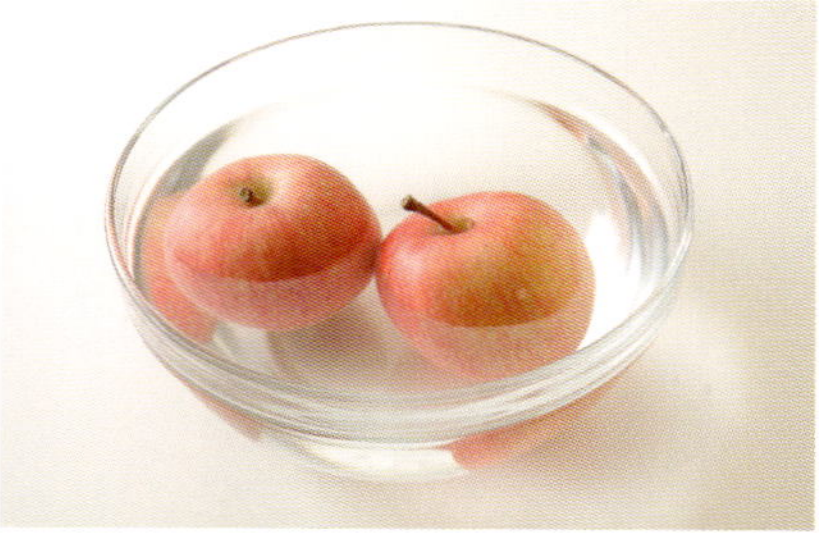

りんご

- 皮の農薬を除去するには、一晩水につけてタワシなどでこすり洗いする

＊水1ℓに中性洗剤を1滴たらし、スポンジでこすり洗いしてから流水で中性洗剤を洗い流すと、残留農薬を除去できるという報告がある(日本植物防疫協会, 1987年)。
(注)この場合、中性洗剤を完全に洗い流す必要がある

第3章

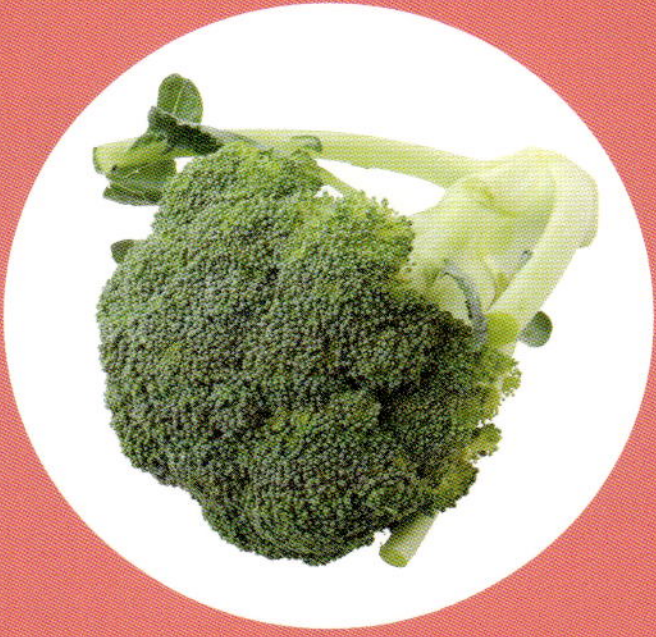

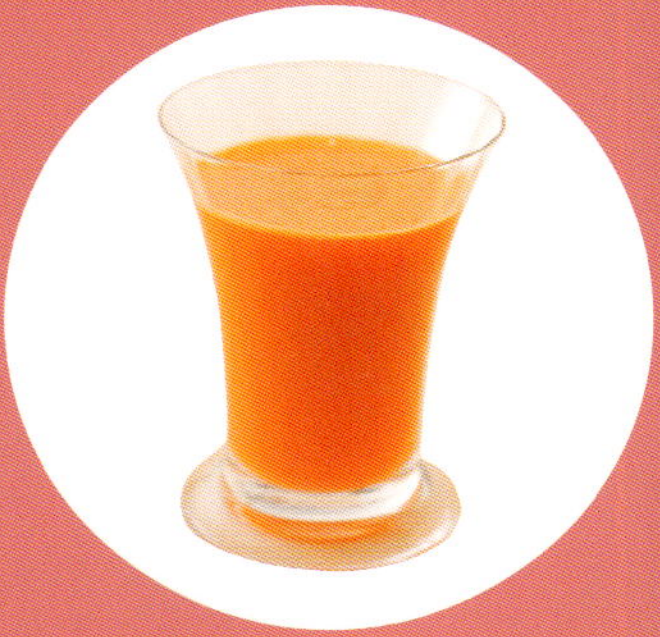

済陽式食事療法の要
〝がんに勝つジュース〟

ジュースは1日に1.5～2ℓ飲もう

がん治療の基本は大量の野菜・果物ジュース

食事とがんの関係が明らかになるにつれて、がんの食事療法が注目されています。そして、それらはジュースを中心としているものが多く、野菜・果物の大量摂取が、がん治療・予防によいことを示しています。

例えば、マックス・ゲルソンが考案し、世界的に有名なゲルソン療法(65ページ参照)は1日に2～3ℓのにんじんジュースを飲みます。故・甲田光雄医師が考案した、約50年の歴史がある甲田療法は、青汁や根菜のすりおろし汁を加熱せずにとるようすすめています。自然食研究家の故・栗山毅一氏が提唱した栗山式食事療法では、水と生野菜、果物をとるようすすめています。

こうしたことからも、抗がん作用のある野菜や果物を大量に、かつ、効率よく栄養素をとるためには、しぼりたてのジュースを飲むことがもっともいいと考えています。

済陽式食事療法では、野菜・果物ジュースを1日に1・5～2ℓとるようすすめていますが、なかなか効果が出ない患者さんに、食事内容について質問すると、野菜ジュースを少量しかとっていないケースが多かったように感じています。

しぼりたてのジュースには野菜と果実のパワーがたっぷり

ジュースはジューサーを使ってつくり、しぼりたてをすぐに飲んでください。ジューサーでつくったしぼりたての生ジュースには、野菜や果物に含まれている栄養素がぎゅっと凝縮されています。

生ジュースには失われやすいビタミン、ミネラル、抗酸化物質、酵素が豊富に含まれています。

せっかくの野菜・果物パワーですから、空気に触れて酸化してしまう前に飲むようにしましょう。

生ジュースががんに効く理由！

① 大量の野菜・果物がとれる

野菜や果物に含まれている栄養素は、それぞれ反応しあってさまざまな作用をもたらす。たくさんの種類をとったほうがいい。大量の食材が必要となるジュースだととりやすい。

② 食前に500㎖が目安

1.5～2ℓと聞くと多すぎて飲めないと感じるかもしれないが、毎食前に500㎖ずつ飲めばそれほど無理なくクリアできる。500㎖であればペットボトル1本分なので、驚くほどの量ではない。

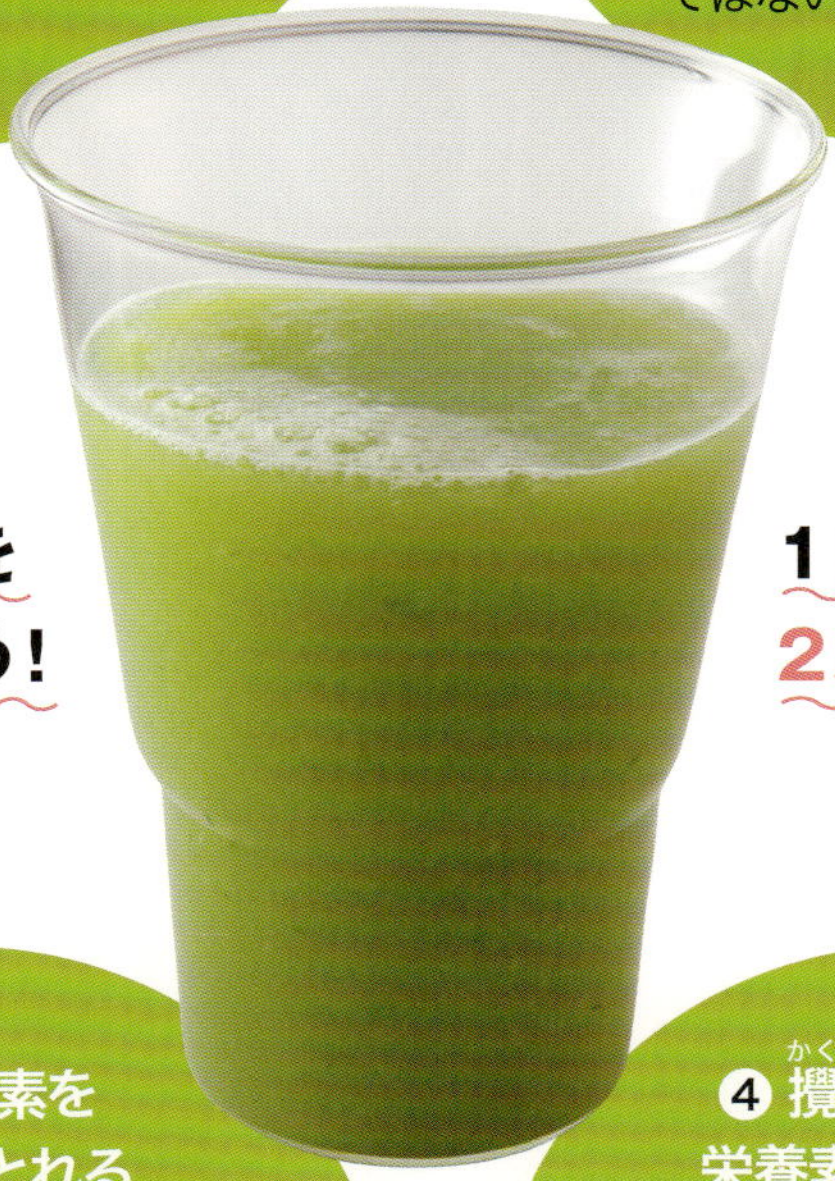

しぼりたてをすぐに飲もう！

1日1.5～2ℓ飲もう

③ 栄養素を効率よくとれる

ジューサーでつくると、不溶性食物繊維などが取り除かれる。必要な栄養素だけをしぼりとっているので、ビタミン、ミネラル、抗酸化物質などが効率よく吸収できる。

④ 攪拌《かくはん》や加熱で栄養素が壊れない

ジューサー、なかでも低速回転式ジューサーを利用すると、野菜や果物の酸化を防ぐことができる。結果的に、体内の活性酸素の害を抑え、免疫力を高めることにつながる。

私たちはこのジュースでがんを克服しました！

1日に 20 本以上のにんじんをジュースにして

にんじんジュースを必ず 1 日に 1.5 ℓ飲んでいました。野菜が不足していると感じたときは、さらに別のジュースも追加して飲んでいました！ 1日3 回食事のときに 500㎖が基本です。市販の青汁やにんじんジュースも利用して、続けられるよう工夫しました。

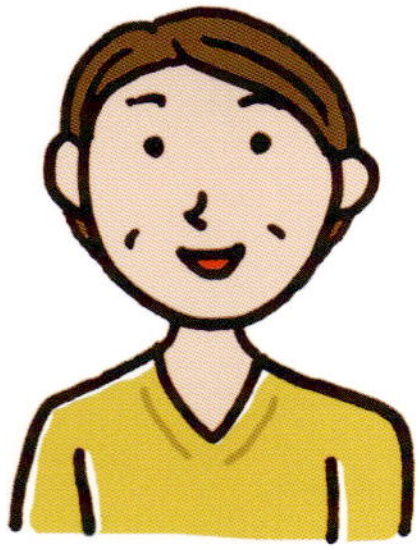

A さん（54 歳・女性）の場合

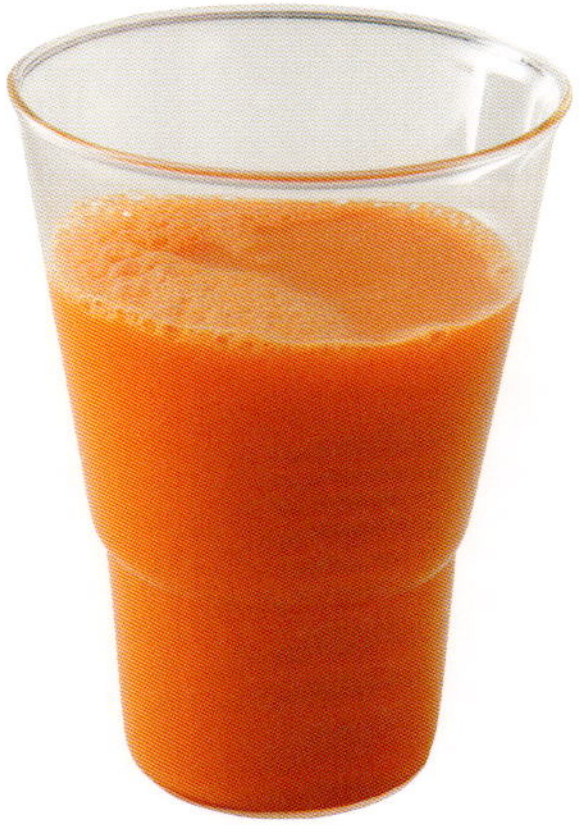

基本のにんじんジュース

材料（約 500㎖分）

にんじん……………5 本程度
りんご………………1/2 個
レモン……………1/2 ～ 1 個
＊材料の分量は目安です

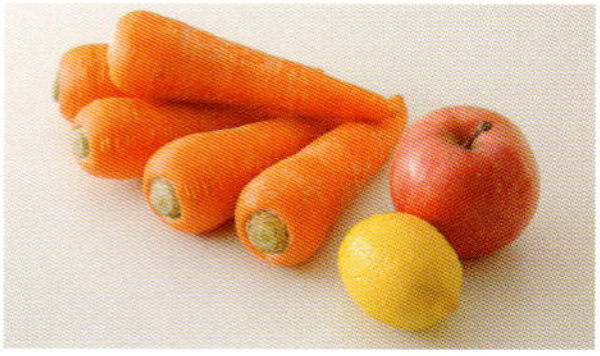

野菜や果物が足りなかったときに追加したジュース

❶フルーツジュース

材料（約 200㎖分）

グレープフルーツ……………1/2 個
キウイフルーツ……………1/2 個
レモン…………1/2 個

❷グリーンジュース

材料（約 200㎖分）

小松菜……………1 把
グレープフルーツ……………1/2 個
レモン…………1/2 個
はちみつ……大さじ 1

❸トマトジュース

材料（約 200㎖分）

トマト………2 ～ 3 個
レモン…………1/2 個

＊そのほか季節の柑橘類も活用

こんなことに困った&こうして工夫しました！

1回に飲む量

最初1回に500mℓのジュースは多くて飲めないと思ったので、300mℓずつ1日5回飲んでいたのですが、かえって手間がかかるので、最終的には食事のとき（1日3回）に500mℓ飲むスタイルで落ち着きました。

外出するとき

外出するときも、1日に飲むジュースの量は1.5ℓになるようがんばりました。市販のにんじんジュース（無塩・無添加）のほか、粉末青汁も活用しました。

にんじんの大量購入

無農薬のにんじんを1日約20本（1週間20kg）使います。無農薬のものは高価なので、続けるのに困りました。近くの自然食品店に相談して、形が悪いけれど割安なB級品を、1週間ごとに取り寄せてもらえたのでとても助かりました。

にんじんの皮は、最初は泥をきれいに洗うのが大変で皮をむいていたのですが、洗いにんじんを注文し、それを再度洗って汚れている部分だけ皮をむくようにすると負担がかなり減りました。

手術不可能だった直腸がんが消えた！家族の協力に感謝

私はステージⅣの直腸がんで手術は不可能と診断されました。済陽先生を紹介され、抗がん剤治療と食事療法を続けたところ、半年後にはがんが画像上消失、1年後には手術も可能になったのです。

最初は市販のにんじんジュースと減塩で始めたのですが、済陽先生から「徹底してやりなさい」というお言葉をいただき、減塩から無塩に、手作りジュースは毎日1.5ℓ以上飲むようにしました。

大量のにんじんを洗って皮をむくのは大変でしたが、夫とふたりで「馬並みだね！」と笑いながらむいたりと、どんなときにも楽しみを見つけて、ストレスにならないように心がけました。食事療法を大変、つらいと思ってしまうと、それがストレスになり悪影響となってしまいますから。

つくり置きスープや常備菜を活用し、器や彩りで見た目を楽しんだり、写真に撮って新しいメニューを考えたり、自分に負担にならない方法を工夫してきました。

安心・安全な食べ物を探しながらの買い物は、最初は大変でしたが慣れると食品表示をチェックするクセがつき、食に対する知識も身につきました。いまでは食事は自分の生き方や価値観につながると、つくづく感じています。

手術不能で「余命１年」と診断された膵臓がんが消えた

写真は昼のジュース

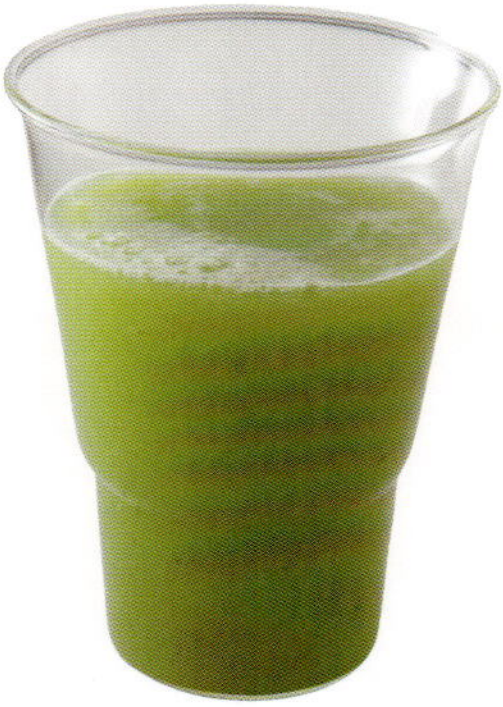

＊膵臓がんにはレモンがよいと聞き、最初の１年は１日２～３個、２年目からは１日５～６個に増やした

朝
- にんじん……約５本
- グレープフルーツ……１個
- レモン……２個

昼
- キャベツ……1/4個
- きゅうり……１本
- グレープフルーツ……１個
- レモン……２個

夕
- 青汁……200㎖
- ピーマン……約２個
- トマト……約１個
- グレープフルーツ……1/2個
- レモン……１個

＊分量は目安。野菜は季節によって異なる（キャベツは1日1回必ず入れる）

糖尿病を患っていたので、ジュースは食後に飲み、血糖値を上げやすい果物は避けるなど工夫しました。ジュースにレモンをたっぷりしぼり入れました。

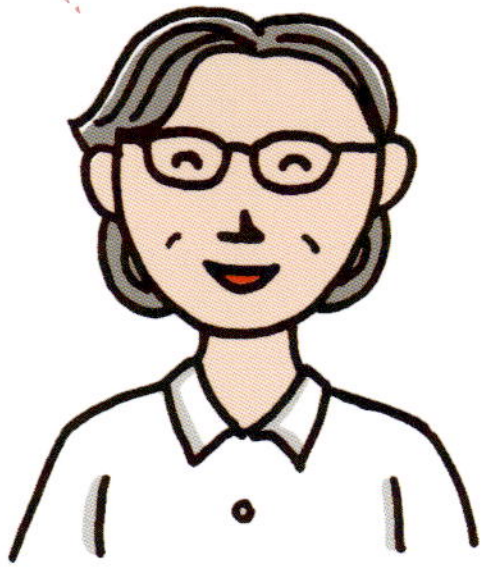

Bさん(74歳・女性)の場合

人間はそれほど食べなくても生きていけると実感

最初、肉をほとんどとらず、野菜中心の食事で大丈夫だろうかと心配でしたが、実際にやってみると胃にやさしく、娘が協力してくれたので、無理なく続けられる食生活でした。

人間は、それほどたくさん食べなくても生きていけるものだ、これまでが食べすぎていたと実感しました。

自宅でつくって食べるときには不自由はあまり感じなかったのですが、旅行に行くときや外出時に、ジュースをどうしよう、食事内容は大丈夫だろうか、玄米を出してもらえるだろうかと不安でした。外食ではメニュー選びを工夫することで、宿では事前に相談すれば対応してもらえると聞いていましたが、念のため玄米おにぎりを持参しました。

ジュースについては、粉末青汁や市販の果汁100％ジュース（無添加）を持参しました。旅先では、グレープフルーツやレモンはスクイーザーを持参して、部屋でしぼって飲んだりしました。意外となんとかなるものです。

のどが渇いたときにはジュースを飲んだ

国産レモン

- 外国産は防かび剤が心配だったので国産レモンを集めた
- 国産レモンが手に入らない時期は、冷凍しておいたレモンを活用した
- レモン以外の食材もできるだけ県内産の農産物を口にするようにした

市販ジュース

- 外出時は無添加で果汁100%の野菜ジュースを携帯して飲んだ
- 飲むヨーグルトに国内産のはちみつを加えて飲むこともあった
- 食事はできるだけ自宅でとるようにして、しぼりたてのジュースを飲むよう心がけた

Dさん(80歳・男性)の場合

基本のジュース(毎食前)

にんじん	大1本
りんご	小1個
レモン	1個

私はコーヒー農園を営んでいます。外での作業が多いので水分補給をこまめにしないといけません。水を飲みたくなったときには、果汁100%ジュース(無添加)を飲み、食事の前ににんじんジュースを必ず飲むようにしました。

いま元気で働いていられるのは、済陽先生のご指導と家族の協力があってこそです。余命2か月と宣告されたときには目の前が真っ暗になりました。ただ、捨てる神もあれば拾う神もある。私にとっては済陽式食事療法がそうでした。九死に一生を得たと思っています。

食事はもちろん、気持ちも大切

季節の果物・野菜

- 食事の前に季節の果物を必ず食べた
- ジュースはにんじんジュースを基本に、旬の野菜や果物を使った
- 旬の野菜や果物はおいしく、手に入れやすいので続けやすい
- ジュースや食事メニューは栄養士の資格を持つ姪が考えてつくってくれたので、とても助けられた

Eさん(63歳・男性)の場合

治療中は季節の野菜や果物を使ったジュースを飲んだ。現在はサラダや果物をたっぷりとっている

がんと診断されたときには本当にがっくりきました。手術ができず、抗がん剤と放射線の治療を受けることになったとき、わらにもすがる思いで済陽式食事療法を始めました。済陽先生の「どんな状態でも治る可能性がある」という言葉で〝必ずがんに勝つ〟という気持ちになりました。

ジュースでとりたい野菜　その1
キャベツ

選ぶときのポイント

- 巻きがゆるくふんわりしている（春キャベツ）
- 巻きがしっかりしてずっしり重い（冬キャベツ）
- 芯の切り口がみずみずしいもの

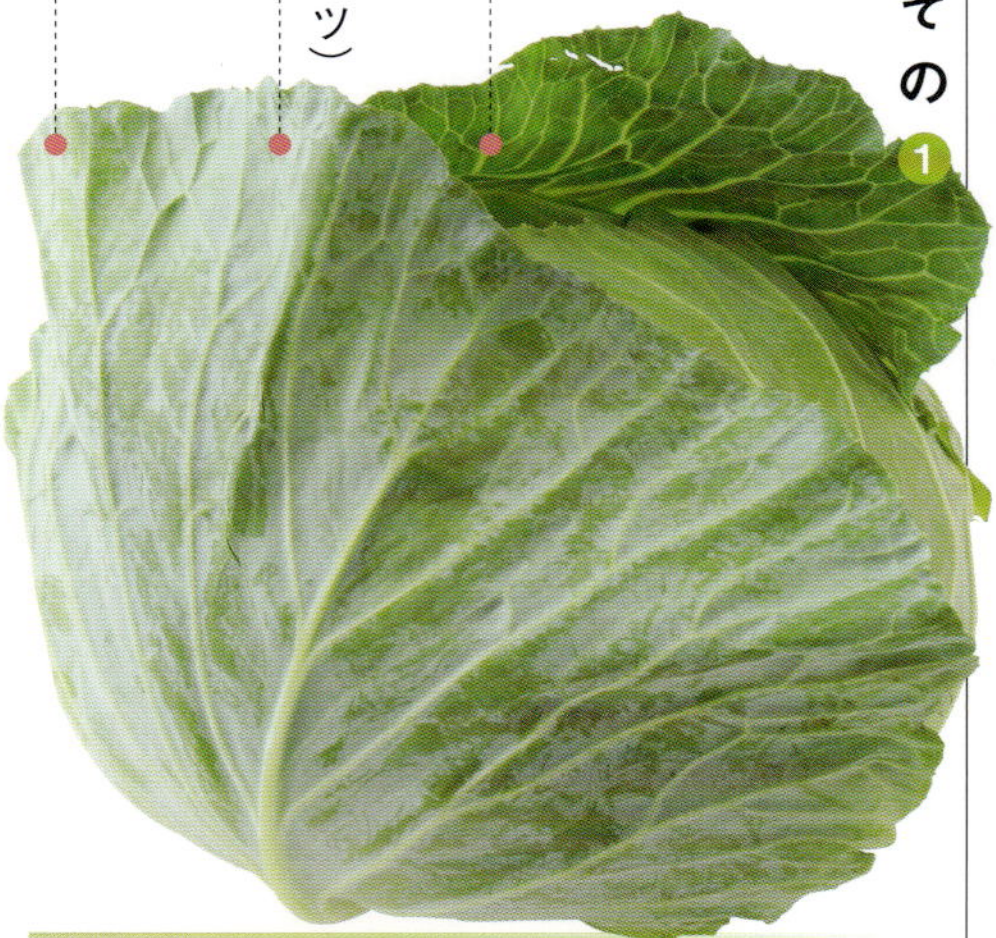

芯をくりぬいて濡らしたペーパータオルを詰め、ポリ袋に入れて冷蔵庫へ

ココがすごい!

- 発がん物質を抑制するイソチオシアネートを含む
- 免疫力を高めるビタミンCが豊富（１００ g中に41㎎）
- 胃粘膜を保護するビタミンUを含む

基本データ

旬は冬と春。産地を変えれば１年中入手可能
代表的な産地は千葉・神奈川・茨城は４～７月と10～３月、長野・群馬は７～10月、愛知は12～５月、岩手・北海道は８～10月

がんに効く栄養素

イソチオシアネート（180ページ）
ペルオキシダーゼ（185ページ）

発がん物質を抑制する成分を多く含んでいる

キャベツでもっとも注目されている成分は、イソチオシアネートです。イオウ化合物の一種で、タバコの煙に含まれている発がん物質を抑制する作用があるという報告があります。肺がん、肝臓がん、胃がん、大腸がんなどに有効と言われています。

また、辛味成分であるペルオキシダーゼには、ニトロソアミンという発がん物質を抑制する作用があることもわかっています。ニトロソアミンはハムやソーセージに含まれている亜硝酸（食品添加物）と、肉や魚のたんぱく質に含まれるアミンが結びついて発生する発がん物質です。

このように、キャベツには発がん抑制物質が多く含まれているため、アメリカ国立がん研究所が発表した「デザイナーフーズ・ピラミッド」(179ページ参照)では、もっとも抗がん作用の強いグループに分類されています。

胃粘膜を保護し腸内環境をよくする

キャベツに含まれているビタミンU(キャベジン)には、胃腸の粘膜を保護する働きがあります。ヨーロッパにはキャベツのしぼり汁を胃腸の薬として飲む習慣があるくらいで、胃・十二指腸潰瘍の予防や改善に役立ちます。

食物繊維も豊富に含まれているので、腸内環境をよくして大腸がんの予防にも役立ちます。

ジュースでとりたい野菜ベスト5／キャベツ

ジュースにするときのポイント

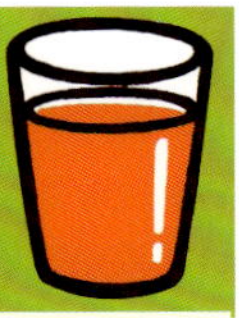

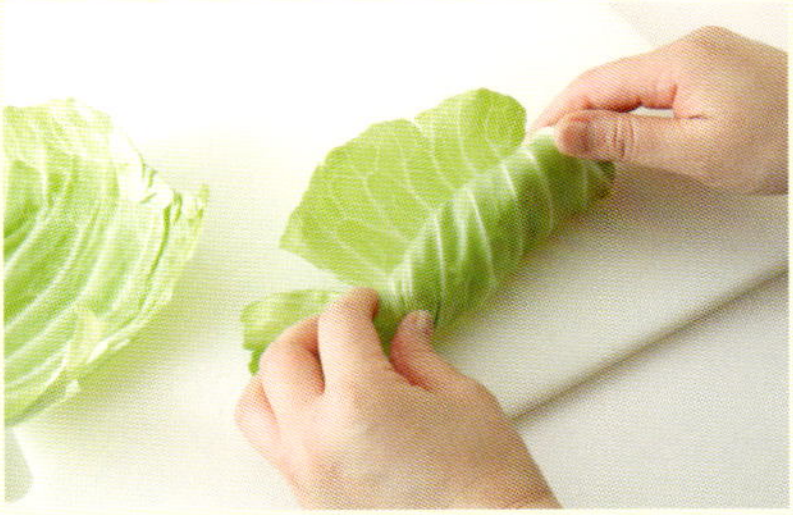

芯も捨てずにそのまま使う

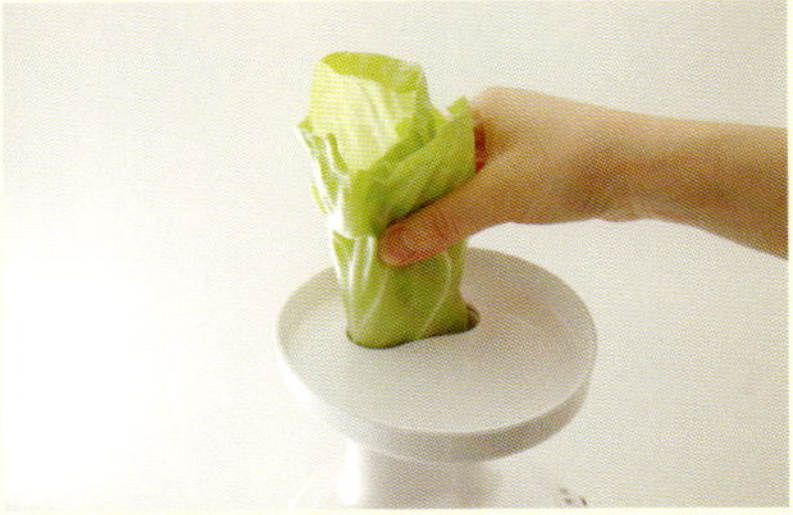

くるくると巻くと投入口に入れやすい

ビタミンCを効率よくとるにはジュースで

キャベツには免疫力を高めるビタミンCも多く含まれています。ただ、ビタミンCはこまかく切ったり、流水で洗ったり、加熱調理をしたりすると失われてしまうので、葉をそのままジューサーにかけてジュースにすると、栄養素を効率よくとることができます。

農薬に関してはそれほど神経質にならなくてもよい。外葉を1～2枚捨て、栄養素が失われないように、小さく切らず大きなまま流水で洗う。

レシピはコチラ!

46ページ
58ページ
99ページ
112ページ

ジュースはもちろんだが、スープや常備菜にも活用できる

ジュースでとりたい野菜 その2

にんじん

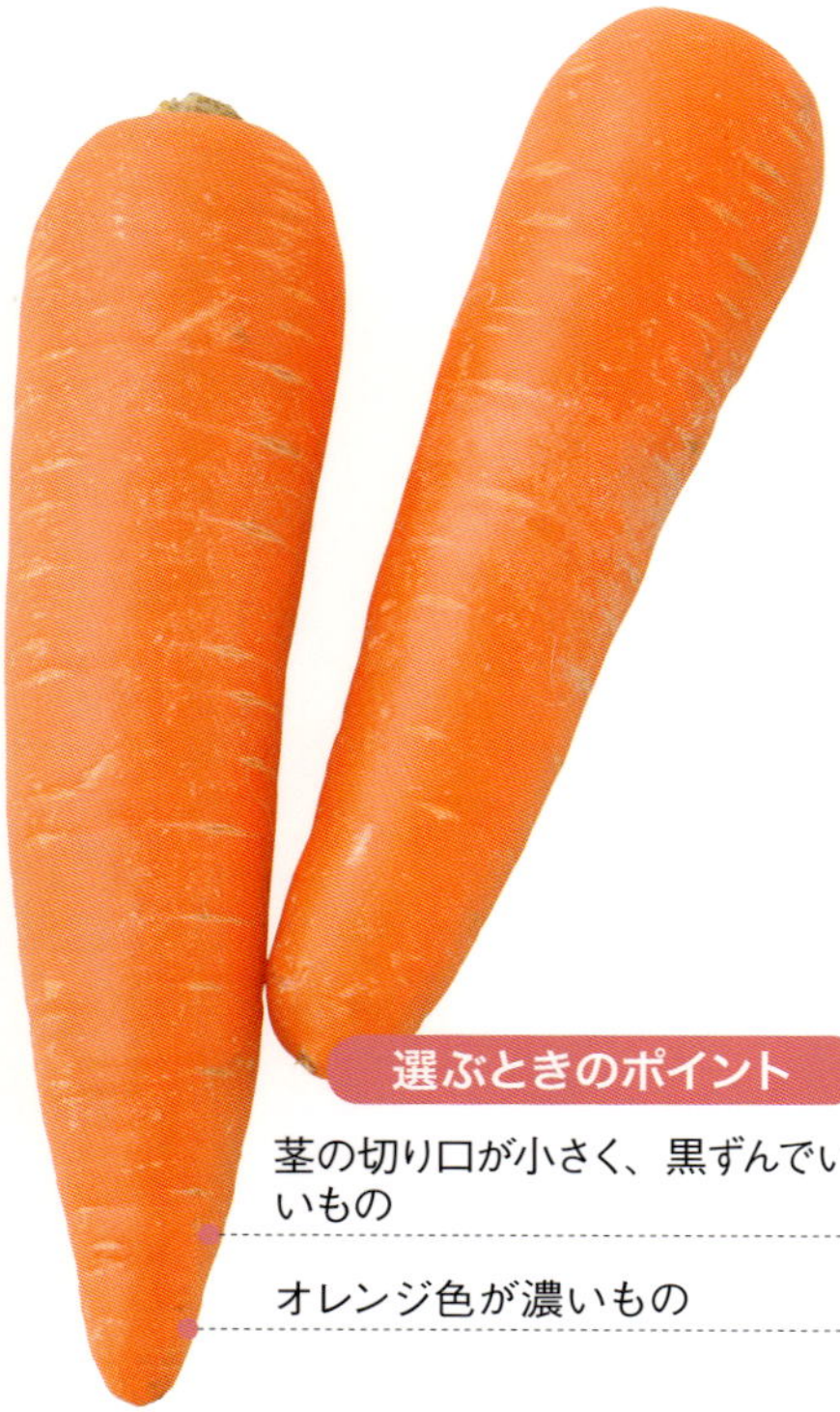

ココがすごい!

- 免疫力を高めるβカロテンが豊富（100g中に7700㎍）
- 抗がん作用を示す研究結果がある

基本データ

旬は4～7月（春にんじん）と11～3月（冬にんじん）。産地を変えれば1年中
代表的な産地は千葉は6～7月と11～3月、埼玉･茨城は11～2月、徳島は4～5月、愛知は12～3月、青森は7～8月、北海道は8～11月

がんに効く栄養素

βカロテン（184ページ）

選ぶときのポイント

茎の切り口が小さく、黒ずんでいないもの

オレンジ色が濃いもの

ポリ袋に入れて冷蔵庫へ。
冬は常温保存でもOK

病気と関係する血液中のカロテン濃度

にんじんががん予防に効果を発揮することは、がんの食事療法として世界的に有名なゲルソン療法（65ページ参照）の例をとっても明らかです。

健康な人の血液中のカロテン濃度は71％、胃がんの人は66％と、がんの患者さんでカロテン濃度が低下していることがわかっています。胃がん以外にも、慢性肝炎、肝硬変、肝臓がんなどが進行するとカロテン濃度が低下していくという報告もあります。

四国がんセンターで慢性の肝臓病の患者にβカロテンの内服をすすめたところ、血液中のカロテン濃度が上昇し、71％になったときには肝臓がんの腫瘍マーカー（αフェトプロテイン）の数値が低下したそうです。

にんじんにはβカロテン以外にもαカロテンが含まれていて、がん予防の強い味方と呼ばれています。毎日にんじんジュースを飲んでいる人は、飲んでいない人に比べてがんの発生率が低いという報告を聞くくらいですから、その効果は疑うまでもありません。

色の濃いものほど　カロテン含有量が高い

カロテンはにんじんのオレンジ色の色素成分です。色が濃いものほどカロテンが多く含まれています。カロテンには免疫力を高め、強い抗酸化作用でがんを抑制する作用があります。

ジュースにするときのポイント

有機栽培・自然農法のにんじんを選ぼう

にんじんの有効な成分は皮に多く含まれています。農薬や化学肥料が使用されているものは、皮をむいたほうがいいですが、有機栽培や自然農法であれば皮ごと使うとより効果が高くなります。大量に使う場合は産地から直接取り寄せましょう。

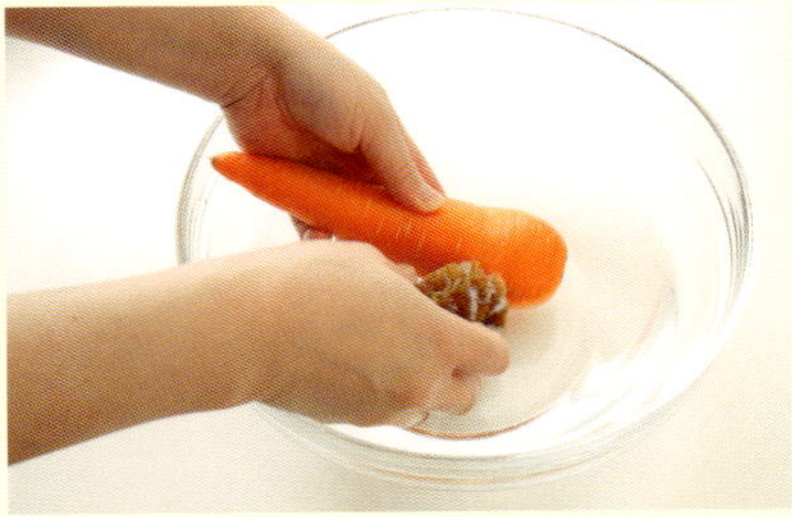

泥はタワシでしっかりこすり洗いして落とす

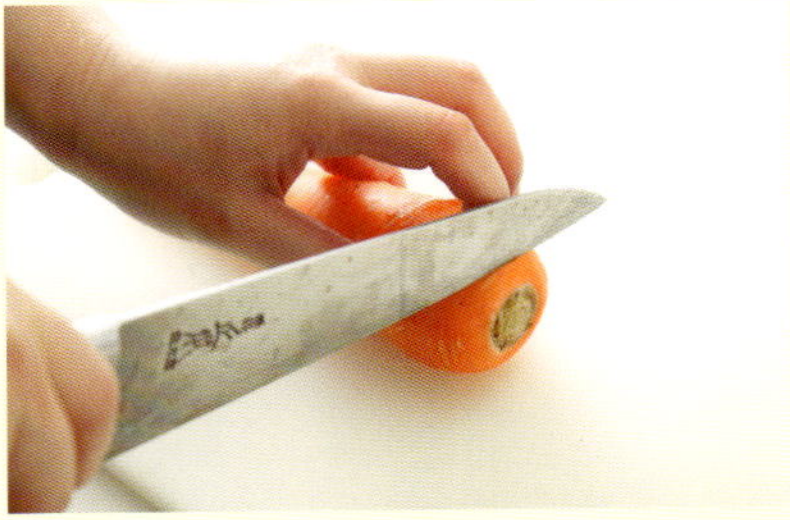

根元を切って、投入口の大きさに合わせて切る

にんじんだけでジュースを500㎖つくるには大きさにもよるが、5～8本必要。大量のにんじんを必要とする場合には1週間単位で箱ごと購入すると手間が省ける

レシピはコチラ！

44,46,47ページ
62～64ページ
108～109ページ
112,115ページ

ジュースやスープはもちろん、常備菜やドレッシング、野菜スティックにしてもOK

ジュースでとりたい野菜 その3

ブロッコリー

選ぶときのポイント

- 花蕾《からい》が小さくぎゅっとしまったもの
- 緑色が濃いもの
- 茎の切り口がみずみずしいもの

ココがすごい!

- **抗がん作用のあるスルフォラファンを含む**
- **免疫力を高めるビタミンCが豊富(100g中に120㎎)**

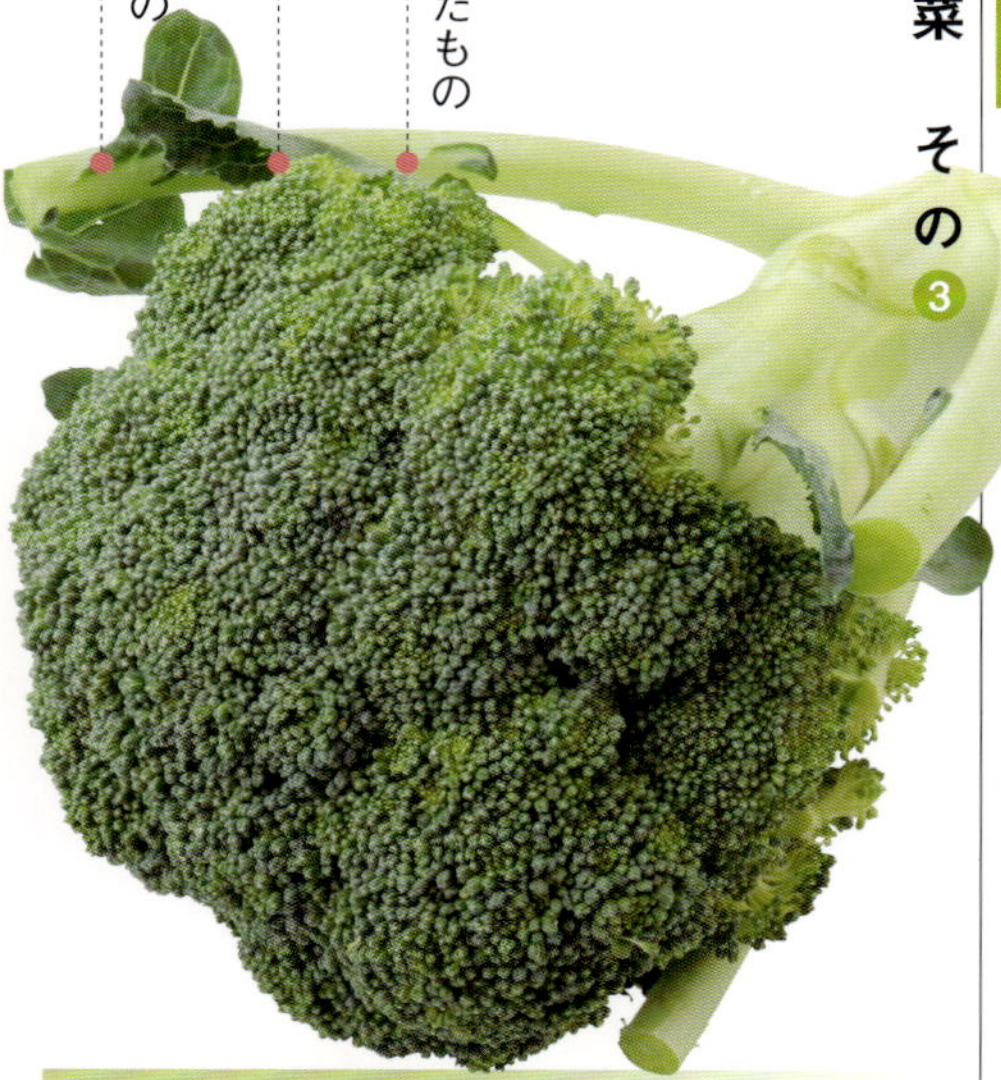

ポリ袋に入れて冷蔵庫へ。
4～5日は日持ちする

基本データ

旬は12～3月
代表的な産地は埼玉、愛知、群馬ほか全国各地
未熟なもののほうがスルフォラファンを多く含む。花蕾が開いていないものを選ぶ

がんに効く栄養素

スルフォラファン(182ページ)
ビタミンC(183ページ)

がんはもちろん老化予防作用もある

ブロッコリーに含まれているスルフォラファンには、強い抗酸化作用があり、がんや老化の原因である活性酸素を消去します。

アメリカのジョンズ・ホプキンス大学のポール・タラレー教授が、スルフォラファンに発がん物質を無毒化する酵素を活性化し、がん予防効果があることを発見しました。

そのほかにも、肝臓の解毒機能を助けたり、細胞分裂を活性化して新陳代謝を促したり、胃がんの原因のひとつとされるピロリ菌を抑制したりするなど、さまざまな健康効果があることが知られています。

芽の部分に多く含まれるスプラウトもおすすめ

スルフォラファンは、芽の部分に多く含まれていることがわかっています。ブロッコリーの新芽（スプラウト）には、成熟したブロッコリーの10倍以上のスルフォラファンが含まれているものもあるので、スプラウトをジュースに加えたり、そのままサラダにして食べるのもおすすめです。

スルフォラファンは細胞を切ったりすりつぶしたときにできるので、ジューサーにかけると効率よくとることができます。

また、加熱しても失われにくいので、スープにしたり温野菜にして加熱調理したりしても、がん予防効果が期待できます。

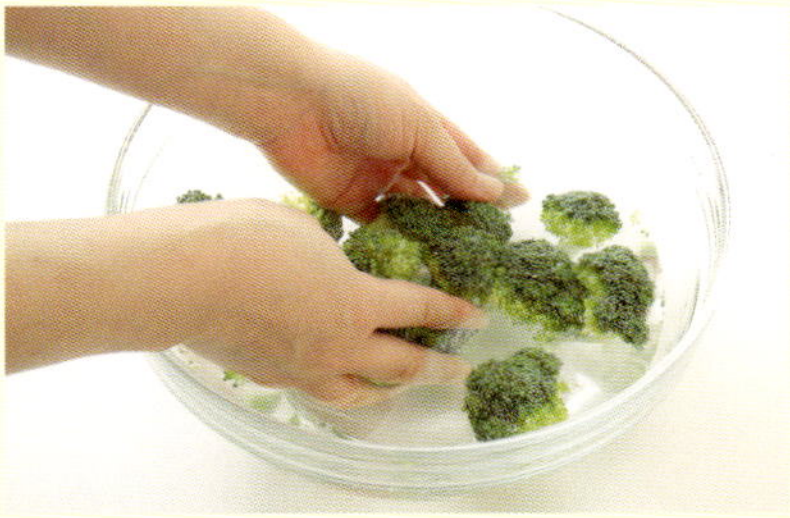

小房に切って水にひたし、もむようにして洗う

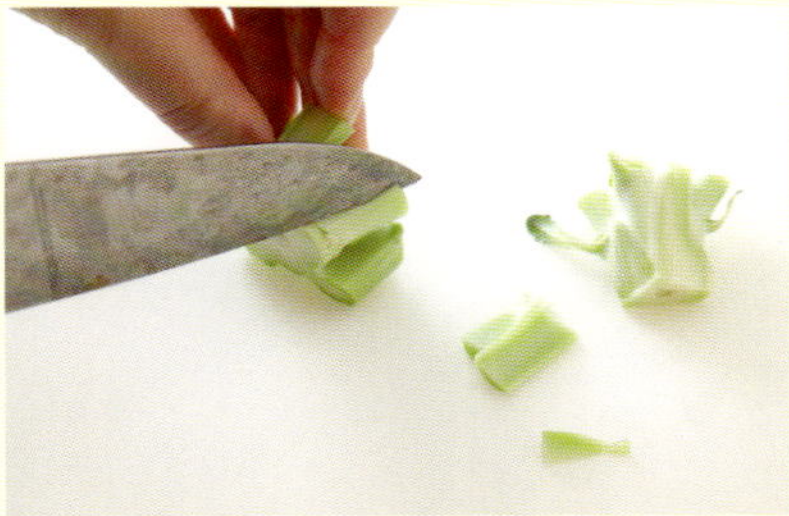

茎はかたい部分を切り落とす

ジュースにするときのポイント

花蕾はよく洗い、茎まで残さず使い切ろう

ブロッコリーの花蕾《からい》は目が詰まっているので、流水で洗うだけでは汚れがきれいにとれません。水にひたし、もむようにして洗いましょう。

ブロッコリーは茎の部分にも栄養素が含まれています。甘みがあり食べやすいので、茎も捨てずに活用しましょう。

冷蔵庫で4～5日程度とあまり日持ちしない。それ以上保存する場合は小房に分け、生のまま冷凍しておくとよい。そのままジュースやスープに使える

レシピはコチラ！

61ページ
104ページ

生でも味にクセがないのでジュース向き。ほかの野菜との相性もよい

ジュースでとりたい野菜 その4 トマト

選ぶときのポイント

- 赤味が強いもの
- ヘタがピンとしている
- 皮にハリがある
- ずっしりと重い

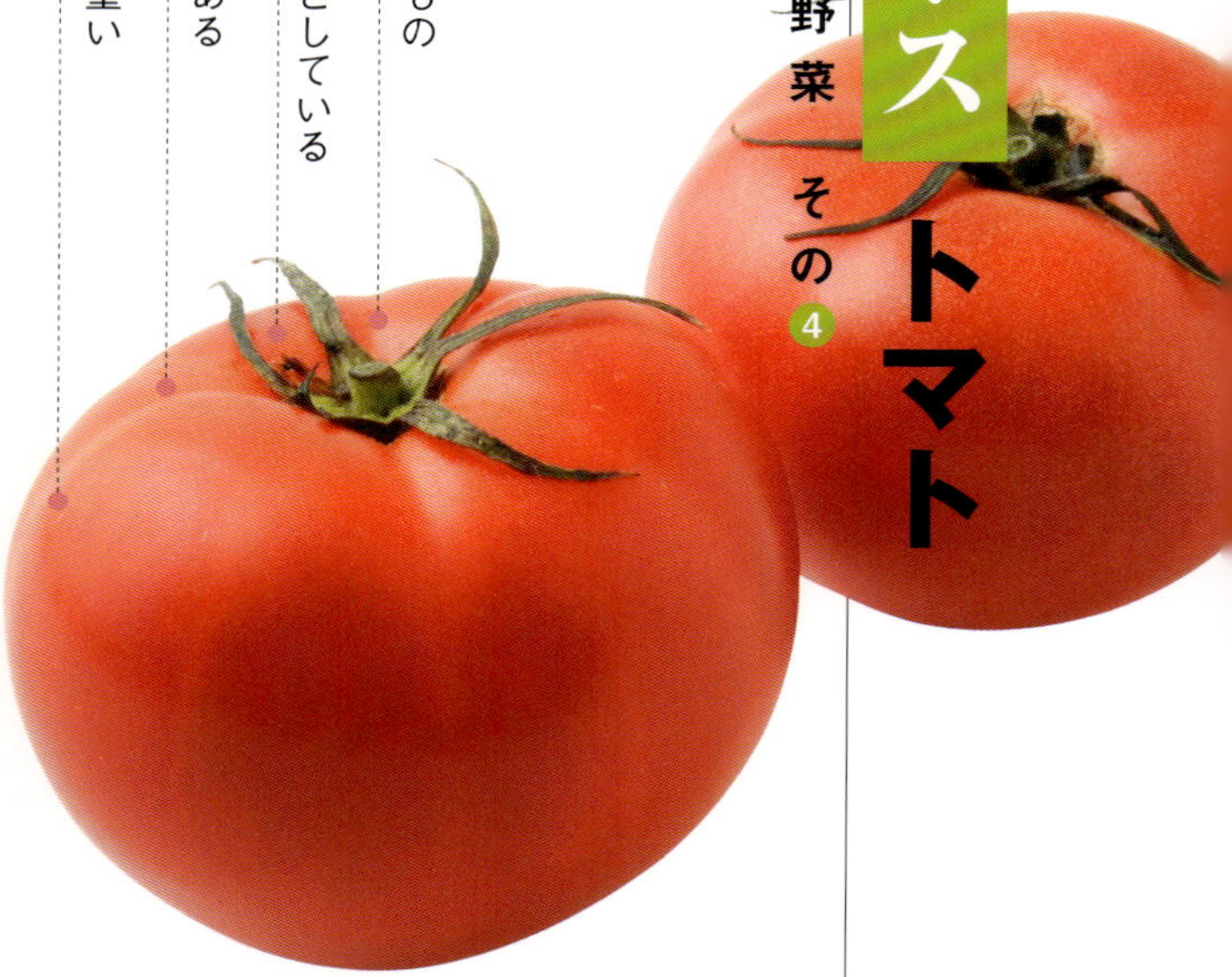

完熟はポリ袋に入れて冷蔵庫で２〜３日、新鮮なものは常温で１週間程度もつ

ココがすごい！

- トマトをたくさん食べる地域はがんの発症率が低い
- 抗酸化作用が強い成分を多く含む
- 加熱しても栄養素が失われにくい

基本データ

旬は５〜10月。産地を変えれば１年中

代表的な産地は、千葉・茨城は５〜７月と９〜10月、栃木は４〜６月、熊本は12〜３月と10〜11月、岐阜は８〜９月、岩手・青森・北海道は７〜９月

がんに効く栄養素

リコピン（185ページ）

ルテイン（185ページ）

トマトが赤くなると医者が青くなる

トマトを食べると病気になりにくいということは、昔からよく言われていました。最近の研究結果で、トマトの健康効果が次々と証明されています。

がんに関しては、「トマトを食べる量が多いイタリアで、ほかの地域に比べて口腔がん、食道がん、胃がん、大腸がんを発症する確率が60％低い」、「ハワイではトマトの摂取量が多い人は胃がんになる率が少ない」「ノルウェーでは肺がん、ハーバード大学では前立腺がんが少ない」と、さまざまな研究で結果が出ています。

トマトには抗酸化作用が非常に強いリコピンとルテインが豊富に

含まれていますが、どちらも水に溶けにくく、腸での吸収率が低いのが難点です。ジュースにしたり煮込んだりしたほうが、効率よく吸収できます。

加熱しても壊れないリコピン

リコピンは熱に強く、加熱調理しても栄養素が失われにくいとされています。抗酸化活性も加熱したほうが強くなるという報告があります。リコピンの吸収だけを考えると、生のトマトよりも市販のトマトジュースや水煮の缶詰のほうが吸収率がいいので、これらも活用するといいでしょう。市販のトマトジュースには塩分が添加されているものがあるので、食塩無添加のものを選びましょう。

ジュースにするときのポイント

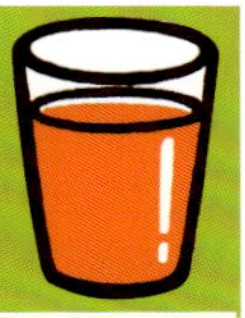

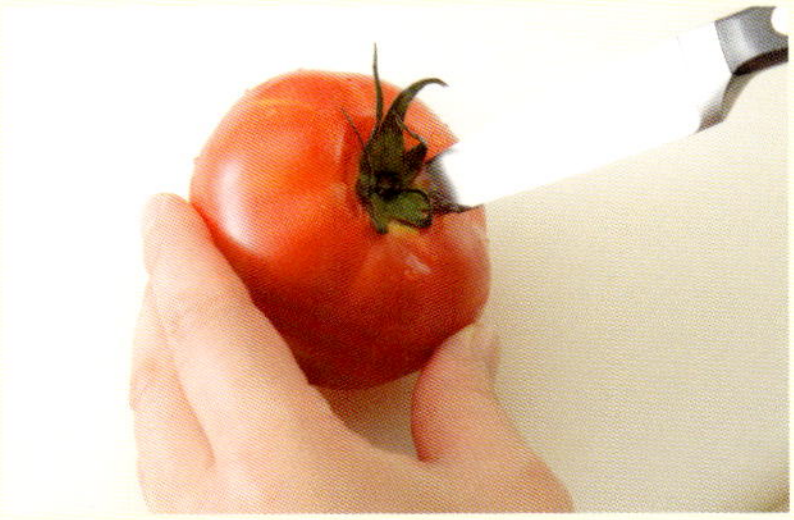

ヘタをくりぬいて適当な大きさに切る。ジューサーの種類によっては利用できないこともある

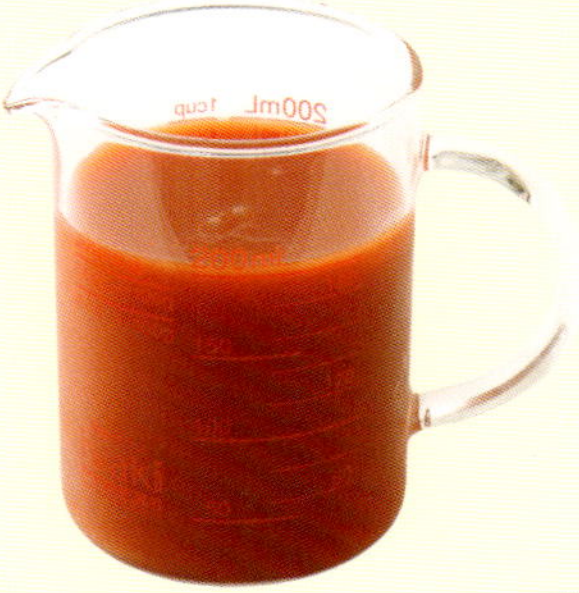

忙しいときや外出時にはトマトジュースを活用してもOK。塩分無添加のものを選ぶこと

市販のトマトジュースは、ジュースの材料にするのはもちろん、煮込み料理にもおすすめ。そのまま飲んでもOK

水煮缶詰やトマトジュースも活用

缶詰やジュースには完熟したトマトを使っているので、生のトマトよりもリコピンが多く含まれています。済陽式食事療法では、基本的に加工しない食べ物をすすめていますが、時間がないときには、市販のトマトジュースにレモン果汁をしぼって飲んでもOKです。

抗がん作用が強いトマトジュースや水煮の缶詰はジュースやスープの材料として活用でき、便利。

レシピはコチラ!
44ページ
75ページ
100ページ

ジュースでとりたい野菜 その5

小松菜

ココがすごい!

- ヒトやマウスで抗がん作用が確認された成分を含む
- 肝機能を助けて解毒力を高める
- 免疫力を高めるβカロテンを多く含む(100g中に3100μg)

基本データ

1年中出回っているが、旬の時期は甘みが出る
旬は1～2月
全国的に生産されているが東京での生産量が全国2位

がんに効く栄養素

グルコシノレート(181ページ)
グルタチオン(182ページ)
βカロテン(184ページ)

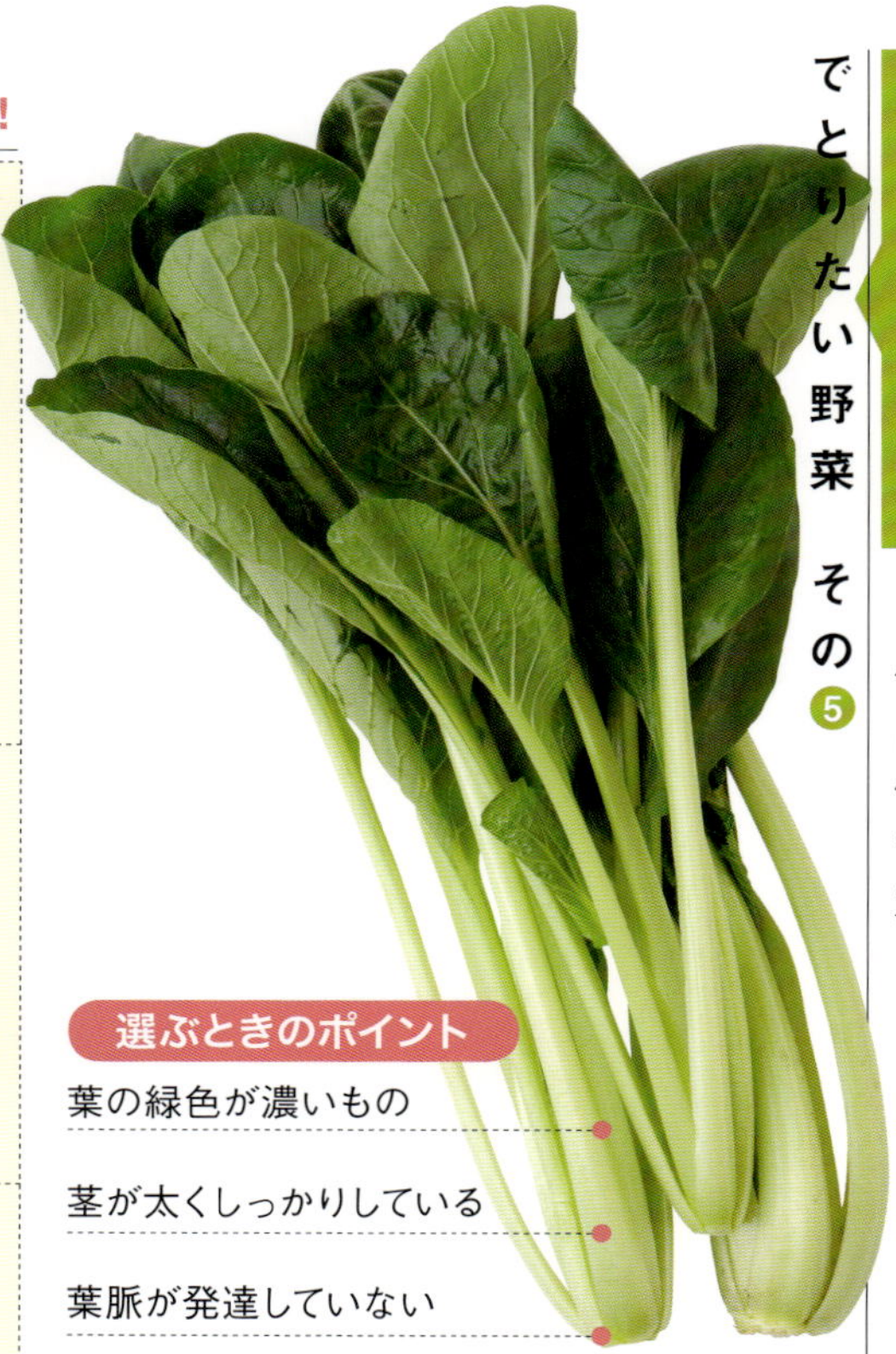

選ぶときのポイント

葉の緑色が濃いもの
茎が太くしっかりしている
葉脈が発達していない

濡らしたキッチンペーパーで包み、ポリ袋に入れて冷蔵庫へ。2～3日程度もつ

抗がん作用のある成分がふたつも含まれている

小松菜に含まれる栄養素で特筆すべきものは、グルコシノレートとグルタチオンです。

グルコシノレートは動物実験でがんの発症を抑制する作用があることが確認されています。また、肝機能を助けて解毒力を高め、有害物質の排泄を促します。

グルタチオンは強力な抗酸化作用があり、活性酸素の酸化から細胞を守るので、がん予防効果が期待されています。有害物質の解毒を促す作用もあります。アメリカではその効果が認められ、生理食塩水にグルタチオンを溶解して点滴するグルタチオン点滴療法は、パーキンソン病の最新治療として

注目を浴びています。

　ドイツでのヒトの臨床試験で、肝臓がんの患者さんがグルタチオンの摂取によりがんの改善を示したという報告があります。

アクがほとんどないのでジュースに適している

　もうひとつ小松菜のいいところは、アクがほとんどないことです。一般的にファイトケミカルは野菜の苦味やえぐみ成分なので、抗酸化作用の強いファイトケミカルを多く含む野菜はクセがあってジュースに向かないという難点がありますが、小松菜はそれをクリアしています。ほかの野菜や果物との相性もいいので、ジュースの材料におすすめです。

ジュースにするときのポイント

根元の泥はしっかり落とそう

　茎の根元には泥がついているものです。お浸しなどにするときは下ゆでするので、それほど気にする必要はありませんが、ジュースにするときは泥をしっかり落とすようにしましょう。確実に落とすには根元を切り落として、こすり洗いするとよいでしょう。

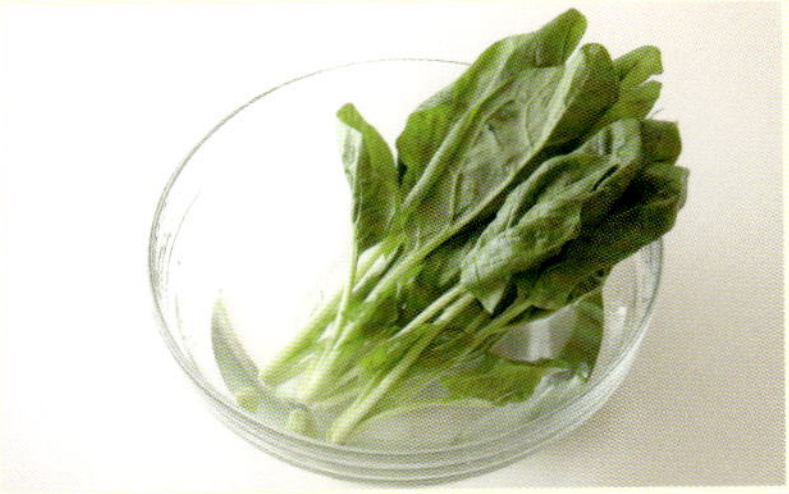

根元を一晩水につけておくと泥が落ちやすい

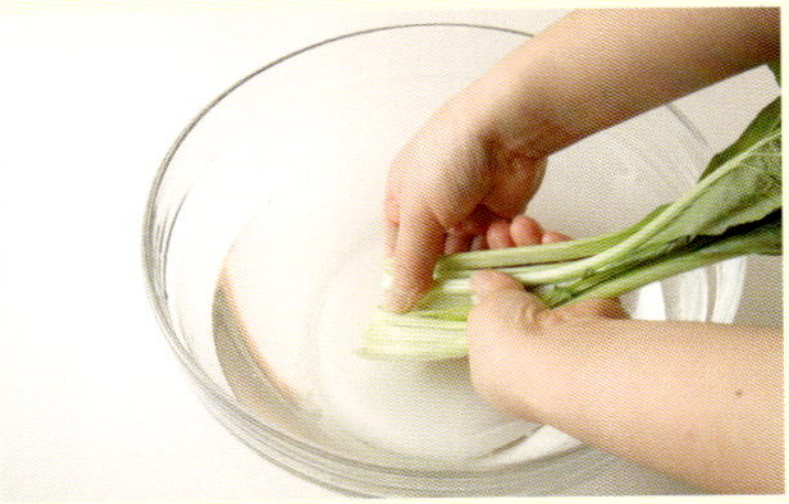

根元を切って泥をこすり洗いするとしっかり落ちる

レシピはコチラ！

58ページ
61ページ
105ページ
111ページ

ジュースはもちろん、スープ、常備菜とフル活躍。霜が降りる時期に甘味が強くなる

がん予防に効くカリウムも豊富。がんには関係ないが、骨を丈夫にするカルシウムも多く含んでいる

がんに勝つ〝グリーンジュース〟

季節の葉野菜を使って組み合わせは自由自在

葉野菜やブロッコリー、ピーマンなど緑黄色野菜を中心にしたグリーンジュースは、がん治療中におすすめのジュースの代表です。

緑黄色野菜にはβカロテンやビタミンC、ファイトケミカルが豊富に含まれているものが多く、免疫力を高めてくれます。

野菜に含まれる栄養素は、旬の季節を迎える頃がもっとも多くなるとされています。旬の野菜をうまく使ってアレンジしましょう。

りんごとレモンを加えると、よりおいしくなります。

基本のグリーンジュース

例えばこんな野菜を使って！

材料（約500mℓ分）

キャベツ……200g
小松菜……100g
セロリ……1本
にんじん……1本（約150g）
りんご……1個
ピーマン……1個
レモン……1個
はちみつ……大さじ1
＊輸入レモンは一晩水にひたしてタワシでゴシゴシ洗う

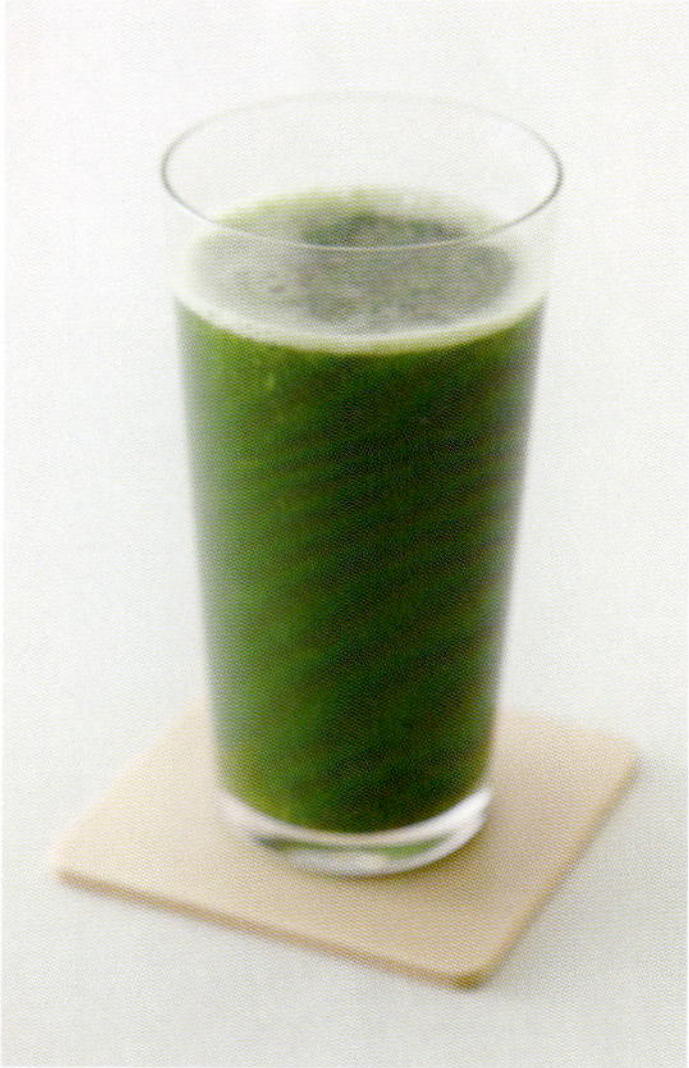

作り方

❶野菜と果物はよく洗って、種や芯などを取り除く。有機栽培・自然栽培のものは皮ごと使う。セロリは葉も使う。りんごは一晩水にひたし、タワシでゴシゴシと洗い、皮ごと使う。
❷レモン以外の①をジューサーの投入口の大きさにあわせて切る。レモンは半分に切りスクイーザーで果汁をしぼる。
❸レモン以外の材料をジューサーでしぼり、レモン果汁とはちみつを入れて混ぜる。

おいしいグリーンジュースをつくるポイント　下準備

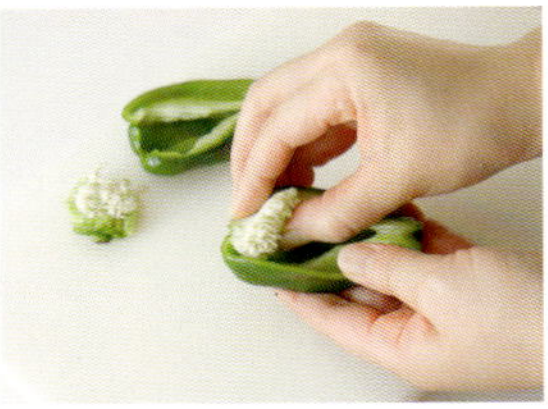

ピーマンのヘタなど不要なものは取り除く

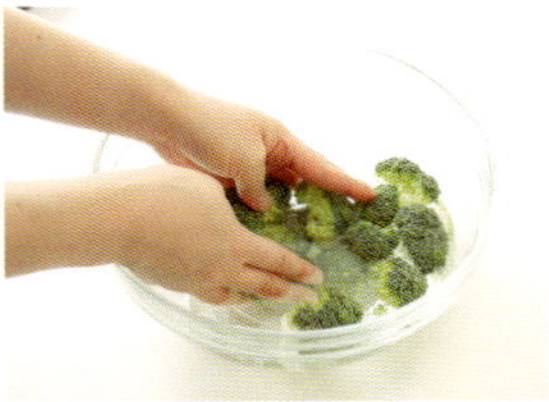

ブロッコリーは小房に分け、1時間程度水にひたして汚れを落とす

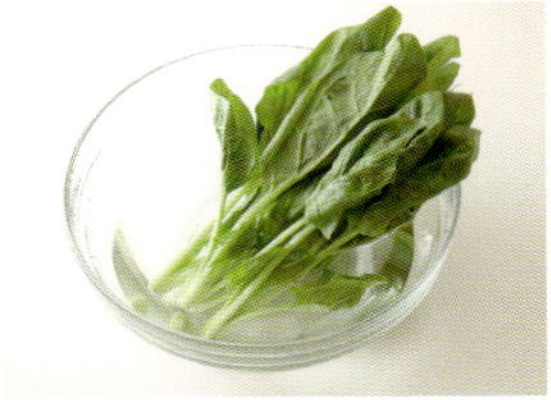

葉野菜は根元についている泥をしっかり落とす

材料を選ぶときのポイント

旬の野菜を使うと安くておいしい

60ページの「旬の野菜一覧」参照

生で食べておいしいもの

例えば　好みは人によって異なる。食べてみておいしいと感じるものならOK

加熱したほうがいいものは避ける

例えば　いも類、かぼちゃ、きのこ、海藻など（スープでとろう）

苦味やえぐみの少ない野菜がよい

例えば　キャベツ、ブロッコリー、カリフラワー、小松菜など

緑色の濃いものを選ぶ

例えば　緑色の濃い品種はもちろん、同じ小松菜でも色の薄いものより濃いものを選んだほうがよい

クセのある野菜は飲みにくい

例えば　あしたば、にら、玉ねぎ、苦瓜など（スープでとろう）

苦味が強いときは

りんごとの相性抜群

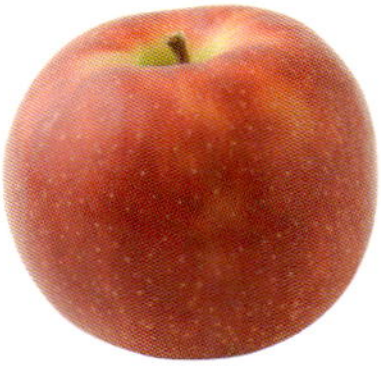

りんごに含まれるリンゴペクチンは、腸内環境を整えて免疫力を高める。ジュースに加えるとおいしく、飲みやすくなる

栄養素の損失を防ぐ

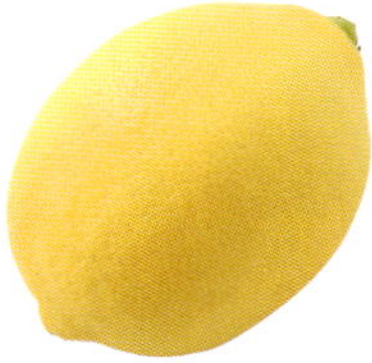

レモンの酸味と風味はジュースのあと口をさっぱりさせて、ジュースをおいしくする。防かび剤の心配があるので、できれば国産のものを使う

おいしさアップに

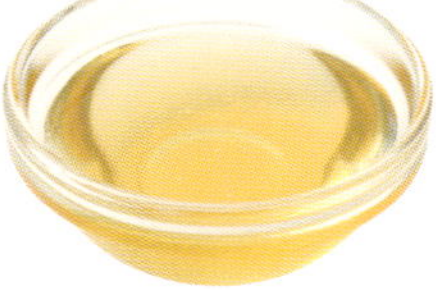

グリーンジュースはどうしても甘味が足りないことがある。そんなときには、はちみつを加えれば飲みやすくなる

■ジュースにおすすめの旬の野菜一覧

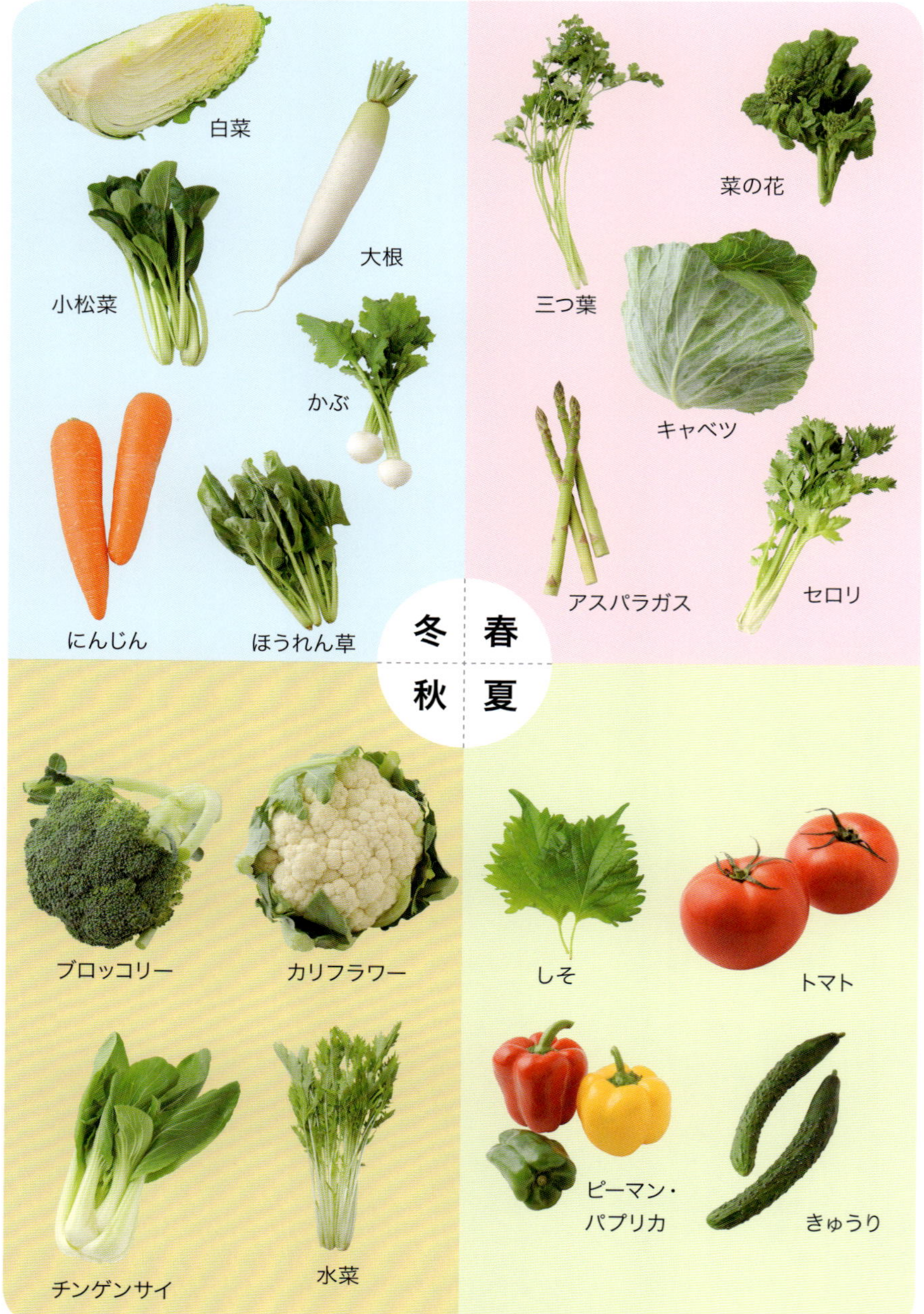
冬
春
秋
夏
白菜
大根
小松菜
かぶ
にんじん
ほうれん草
三つ葉
菜の花
キャベツ
アスパラガス
セロリ
ブロッコリー
カリフラワー
チンゲンサイ
水菜
しそ
トマト
ピーマン・
パプリカ
きゅうり

例えばこんな組みあわせで!

アレンジレシピ① モロヘイヤとセロリのジュース

【材料（約500mℓ分）】

モロヘイヤ	1/2束
セロリ	1本
なし	1個
レモン	1個

＊輸入レモンは一晩水にひたしてタワシでゴシゴシ洗う。国産レモンもよく洗う。

作り方

❶モロヘイヤは葉をつむ。なしは一晩水につけたあと、タワシでゴシゴシ洗い、皮ごと使う。

❷セロリ、なしはジューサーの投入口の大きさにあわせて切り、レモンはスクイーザーで果汁をしぼる。

❸レモン以外の材料をジューサーでしぼり、レモン果汁を入れて混ぜる。

＊モロヘイヤとなしを交互に入れるとしぼりやすくなる。セロリは葉も加える。

アレンジレシピ② 小松菜と春菊のジュース

【材料（約500mℓ分）】

小松菜	100g
春菊	100g
りんご	1個
レモン	1個

作り方

❶小松菜は根を切り落とし、長さを2～3等分にする。春菊は葉をつみ、長いものは投入口に入れやすいように巻きつけておく。

❷りんごは一晩水につけたあと、タワシでゴシゴシ洗い、皮ごと投入口の大きさにあわせて切る。レモンはスクイーザーで果汁をしぼる。

❸レモン以外の材料をジューサーでしぼり、レモン果汁を入れて混ぜる。

アレンジレシピ③ 小松菜とブロッコリーのジュース

【材料（約500mℓ分）】

小松菜	100g
ブロッコリー	1/2株
りんご	1個
レモン	1個分

作り方

❶小松菜は根を切り落とし、長さを2～3等分にする。ブロッコリーは小房に分けて茎のかたい部分を切り落とし、投入口の大きさにあわせて切る。

❷りんごは一晩水につけたあと、タワシでゴシゴシ洗い、皮ごと投入口の大きさにあわせて切る。レモンはスクイーザーで果汁をしぼる。

❸レモン以外の材料をジューサーでしぼり、レモン果汁を入れて混ぜる。

がんに勝つ"にんじんジュース"

がんの食事療法と言えば にんじんジュース

患者さんに人気があるのは、やはりにんじんジュースです。やはり「ゲルソン療法」(65ページ参照)という、世界的に有名ながんの食事療法の影響でしょう。日本でも、ゲルソン療法をアレンジして、肝転移した大腸がんを克服した星野仁彦医師(福島学院大学大学院教授)がよく知られています。

実際、にんじんの抗がん作用についての研究結果はいくつも発表されていて、がん予防ににんじんが効くことは、科学的にもある程度の信憑性があります。

基本のにんじんジュース

例えばこんな野菜を使って！

材料（約500㎖分）

にんじん‥ 3本（約400g）
りんご‥‥大1個（約250g）
レモン‥‥‥‥‥‥‥‥‥‥‥‥‥ 2個
（果汁大さじ4杯程度）

＊レモン果汁は大きさによって分量が異なる
＊輸入レモンは一晩水にひたしてタワシでゴシゴシ洗う

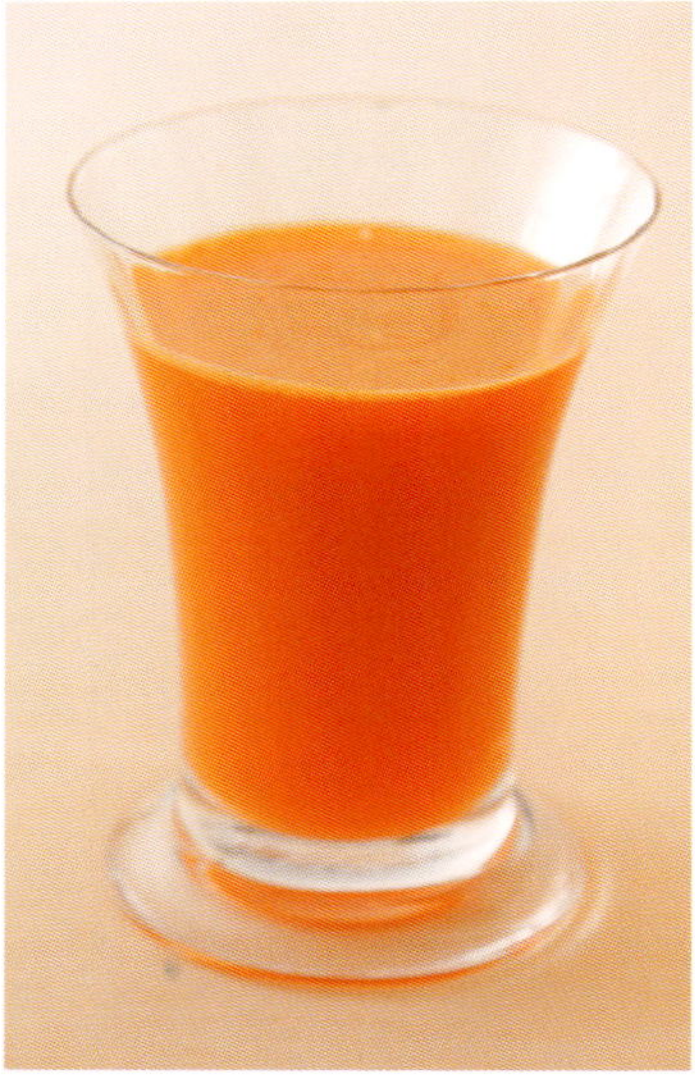

作り方

❶にんじんはよく洗って、ヘタを取り除く。有機栽培・自然栽培のものは皮ごと使う。りんごは一晩水にひたしたあと、タワシでゴシゴシと洗う。

❷①をジューサーの投入口の大きさにあわせて切る。レモンはよく洗って半分に切りスクイーザーで果汁をしぼる。

❸レモン以外の材料をジューサーでしぼり、レモン果汁を入れて混ぜる。

おいしいにんじんジュースをつくるポイント　下準備

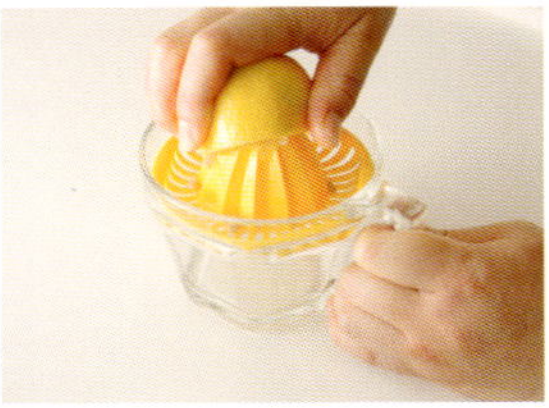

にんじんに含まれるアスコルビン酸が、ビタミンCを壊すという説があるが、これは誤りで特に問題ない。レモン果汁を加えると酸化予防に役立つだけでなく、抗酸化作用も高まる

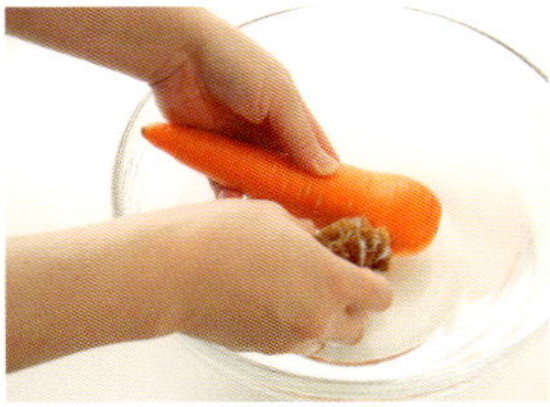

にんじんは皮ごと使ったほうがよい。タワシでゴシゴシ洗って泥を洗い流す。めんどうな場合や有機野菜が手に入らない場合は皮をむいて使う

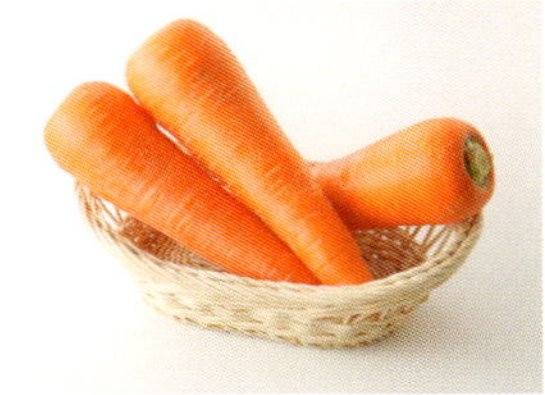

冷蔵庫で保存していた野菜でジュースをつくると、おなかをこわしてしまうことも。冷え症の人や胃腸が弱い人は、あらかじめ冷蔵庫から出して常温のものを使おう

にんじんジュースのポイント

にんじんと相性のいい食べ物

例えば りんご、なし、ももなど甘味のあるもの。セロリやキャベツもおすすめ

にんじんと相性のいい食べ物

例えば レモン、グレープフルーツやオレンジなど柑橘類

甘味が足りないときには

例えば はつみつを加えると飲みやすい

市販のジュース

例えば 有機にんじん原料で添加物の入っていない市販のにんじんジュースを活用してもOK

にんじんはこんな食べ方もOK

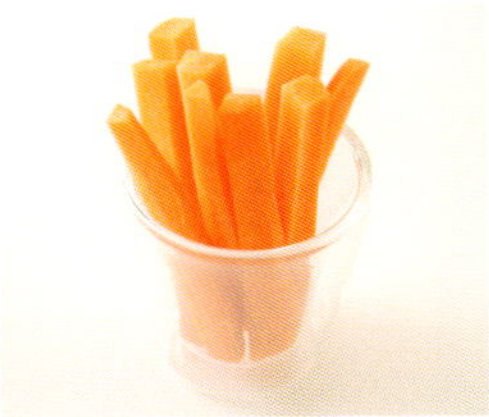

食べやすい大きさに切り、スティック野菜にして。小腹が減ったときにつまんでもOK

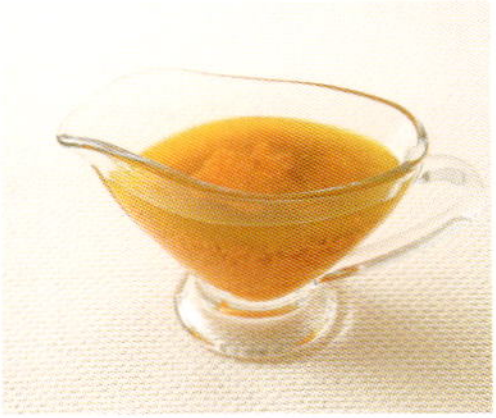

にんじんとオリーブオイルを使ったドレッシングで免疫力アップ(作り方は115ページ)

例えばこんな組みあわせで!

アレンジレシピ① にんじんとパプリカのジュース

【材料(約500mℓ分)】

にんじん	2本
赤パプリカ	1個
なし	1個
レモン	1個

＊輸入レモンは一晩水にひたしてタワシでゴシゴシ洗う。国産レモンもよく洗う。

作り方

❶にんじんはよく洗ってヘタを取り除く。有機栽培・自然栽培のものは皮ごと使う。パプリカはよく洗って縦半分に切り、ヘタと種を取り除く。なしは一晩水にひたし、タワシでゴシゴシと洗う。

❷①をジューサーの投入口の大きさにあわせて切る。レモンは半分に切りスクイーザーで果汁をしぼる。

❸レモン以外の材料をジューサーでしぼり、レモン果汁を入れて混ぜる。

アレンジレシピ② にんじんとみかんのジュース

【材料(約500mℓ分)】

にんじん	2本
みかん	3個
りんご	½個
レモン	1個

作り方

❶にんじんはよく洗ってヘタを取り除く。有機栽培・自然栽培のものは皮ごと使う。みかんは皮をむいて、薄皮がついた状態にする。りんごは一晩水にひたしたあと、タワシでゴシゴシ洗い皮ごと使う。

❷①はジューサーの投入口の大きさにあわせて切る(分ける)。レモンは半分に切りスクイーザーで果汁をしぼる。レモン以外の材料をジューサーでしぼり、レモン果汁を入れて混ぜる。

アレンジレシピ③ にんじんといちごのジュース

【材料(約500mℓ分)】

にんじん	2本
いちご	10粒
りんご	1個
レモン	1個

作り方

❶にんじんはよく洗ってヘタを取り除く。有機栽培・自然栽培のものは皮ごと使う。いちごは洗って水けをきり、ヘタを取り除く。りんごは一晩水にひたしたあと、タワシでゴシゴシ洗い皮ごと使う。

❷にんじんとりんごはジューサーの投入口の大きさにあわせて切る。レモンは半分に切りスクイーザーで果汁をしぼる。レモン以外の材料をジューサーでしぼり、レモン果汁を入れて混ぜる。

大量のにんじんジュースを飲むゲルソン療法

にんじんジュースを中心とした食事療法と言えば、ゲルソン療法が世界的によく知られています。ゲルソン療法の中心となっているのは、にんじんジュースをはじめ大量の野菜・果物ジュースですが、1日13回しぼりたてを飲むなど厳しい制限があります。

ゲルソン療法は、ドイツ人の医師マックス・ゲルソン(1881～1959年)が考案した食事療法です。

ゲルソンは、病気の原因は動物性脂肪やたんぱく質など食事が関係していると考え、結核患者の治療に食事療法をとり入れました。結核患者に動物性食品の制限と大量の野菜や果物をとるよう指導したところ、高確率で治癒がみられました(98%)。

ノーベル平和賞受賞者であるアルバート・シュバイツァー博士の妻も、ゲルソン療法で結核が完治した患者のひとりだったそうです。

その後、ゲルソン博士はがんの食事療法としてゲルソン療法を確立し、がんは全身の栄養・代謝障害がもたらす病気であると定義づけました。

当時、がんと食事についての関係は今ほど研究されていなかったため、ゲルソン療法に対するアメリカ医学界の激しい反発を受け、クリニックはメキシコに移転しました。現在は、ゲルソンの娘であるシャルロッテ・ゲルソンが普及に努めています。興味のある人は主治医に確認のうえ、専門家の指導のもとで行うようにしてください。

①塩分の制限

塩、しょうゆ、みそなど塩分を含むものはできるだけとらないようにする。味つけは無塩しょうゆ、酢、にんにく、レモン、ハーブ、黒砂糖、はちみつなどで行う。

②脂質の制限

食事療法の初期は、αリノレン酸(n-3系多価不飽和脂肪酸）以外の脂質は、動物性、植物性ともにすべて制限される。αリノレン酸のなかでも亜麻仁油が特にすすめられている。

③動物性たんぱく質の制限

たんぱく質は不足してもとりすぎてもよくない。できるだけ穀類、野菜や果物、小麦たんぱくからとる。動物性食品は、原則として禁止されている。数か月たてば、白身魚や小魚、かつおぶしなどは食べてもよい。

④大量の野菜ジュースとスープ

にんじんとりんごのジュース、青菜とりんごのジュースなど、大量の野菜・果物ジュースを飲み、ヒポクラテススープ(74ページ参照)を毎日食べる。ジュースの材料は無農薬・有機栽培のものを1日4～6kg程度が目安とされている。

がんに勝つ〝柑橘ジュース〟

クエン酸を含む柑橘類が体内の代謝を正常にする

　レモンをはじめ、グレープフルーツ、オレンジ、みかんなどの柑橘類には、全般的に免疫力を高めるビタミンCが多く含まれています。また、それぞれにファイトケミカルが含まれているので、新鮮な柑橘類をジュースにして飲むのもおすすめです。

　特に、レモンやグレープフルーツには代謝を正常にするクエン酸が多く含まれていておすすめです。抗がん作用があるβクリプトキサンチンやβカロテンを多く含むみかんも活用してください。

基本の柑橘ジュース

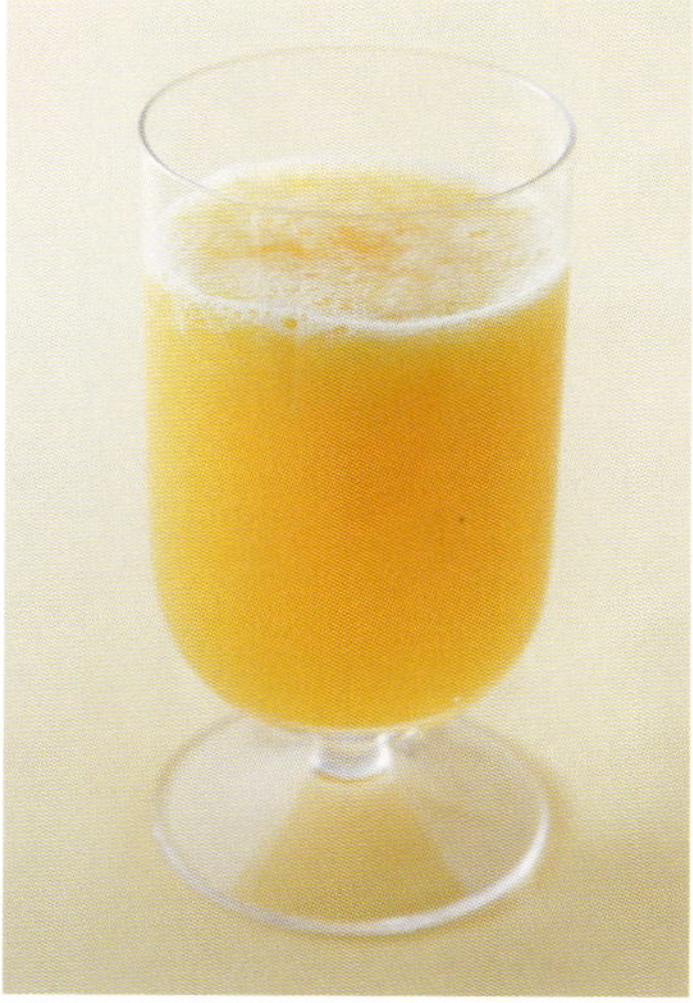

例えばこんな野菜を使って！

材料（約500mℓ分）

レモン	2個
グレープフルーツ	大2個
オレンジ	大2個
はちみつ	大さじ2

＊輸入ものの柑橘類は一晩水にひたしてタワシでゴシゴシ洗う

作り方

1. レモンとオレンジ、グレープフルーツは、よく洗って半分に切り、スクイーザーで果汁をしぼる。
2. ①にはちみつを加えてよく混ぜる。

＊酸味が強い柑橘類を使う場合は、りんごやなしなど甘い果物を加えると飲みやすくなる。

おいしい柑橘ジュースをつくるポイント　下準備

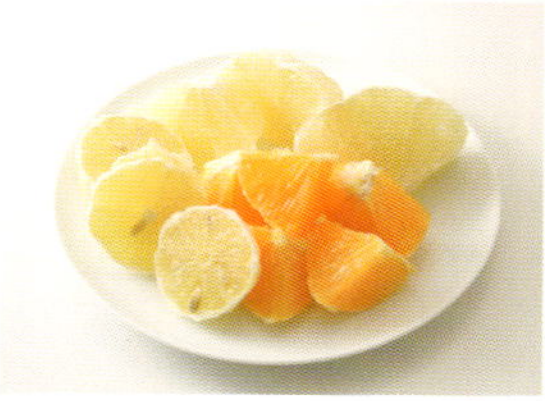

スクイーザーがないときは皮をむいてジューサーにかけてもよい。レモンは白い薄皮がたくさん残っていると苦味が出るので、きれいにむく

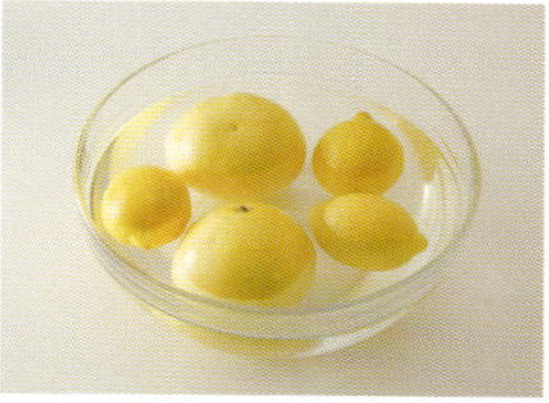

輸入ものの柑橘類には発がんリスクのある防かび剤が使われている。必ず流水で洗い、一晩水につけてから流水でよく洗う。薄めた中性洗剤で洗ったときは、水でよく洗い流すこと

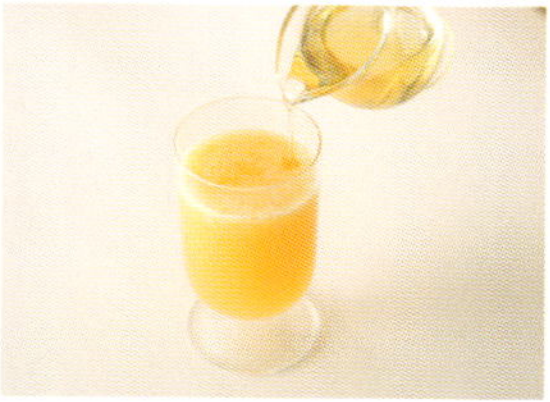

酸味が強いときには、好みではちみつをたらすと飲みやすくなる。りんごやなしなど季節の甘い果物を加えてもOK

クエン酸を多く含む果物

レモン

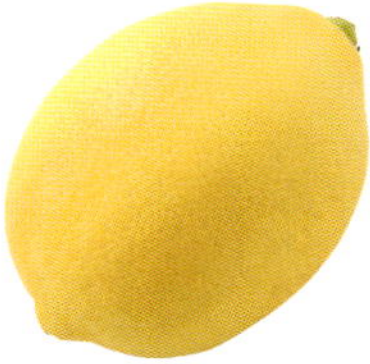

免疫力を高め、疲労回復作用もある。1日2個以上とるようにしよう

グレープフルーツ

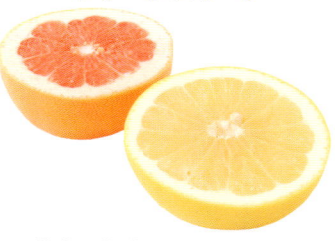

体内の代謝を助けるクエン酸を多く含んでいる。ビタミンCも豊富

ゆず・すだち・かぼすなど

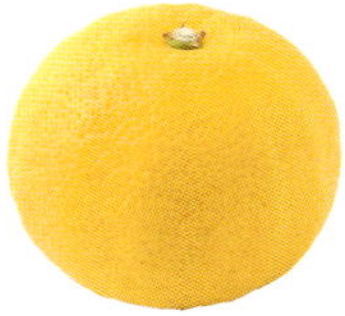

クエン酸のほか、コハク酸、リンゴ酸などを多く含む

抗がん作用の強い果物

みかん

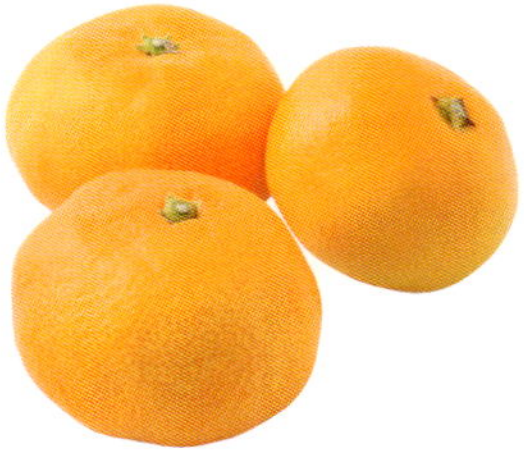

みかんに含まれるβクリプトキサンチンは、動物実験でがんの予防効果が確認されている。漢方では乾燥させた皮を生薬として用いる

ブルーベリー

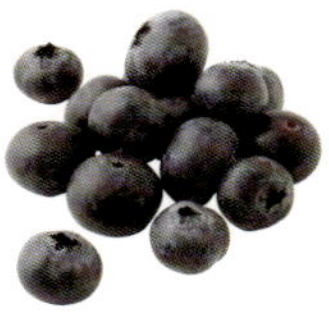

強い抗酸化作用のある色素成分アントシアニンを含む。活性酸素を消去してがん予防に役立つ。柑橘ジュースに加えると相乗効果が期待できる

プルーン

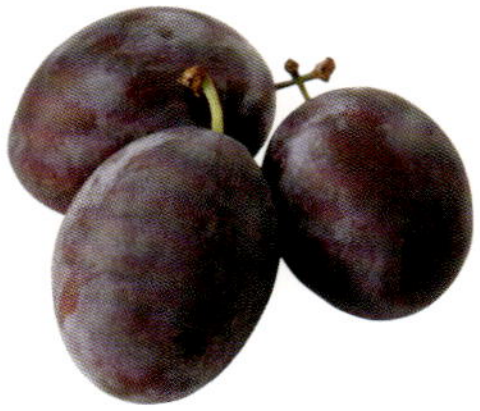

英語でミラクルフルーツと呼ばれるほど抗酸化作用が強い。アントシアニンやクロロゲン酸が含まれている。柑橘ジュースに加えると相乗効果が期待できる

■ジュースにおすすめの旬の果物一覧

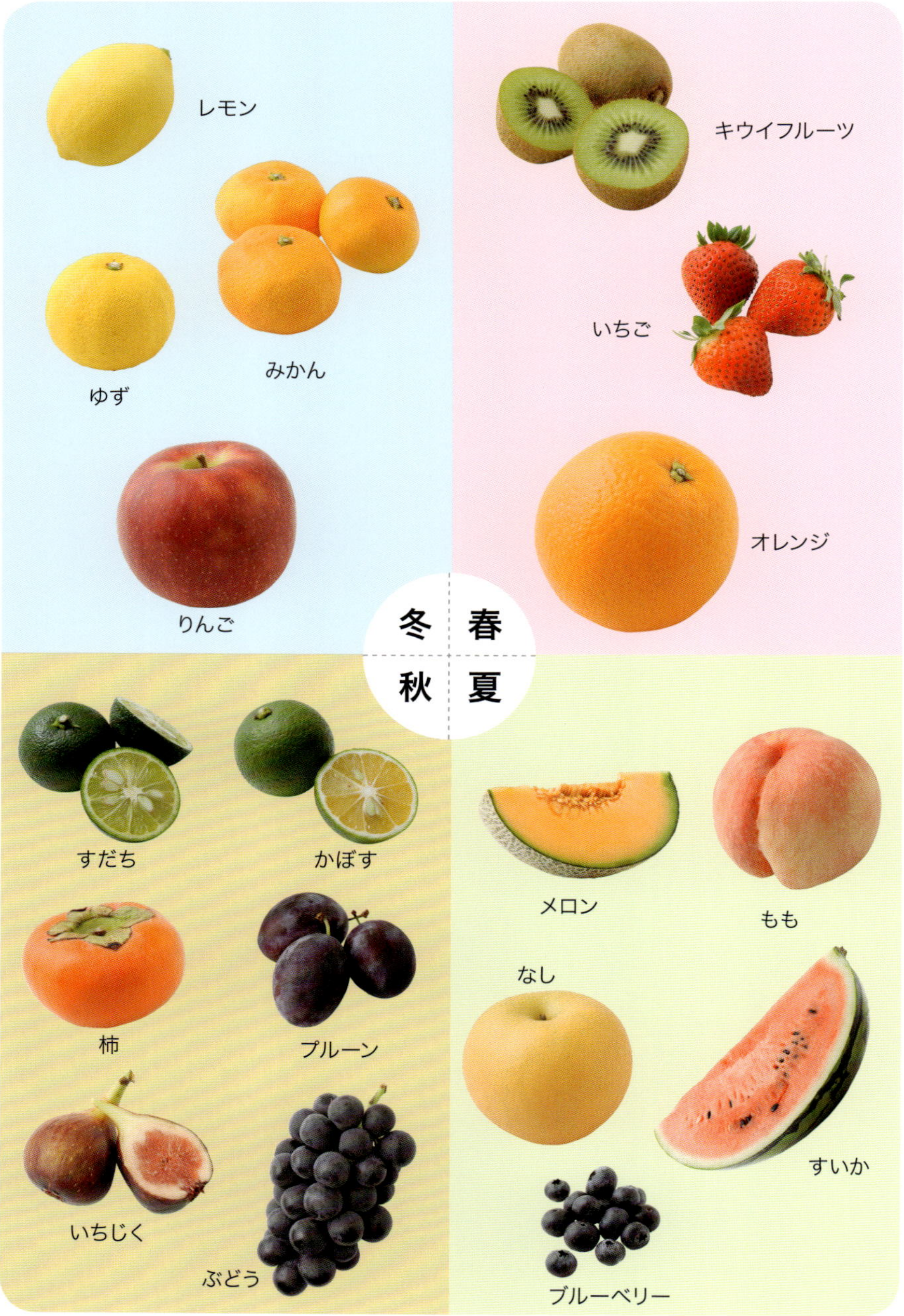
冬
春
秋
夏
レモン
ゆず
みかん
りんご
キウイフルーツ
いちご
オレンジ
すだち
かぼす
柿
プルーン
いちじく
ぶどう
メロン
もも
なし
すいか
ブルーベリー

例えばこんな組みあわせで!

アレンジレシピ① グレープフルーツとすいかのジュース

【材料（約500mℓ分）】
グレープフルーツ……大1個
すいか……200g
レモン……1個

作り方
❶レモンとグレープフルーツは、よく洗って半分に切り、スクイーザーで果汁をしぼる。
❷すいかはジューサーの投入口の大きさにあわせて切る。
❸すいかをジューサーでしぼり、①を入れて混ぜる。

アレンジレシピ② みかんとゆずとレモンのジュース

【材料（約500mℓ分）】
みかん……大4個
ゆず……1個
りんご……1個
レモン……1個

作り方
❶みかんは皮をむいて、薄皮がついた状態で適当な大きさに分ける。りんごはよく洗ってから、一晩水につけたあと、タワシでゴシゴシ洗い、ジューサーの投入口の大きさにあわせて皮ごと切る。
❷ゆずとレモンはよく洗って半分に切り、スクイーザーで果汁をしぼる。
❸①をジューサーでしぼり、②を入れて混ぜる。

アレンジレシピ③ オレンジといちごのジュース

【材料（約500mℓ分）】
オレンジ……2個
いちご……150g
りんご……1/2個
レモン……1個

＊輸入ものの柑橘類は一晩水にひたしてタワシでゴシゴシ洗う。国産ものもよく洗う。

作り方
❶オレンジは皮をむいて、薄皮がついた状態で適当な大きさに分ける。いちごは洗ってヘタを取り除く。りんごはよく洗ってから、一晩水につけたあと、タワシでゴシゴシ洗い、ジューサーの投入口の大きさにあわせて皮ごと切る。
❷レモンはよく洗って半分に切り、スクイーザーで果汁をしぼる。
❸①をジューサーでしぼり、②を入れて混ぜる。

ミキサーではなくジューサーを使う理由

済陽式食事療法では、ジューサーでジュースをつくるようお願いしています。患者さんから、「ミキサーではダメなのですか」というご質問をよくいただくのですが、やはり大量の野菜・果物を効率よくとるためには、ジューサーがおすすめです。

ミキサーはカッターで野菜や果物を粉砕して混ぜあわせるので、栄養素が酸化しやすく、食物繊維がそのまま含まれているため量も多くなります。適度な食物繊維は腸内環境の改善に役立ちますが、大量にとりすぎると腸に負担をかけてしまいます。

ジューサーを使ってしぼったジュースは、かなりの食物繊維が取り除かれるので、野菜や果物に含まれる水分と栄養素がぎゅっと詰まっています。さらりとしているので、飲みやすいことも魅力です。

ジューサーには不要物を遠心分離させる高速回転式のジューサーと、スクリューで押ししぼる低速回転式のジューサーがあります。低速回転式のジューサーのほうが栄養素の破壊が少ないと言われています。

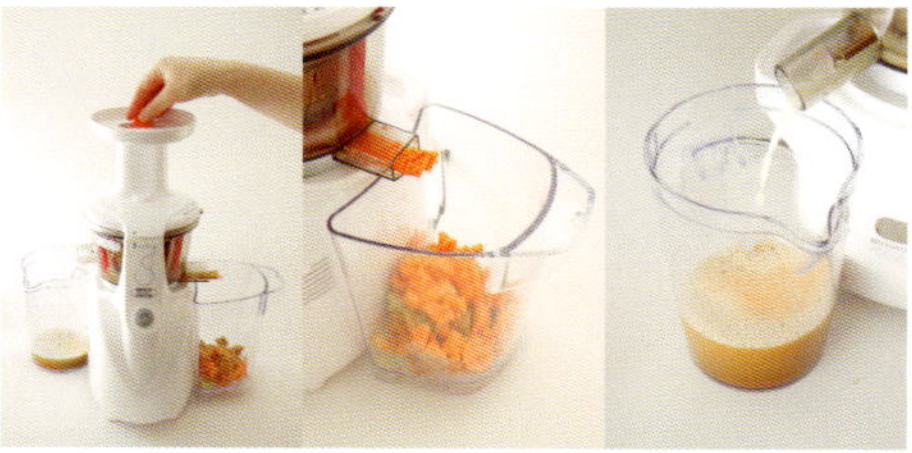

低速回転式のジューサー。左にしぼったジュースが出て、右に食物繊維などしぼりカスが出てくる

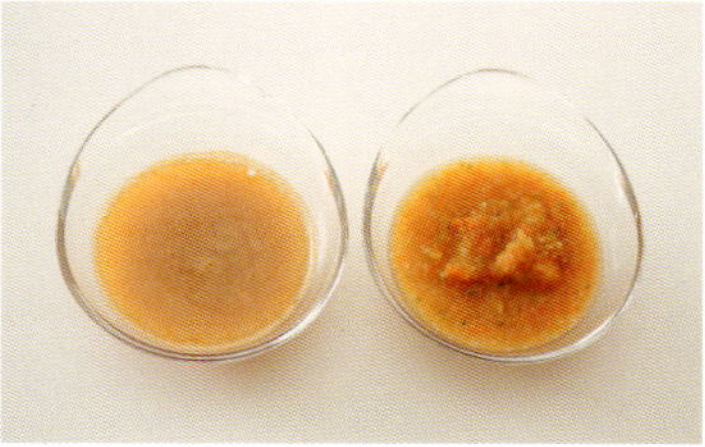

左がジューサー、右がミキサーでしぼったジュース。ミキサーのほうは食物繊維がたくさん残っているので大量に飲むと腸に負担をかけることもある

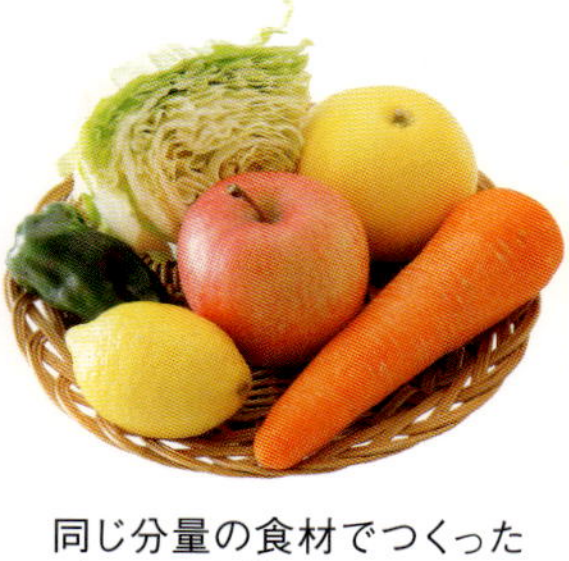

同じ分量の食材でつくったジュースを比べてみると

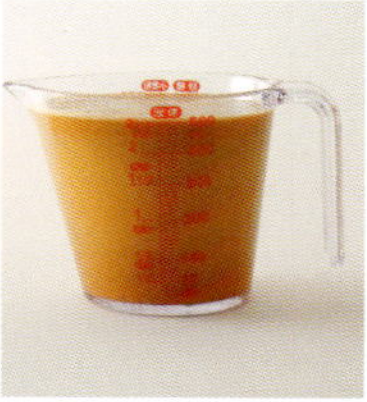

ジューサーの場合は約 500mℓに

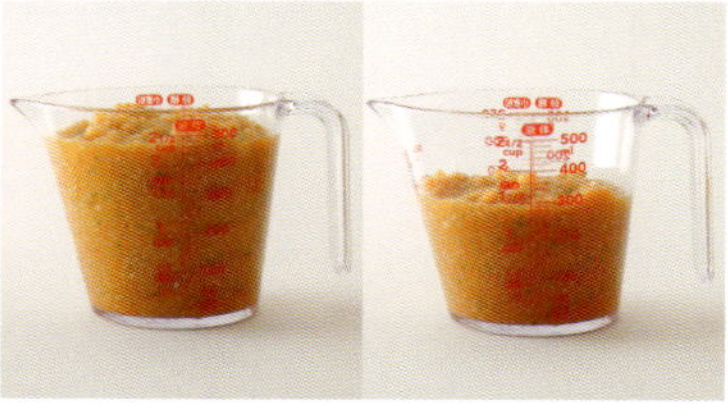

ミキサーの場合は約 800mℓに（ミキサーでつくる場合は水を1カップ加えている）

第4章

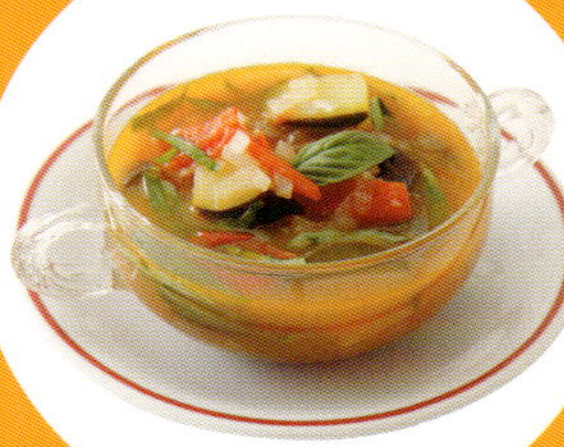

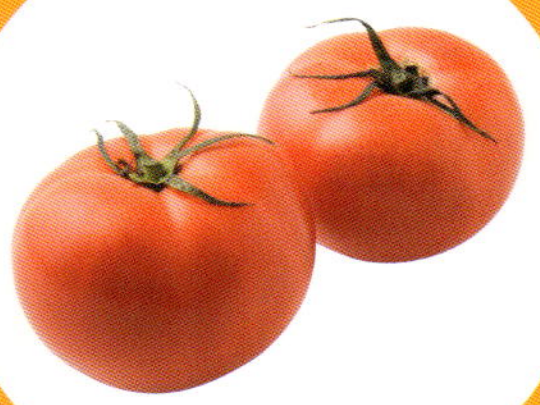

ジュースとの相乗効果
“がんに勝つスープ”

がんに効く食材にはスープ向きのものがある

加熱したほうがいいものはスープでとろう

加熱すると壊れやすいビタミンや抗酸化物質、酵素などはジュースで効率的にとることができます。

ただ、ジュースに向いていない食材のなかにも、がん抑制効果が認められているものはたくさんあります。それらを厳選したものが本章で紹介する、「スープでとりたい食材ベスト11」です。

スープであれば栄養素が溶け出した煮汁ごと食べるので、効率的に栄養素をとることができますし、調理油も控えられます。

また、塩分を制限すると、味が薄すぎることが多いのですが、だしをきかせた具だくさんスープは素材のうま味が溶け出し、薄味でもおいしくいただけます。

何より温かいスープはからだを温めて血液循環をよくし、免疫力アップに役立ちます。

ジュースを大量に飲むと下痢をしてしまうという方は、ジュースの量を少し減らしてスープの割合を多くしてもいいでしょう。

加熱することで抗酸化活性が増す食材もある

加熱すると、ビタミンCや酵素など、失われやすい栄養素もありますが、野菜によっては加熱したほうが、抗酸化活性が強くなるものもあります(73ページ参照)。それらをとるには、ジュースよりもスープがおすすめです。

いも類やかぼちゃなど不溶性食物繊維を多く含むものは、消化しにくく腸に負担がかかるものがあります。よく煮込むことで、やわらかくなって食べやすく、消化しやすくなるので、これらもスープがおすすめです。

食材に含まれるうま味や栄養素を凝縮できるスープですが、味つけをする際には塩分を控えることが基本です。塩分については113ページをよく読んでください。

加熱調理によって抗酸化活性が増すものもある

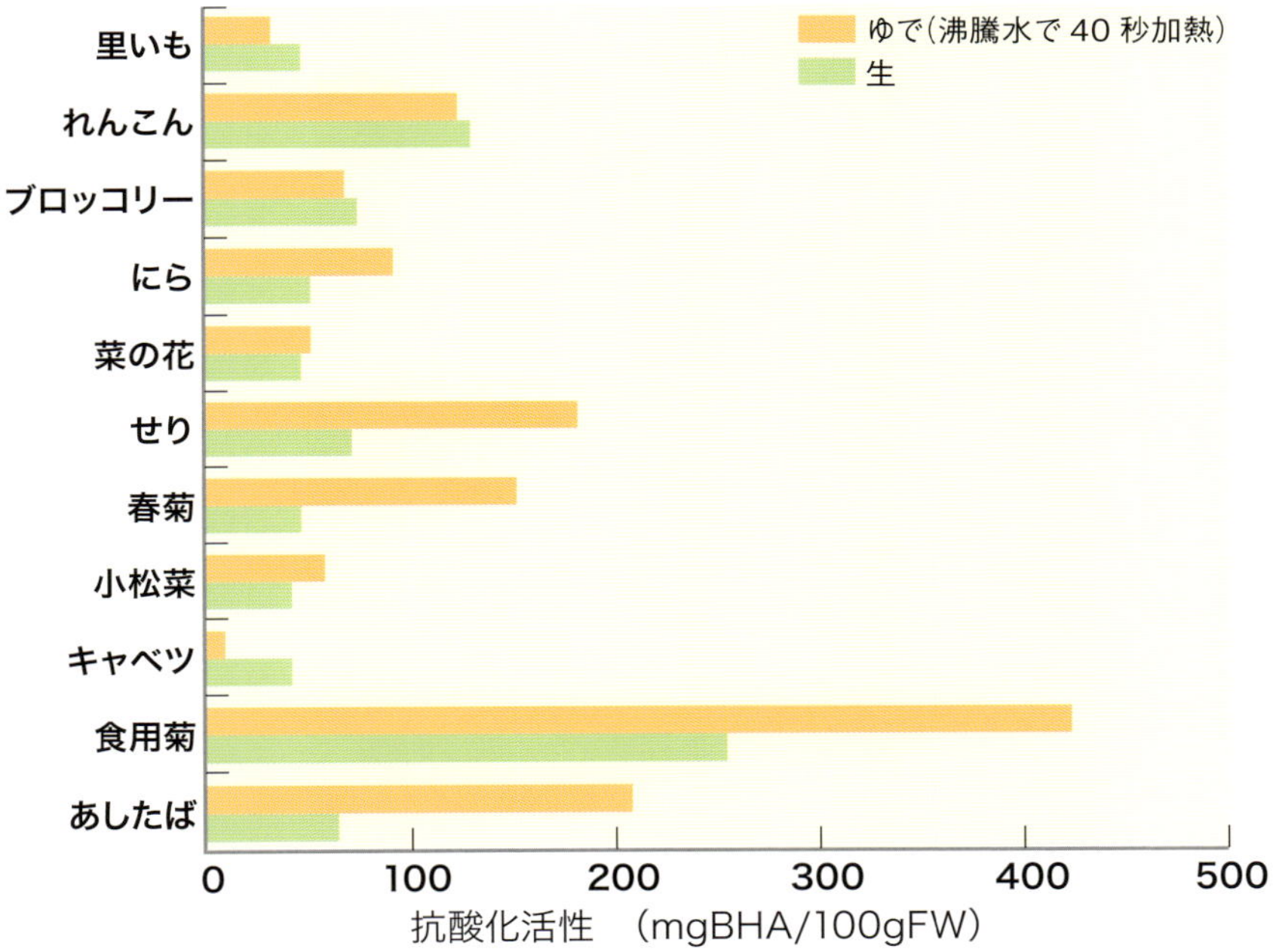

「茨城県農業総合センター園芸研究所研究報告第 14 号，27-33,2006 ／池羽智子、鹿島恭子」を基に作成

おいしいスープをつくるポイント

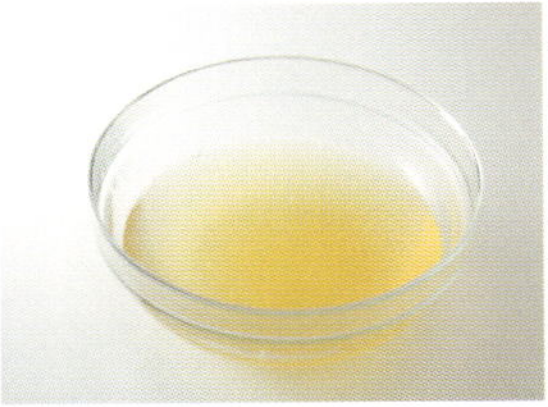

だしは自分でとろう。減塩でもだしの味がきいているとおいしくいただける

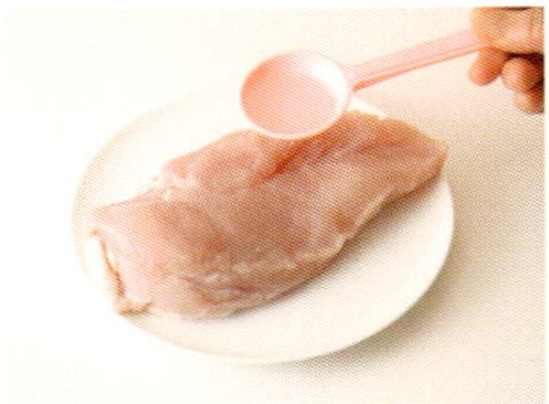

下処理をきちんとする。食材のくさみや苦味は下処理をすることで減らすことができる

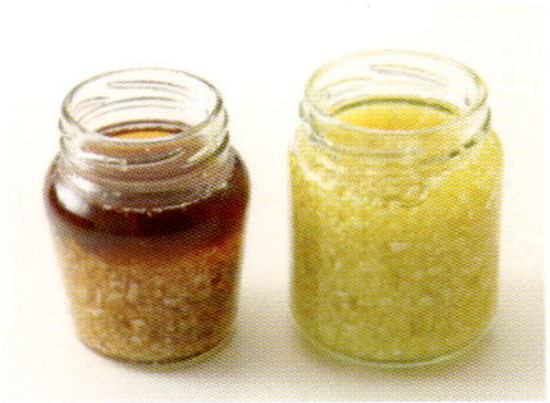

香辛料を活用する。ガーリックオイル（87ページ参照）、しょうが、みょうが、小ねぎ、とうがらしなど

“いのち”を養うヒポクラテススープ

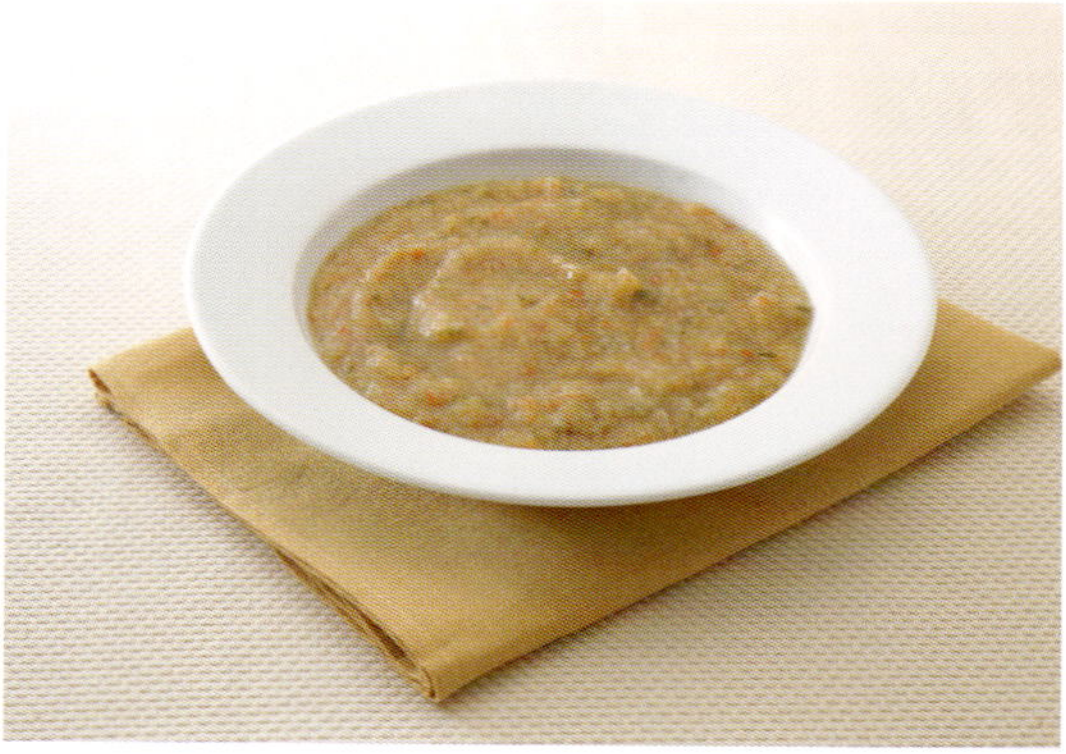

ヒポクラテススープ。野菜のおじやのような味わい。調味料を一切使っていないので野菜そのもののおいしさを味わえる。冷蔵庫で2～3日保存できる

医聖ヒポクラテスの名がつけられたスープ

ヒポクラテスは古代ギリシャ時代の医師です。当時、呪術や迷信に頼っていた医療を、科学的な見地と経験に基づいて、体系的にとらえようとしたことで有名です。

ヒポクラテスの功績が現代医学の基礎となっていることから、「医学の父」「医聖」とも呼ばれています。

ゲルソン療法では、このヒポクラテスの名前がつけられたスープを、昼食と夕食に必ずとるよう指導しています。消化しやすく、腎臓を浄化するとされています。

調味料をまったく加えず、野菜以外には水を入れるだけのシンプルなスープです。それだけに野菜のうま味や味わいがしっかりと感じられます。

野菜のパワーを丸ごといただけるスープ、と言ってもいいくらいです。

ムーラン（次ページ参照）で裏ごしするので、仕上がりはなめらかでとても食べやすく、野菜のおじやのような味わいです。コトコトと長時間煮込むので、2～3日分をまとめてつくり、冷蔵庫で保存すると便利です。食べきれず残った場合は、ほかのスープのだし代わりに使ってもいいでしょう。

ヒポクラテススープの作り方

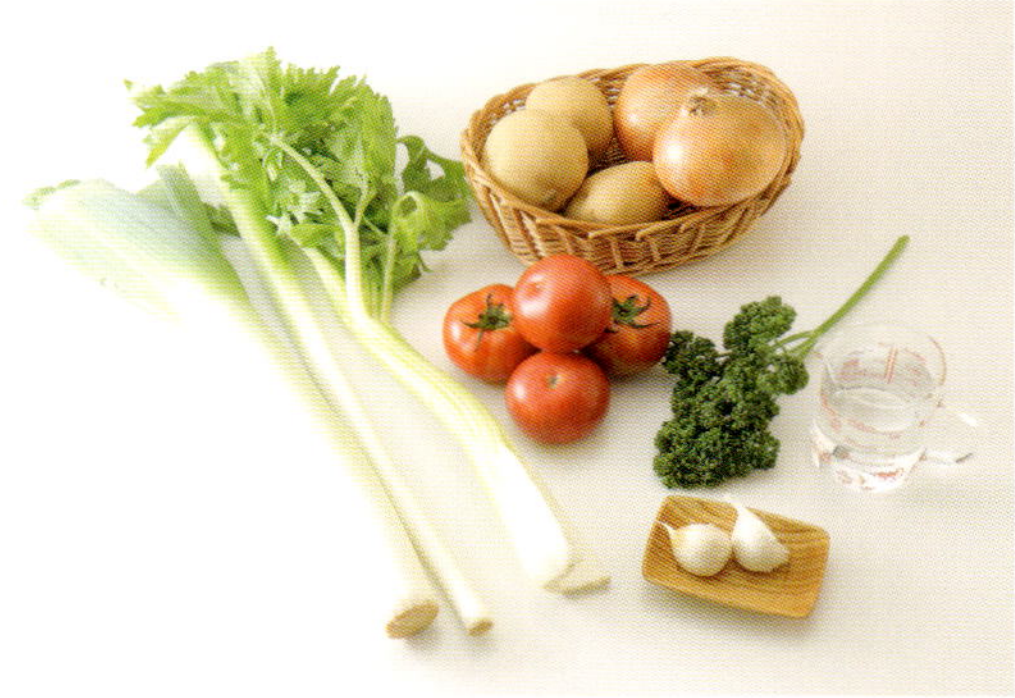

【材料】（5～6食分）

セロリ……………………中1本
（三つ葉、せりでもOK）
パセリ……………………1本
（三つ葉、せりでもOK）
にんにく…………………2～3かけ
ポロねぎ…………………小2本
（太めの長ねぎでもOK）
玉ねぎ……………………中2個
じゃがいも………………中3個
トマト……………………中3～4個
水…………………………カップ1～2杯

①

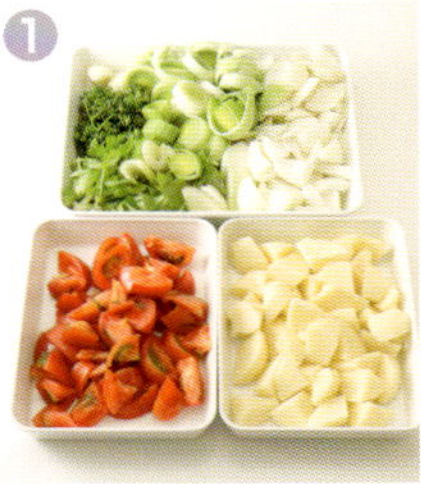

材料はきれいに洗い、乱切りにする（無農薬なら皮ごとでもOK）。

＊3ℓ以上の容量がある鍋を準備する。
＊材料が手に入らない場合は（　）内の野菜で代用してもよい。

②

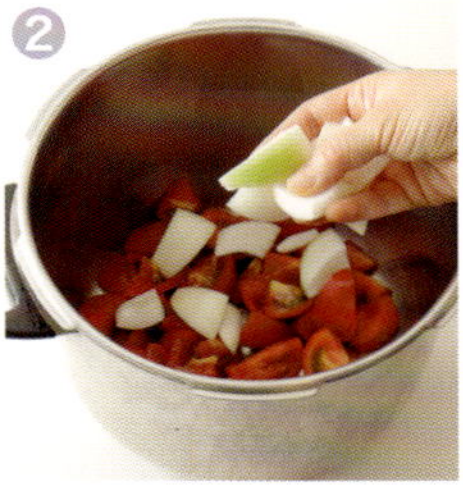

鍋の底にトマトと玉ねぎの乱切りを敷き詰めるように入れる。

③

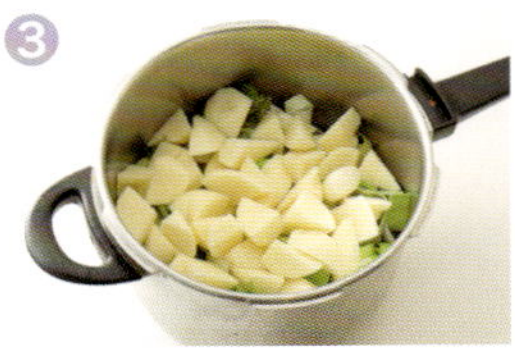

②の上にほかの野菜を入れる。じゃがいもなど、かたくて水分の少ない野菜はいちばん最後に入れる。

④

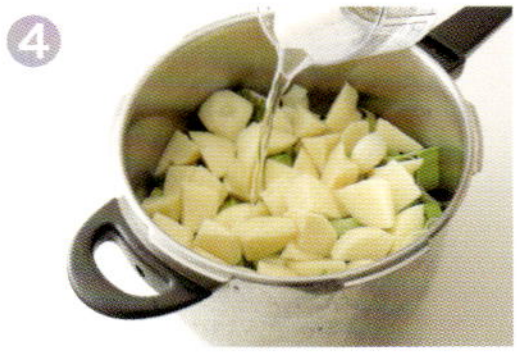

水を加え、蓋をして、弱火で1時間半～2時間煮込む。

⑤

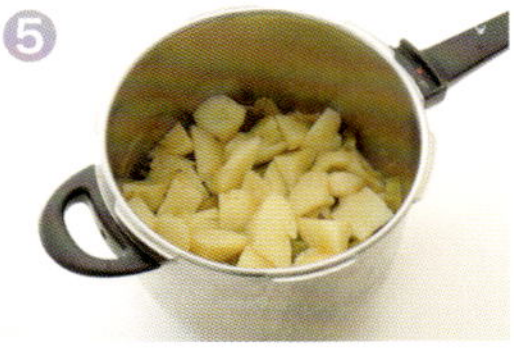

煮上がるとカサがぐっと減る。じゃがいもがやわらかく煮えていたらOK。

⑥

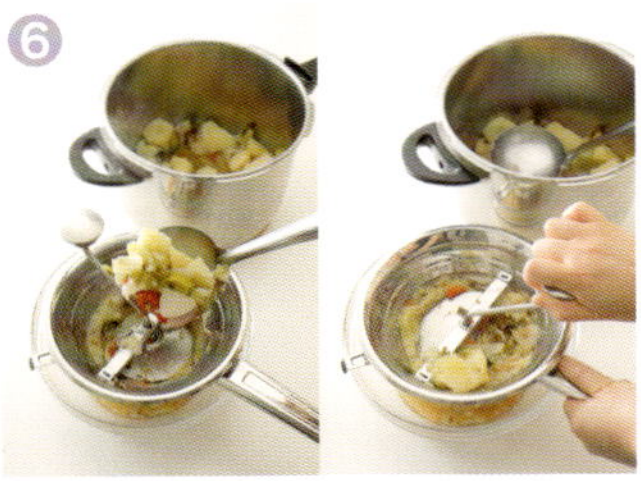

⑤をムーランで裏ごしする（裏ごし器を使ってこしてもOK）。保存するぶんは冷蔵庫へ、食べるぶんは鍋に戻して温める。

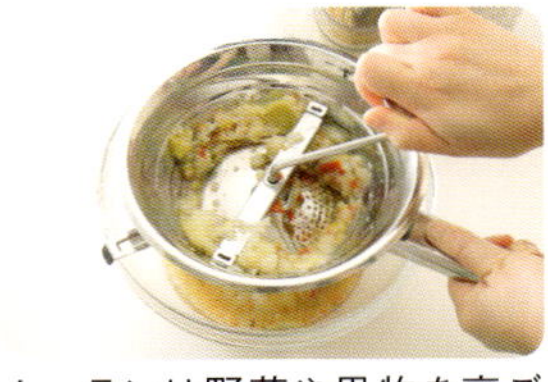

ムーランは野菜や果物を裏ごしする器具。価格は5000円程度からいろいろある

スープでとりたい食材 その1

玄米

選ぶときのポイント

- 理想は農薬を使用していない国産米
- ぬかのにおいがきつくないもの
- 産地がはっきりしていて、生産情報を開示しているもの

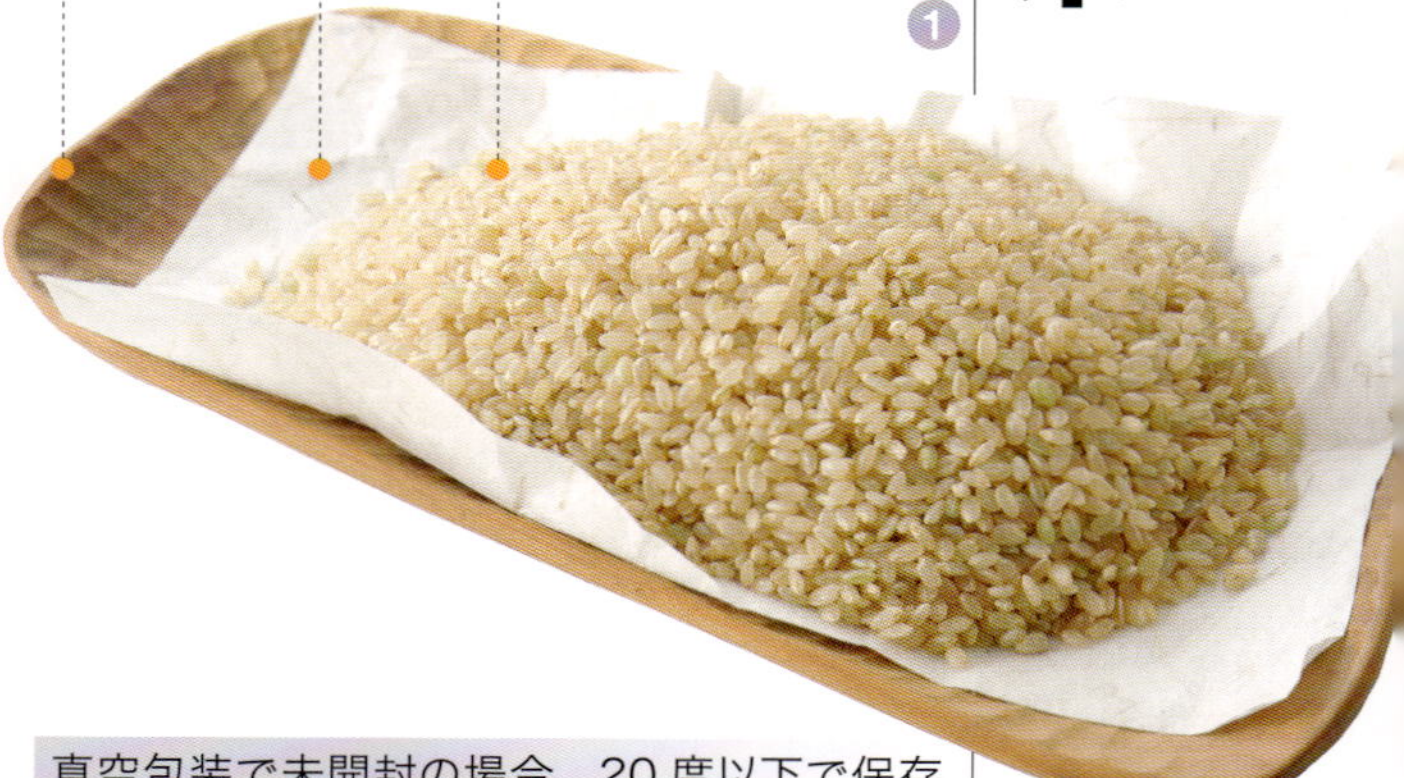

真空包装で未開封の場合、20度以下で保存すれば1年程度もつ。開封後は冬は1か月、夏は1週間程度で使い切ったほうがよい

ココがすごい!

- 抗がん作用がマウスの実験で確認されている
- 米の食物繊維を用いたサプリメントが免疫力を高める
- クエン酸代謝を正常にする

基本データ

新米は8月上旬から10月中旬頃に収穫される
出荷時期は生産地によって異なる。沖縄から北海道まで日本全国でつくられている
スーパーなどで購入するよりも生産者から直接購入するほうが安心で安価

がんに効く栄養素

フィチン酸（184ページ）
ビタミンB_1（183ページ）
ビタミンE（183ページ）
セレン（182ページ）

さまざまな抗がん作用 がん治療には欠かせない

がん細胞を攻撃するNK細胞を活性化させ、免疫力を高める作用があると、がん患者さんに人気のアラビノキシランは、米ぬかの食物繊維(セミヘルロース)を発酵させたサプリメントです。

ほかにも、強い抗酸化作用があり、マウスの実験でがんの発生を抑制するというフィチン酸も米ぬかに含まれています。

がんの要因であるクエン酸代謝の異常を改善するビタミンB_1、抗酸化作用の強いビタミンE、がんの抑制に効くセレンなど、豊富な栄養素を含んでいます。

精白米は味わいの面で多くの人に好まれるのですが、米ぬかがほ

とんど取り除かれているので、栄養的には玄米よりもかなり劣っています。精白米を玄米にかえるだけで、免疫力を高め、抗がん作用が期待できるのですから、毎日の食事にぜひ取り入れましょう。

雑炊などにすると消化がよく食べやすい

栄養的にはすぐれた玄米ですが食物繊維が多いので、かたく消化しにくい、においが気になるといった声があります。そんなときには香味野菜といっしょに煮込んで雑炊にすると食べやすくなります。

玄米をおいしく炊ける炊飯器や圧力鍋で炊くとやわらかく炊きあがりますし、スープに加えて煮込んでもおいしく食べられます。

スープをつくるときのポイント

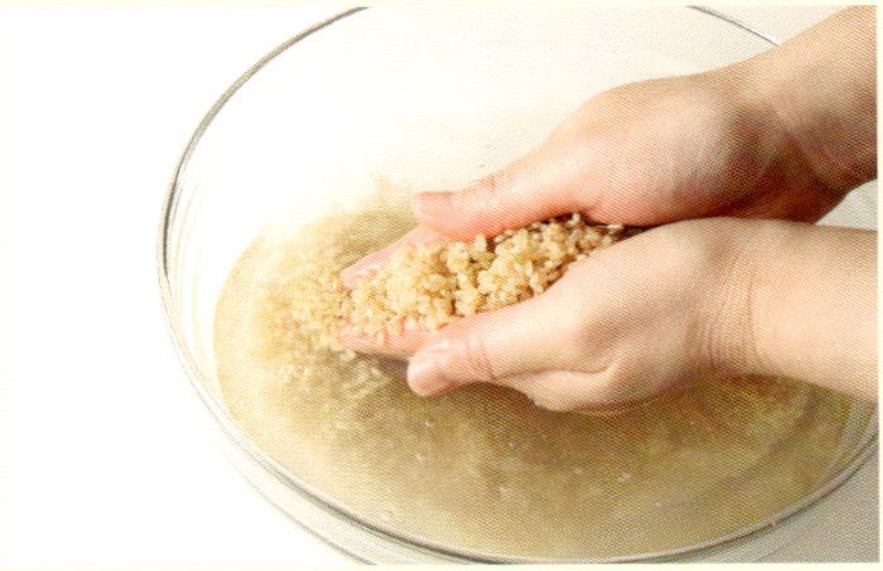
両手で手を洗うようにしてゴシゴシとこすりながら洗う。水をかえて２～３回洗えばOK。汚れが取れ、吸水しやすくなる

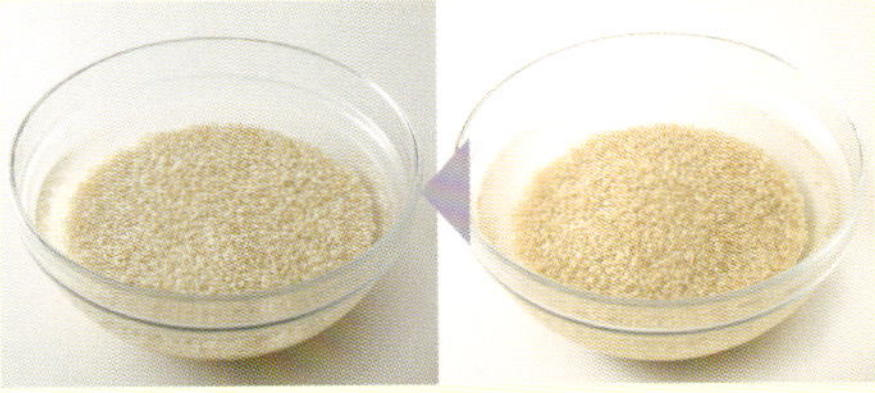
ひと晩水につけておくと吸水してやわらかく炊きあがる。夏場は冷蔵庫に入れるとよい

開封したあとは冷蔵庫で保存したほうが品質の劣化が防げる。冷蔵庫で１か月程度もつ。とうがらしを入れておくと防虫によい

購入するときはココに注意！

市販されている米はブレンドされていて産地がはっきりしないものがあるので、生産者から直接購入する、もしくは生産者がはっきりしている米を選ぶことをおすすめします。

最近はインターネットなどで生産方法を開示して、販売している農家も増えてきました。安心・安全な米とは、農薬を使わず、よい土地できれいな水と空気とたっぷりの日光を浴びて育った米です。そしてそれはおいしい米でもあります。

スープでとりたい食材 その2 魚介類

選ぶときのポイント

- ハリがあるもの
- 色つやがよいもの
- 目が黒く澄んでいるもの(魚)
- ドリップ(血)が出ていないもの
- 産地を確認

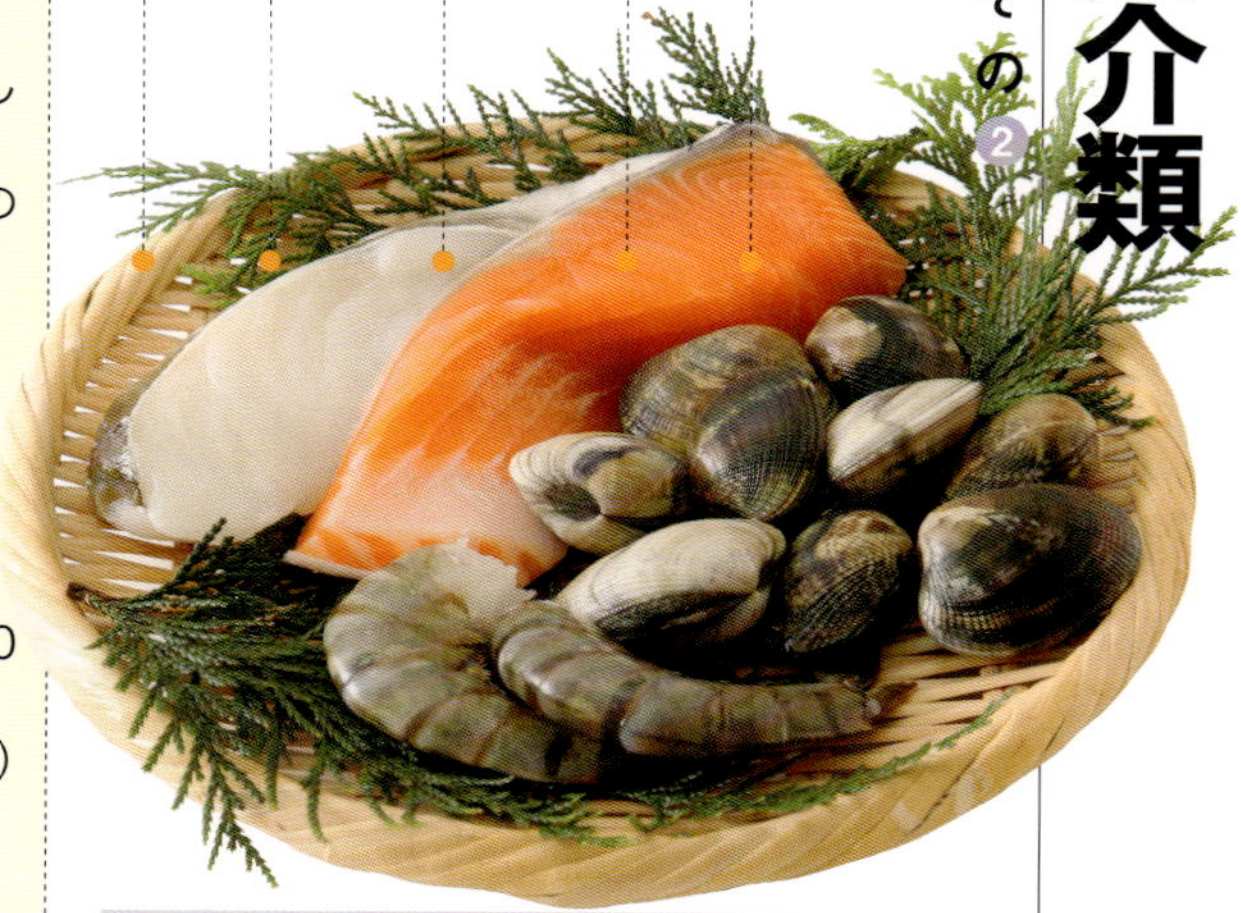

鮮度が命。購入したらすぐに調理すること。すぐに食べない場合は冷凍保存する

ココがすごい!

- 抗がん作用のある成分を含む
- 質のよいたんぱく質源となる
- アスタキサンチンは免疫力を高める(鮭、えび、かに)

基本データ

春夏秋冬それぞれおいしい時期(旬)がある
養殖ものよりも天然ものがよい
鮮度のよい白身魚や貝、いか、たこは1日に1回なら食べてもよい

がんに効く栄養素

DHA・EPA (78 ページ)
アスタキサンチン (180 ページ)
シジミエキス (79 ページ)
タウリン (79 ページ)
ベタイン (184 ページ)
亜鉛 (180 ページ)

魚介類に含まれる免疫力を高める成分

健康のためには肉よりも魚介類を食べたほうがいいということは広く知られています。最近の研究で、なぜ魚介類が健康にいいのかが科学的に証明されています。

魚の脂に含まれるDHA・EPAには、がんを促進するプロスタグランディンE_2の合成を阻害して、がんを抑制する作用があります。

鮭に含まれるアスタキサンチンには強力な抗酸化作用があり、免疫力を高めることでよく知られています。東海細胞研究所の田中卓二所長によると、マウスの実験でアスタキサンチンが膀胱がんや大腸がん、舌がんの発生率を低下させたという結果が出ています。

貝類も免疫力を高める食べ物のひとつです。ほたての成分であるグリコーゲンは抗がん作用が期待され、しじみに含まれるシジミエキスは、免疫力を高めてがんの発生を抑制する作用や、抗がん作用が注目されています。貝類全般にがん予防に効くタウリンや亜鉛が豊富に含まれています。えびやかにの赤い色素は鮭と同じアスタキサンチンです。また、えびに含まれるベタインという成分には、がんや動脈硬化を招くホモシステインの産生を抑える作用があります。

魚介類は鮮度が命です。新鮮なものを購入し、早めに調理して食べるようにしましょう。購入するときには産地をチェックして、天然のものを選んだほうが安心です。

スープをつくるときのポイント

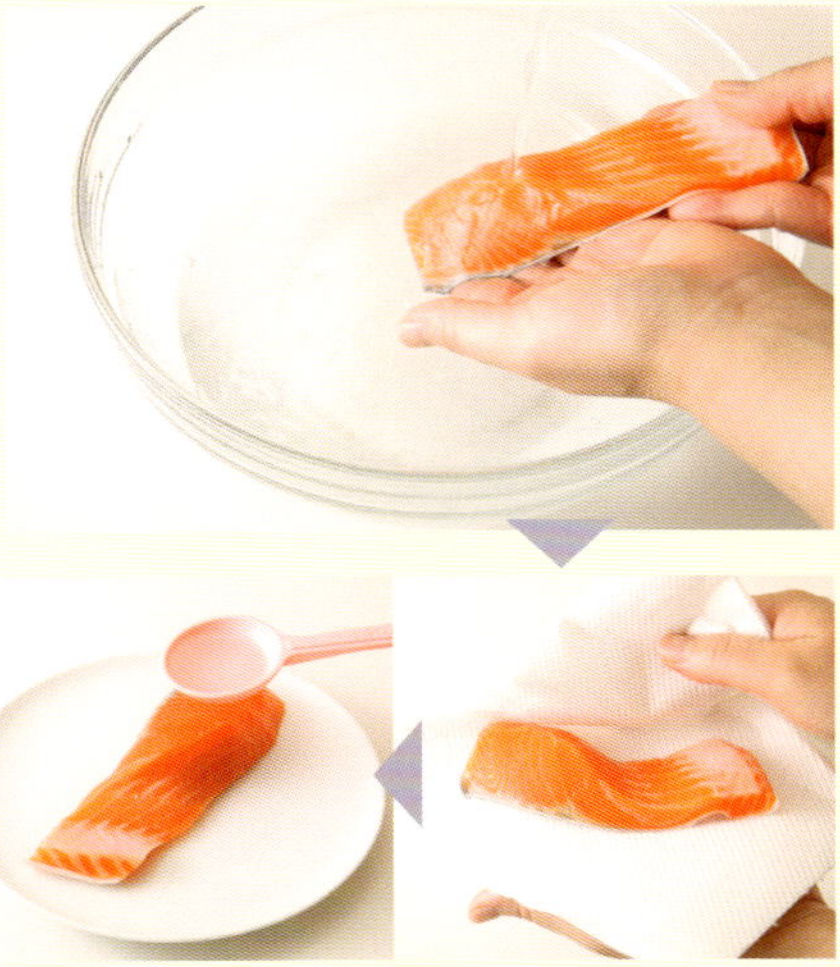

きれいに見えても雑菌や汚れがついている。水で洗って水けを拭き、酒をふってくさみをとる

購入するときはココに注意！

養殖ものより天然ものをおすすめする理由は、環境とエサの違いです。養殖ものの場合、大きな海に比べると狭いところで育つので、どうしても運動不足になり、身のしまりが劣ります。また病気を防ぐため、エサに抗生物質を入れることが少なくないので、安心という意味でも天然ものがおすすめです。

鮮度の落ちたものは酸化してしまって、抗酸化作用が期待できなくなる。できるだけ新鮮なものを早めに食べるようにする

レシピはコチラ！

99ページ
102ページ
104～105ページ
111ページ

スープの材料に加えると、おいしいだしが出る。魚介類に含まれている塩分が味つけになりスープがおいしくなるのも魅力

スープでとりたい食材 その③

鶏肉

選ぶときのポイント

- 厚みがあってツヤのあるもの
- 身がしまっているもの
- ドリップ(肉汁)が出ていないもの

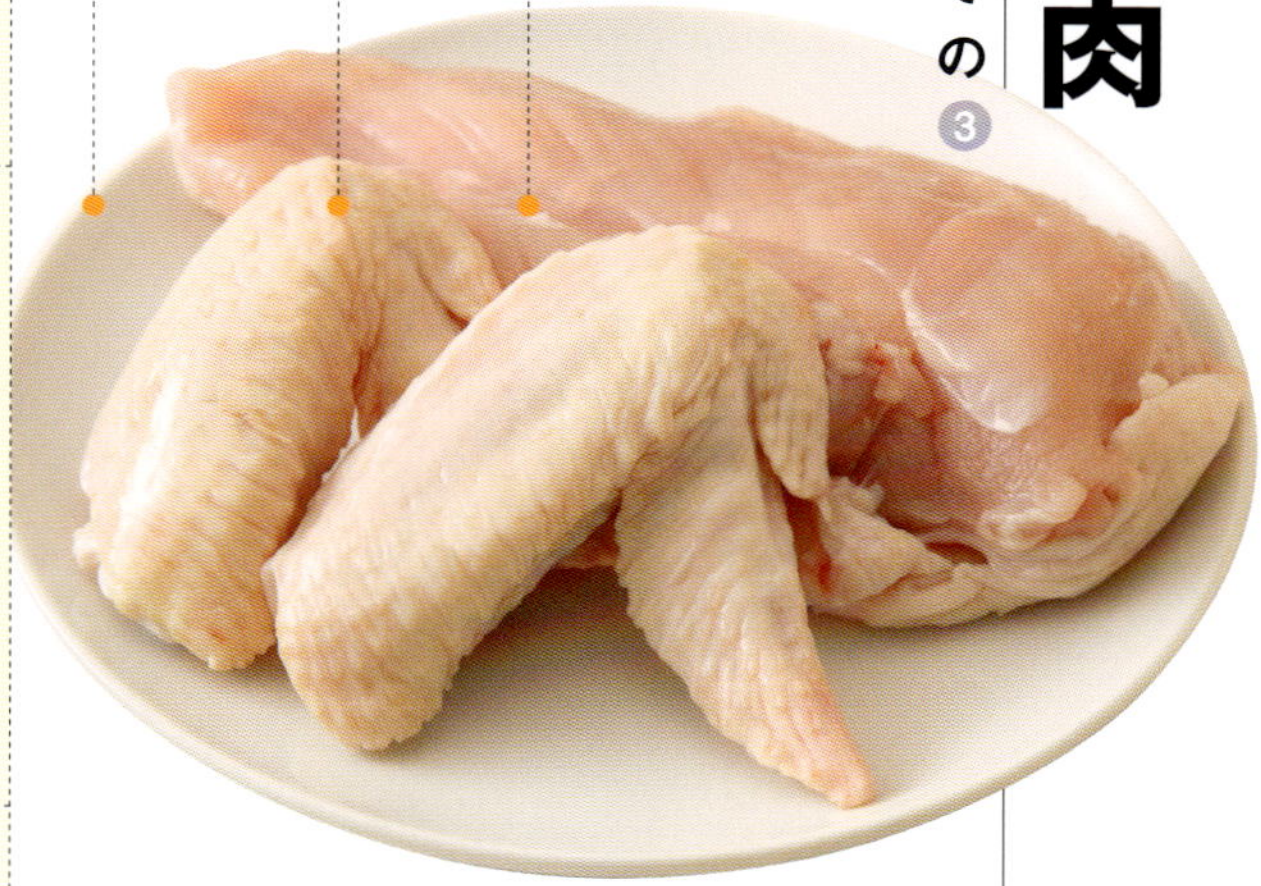

購入したらすぐに調理したほうがよい。すぐに食べない場合は冷凍保存する

ココがすごい!

- **脂質が少なく質のよいたんぱく質がとれる**
- **免疫力を高める**
- **血管を丈夫にする**

基本データ

自然に近い環境で育てられ(平飼い)、自然なエサを食べているものが理想的。詳細は158～159ページ

脂肪やコレステロールが少ないのでむね肉やささ身であれば1日1回(40g程度)食べてもよい

がんに効く栄養素

たんぱく質（183ページ）

とりすぎるとよくない一方 適度にとったほうがよい

動物性たんぱく質の摂取量が多いほど、発がんやがんの増殖が促されることは、アメリカのコーネル大学のコリン・キャンベル教授の研究によって明らかになりました。キャンベル教授の実験によると、総エネルギー量に対して動物性たんぱく質を12％以上摂取するとがん病巣の成長スピードがとても速まったのです。

動物性たんぱく質のとりすぎはがんを促進するので、済陽式食事療法では、治療中は制限するように指導しています。

ただし、まったくたんぱく質をとらないと、細胞の新陳代謝がうまくできなくなり、免疫力が低下して、血管がもろくなってしまうので、ある程度はとったほうがいいのも事実です。

たんぱく質摂取には鶏肉がおすすめ

牛肉や豚肉にはがんを促進する過酸化脂質が多く含まれているので、肉を食べるのであれば鶏むね肉やささ身などを1日1回40g程度とるようにしましょう。

鶏肉を購入するときには、質のよいものを厳選するようにしてください。効率よく鶏肉を生産するために、狭い鶏舎に押し込められて育ち、抗生物質入りのエサを食べて育った鶏はおすすめできません。国が定めた基準は満たしていますが、がん治療という大事な時期には避けたほうが安心です。

スープをつくるときのポイント

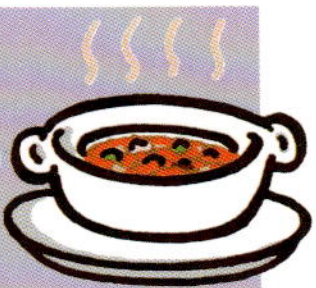

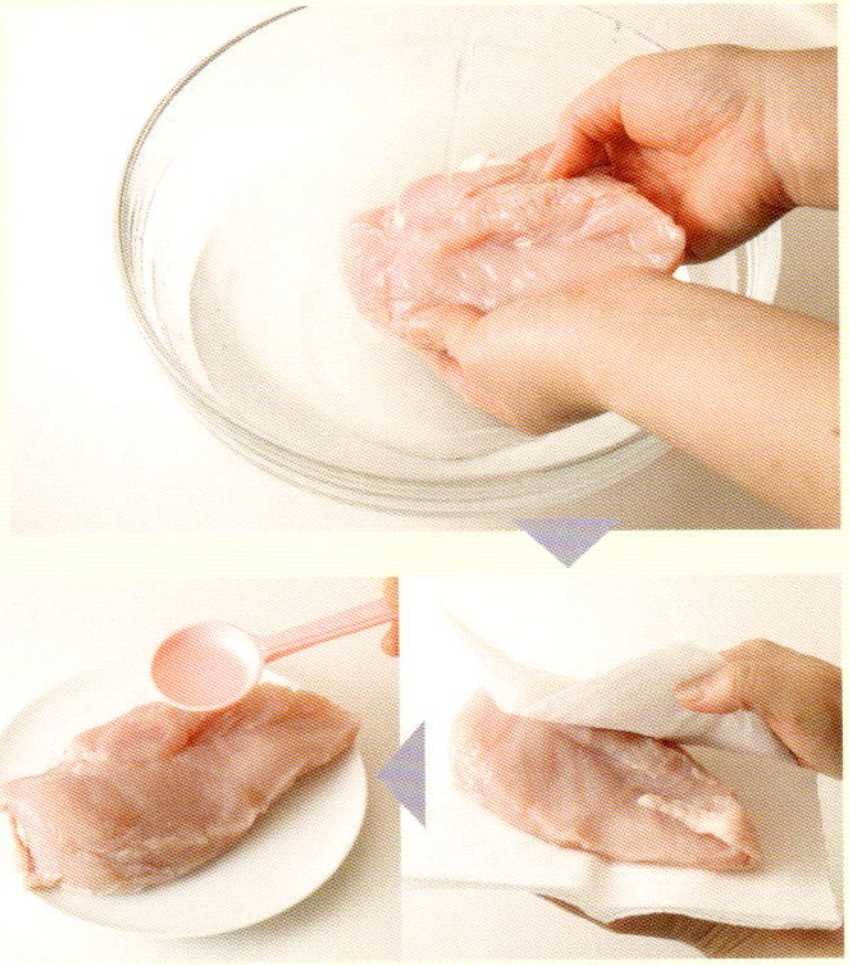

きれいに見えても雑菌や汚れがついている。雑菌や汚れが飛び散らないように水で洗って水けを拭き、酒をふってくさみを取る

購入するときはココに注意！

ブロイラーは短期間で成長するよう改良された鶏の総称です。成長が速く40～50日で成鶏となります。地鶏などは成長するまで4～5か月かかるのでその違いは明らかです。ブロイラーの場合、抗生物質が禁止されているのは出荷前の7日間です。育て方は生産者によって違うので、生産環境をチェックして購入するのが理想です。

レシピはコチラ！

99ページ

脂質が少ないむね肉やささ身を使うと、スープにコクが出ておいしくなる。気力や体力のアップにも効く

最近は生産者がわかるよう販売されていることも。どのような環境で育ったかをチェックしよう

スープでとりたい食材　その④
卵

選ぶときのポイント

表面がザラザラしているもの

割ったときに黄身と白身がはっきり分かれる

理想はいい環境で育った鶏の卵

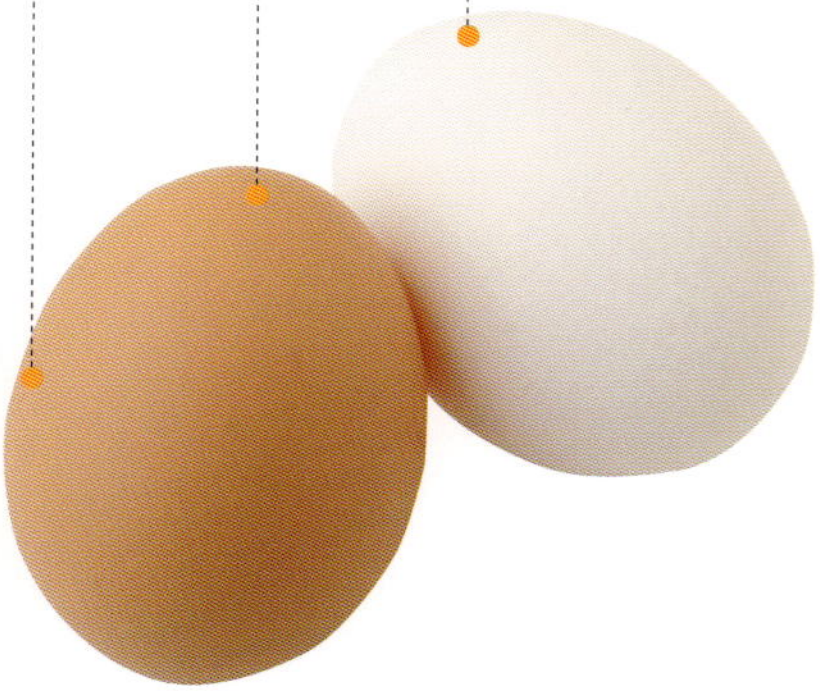

生で食べる場合、夏場以外は２週間程度もつ。加熱すれば１か月程度。夏は冷蔵庫で保存

ココがすごい！

- 免疫力を高める
- 栄養バランスが非常によい

基本データ

育った環境をチェックして質のよいものを購入する。できれば生産者がわかるものを購入する
自然に近い環境で育てられ(平飼い)、自然なエサを食べている鶏の卵が理想的。詳細は158～159ページ

がんに効く栄養素

コリン（82ページ）
リゾチーム（82ページ）

認知症だけでなくがんも予防する

卵の黄身に含まれているコリンという成分には、脳の働きを活性化させて認知症の予防に働くのではないかという期待が寄せられています。また、卵白に含まれているリゾチームという成分は、免疫力を高めると言われています。

アメリカのノースカロライナ大学が３０００人以上の女性を調査した研究では、コリンを多くとっている人は乳がんのリスクが24％低下したという結果が出ています。

質のよいものを1日1個食べよう

これ以外にも、卵にはヒナが成

長するための豊富な栄養素が含まれていて、完全食品と呼ばれるほどです。栄養価の高さも評価されていますから、滋養強壮にいいことは間違いありません。

ただし、卵を購入する際には"質"に気をつけましょう。狭いケージに押し込められて、抗生物質入りのエサを食べている鶏の卵はおすすめできません。

また、最近は栄養素を添加している卵も販売されていますが、自然のエサを食べてのびのび育った鶏の卵であれば、余計なものを添加する必要はありません。

自然の状態で、質のいいエサを与えられて育った鶏の卵は高価ですが、治療中はできるだけ安心できる品質のものを選びましょう。

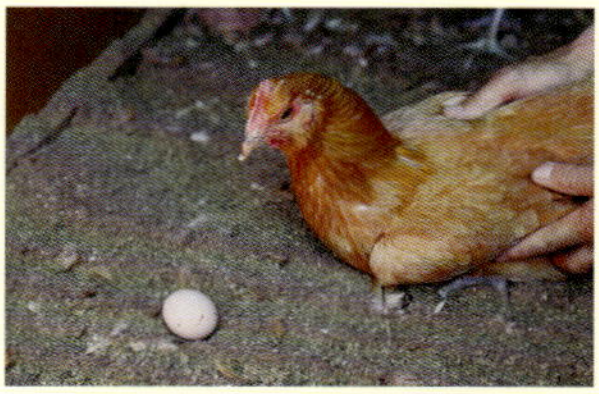
卵の質はそれを産む親（鶏）に左右される

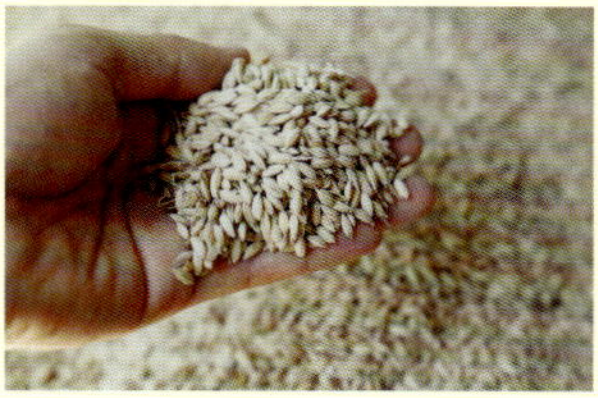
ビタミンEなどを人工的に添加した鶏の卵よりも、自然なエサを食べた鶏の卵のほうがよい

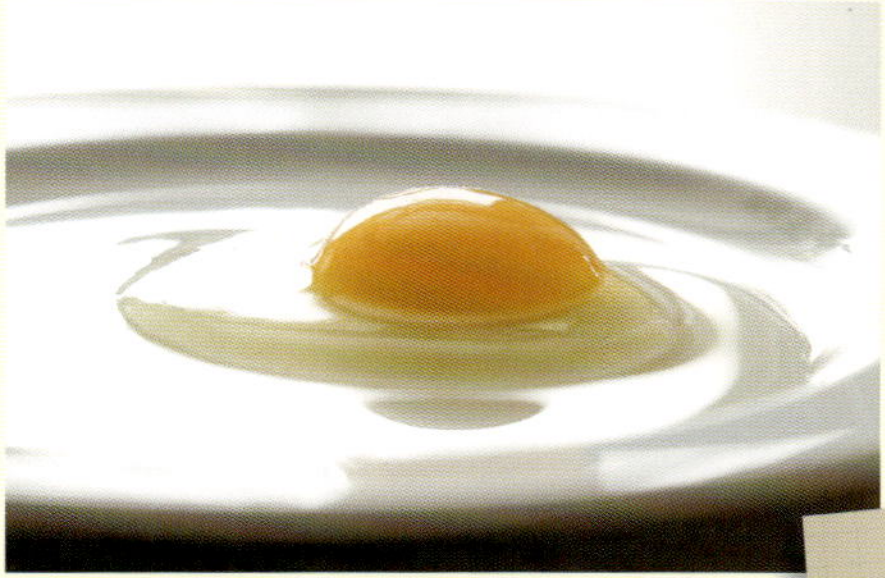
新鮮な卵は割ったときに黄身と白身が二層にはっきり分かれる

スープをつくるときのポイント

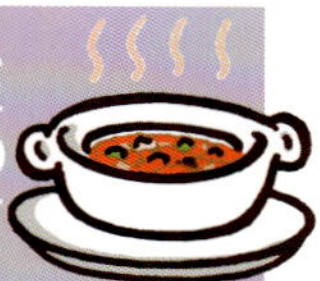

購入するときはココに注意！

卵は物価の優等生と呼ばれるほど値段が上がっていません。それは、昭和30年代に「飼育法」が改正され、それまで主流だった「平飼い」から「ケージ飼育」に移行したためです。ケージ飼育の鶏は、運動不足で病気予防のために抗生物質入りのエサを食べて育ちます。治療中は質にこだわって選びたいものです。

自然のエサで育った鶏の卵の黄身はきれいなレモン色をしているものが多い。

スープでとりたい食材　その5

玉ねぎ・ねぎ

選ぶときのポイント

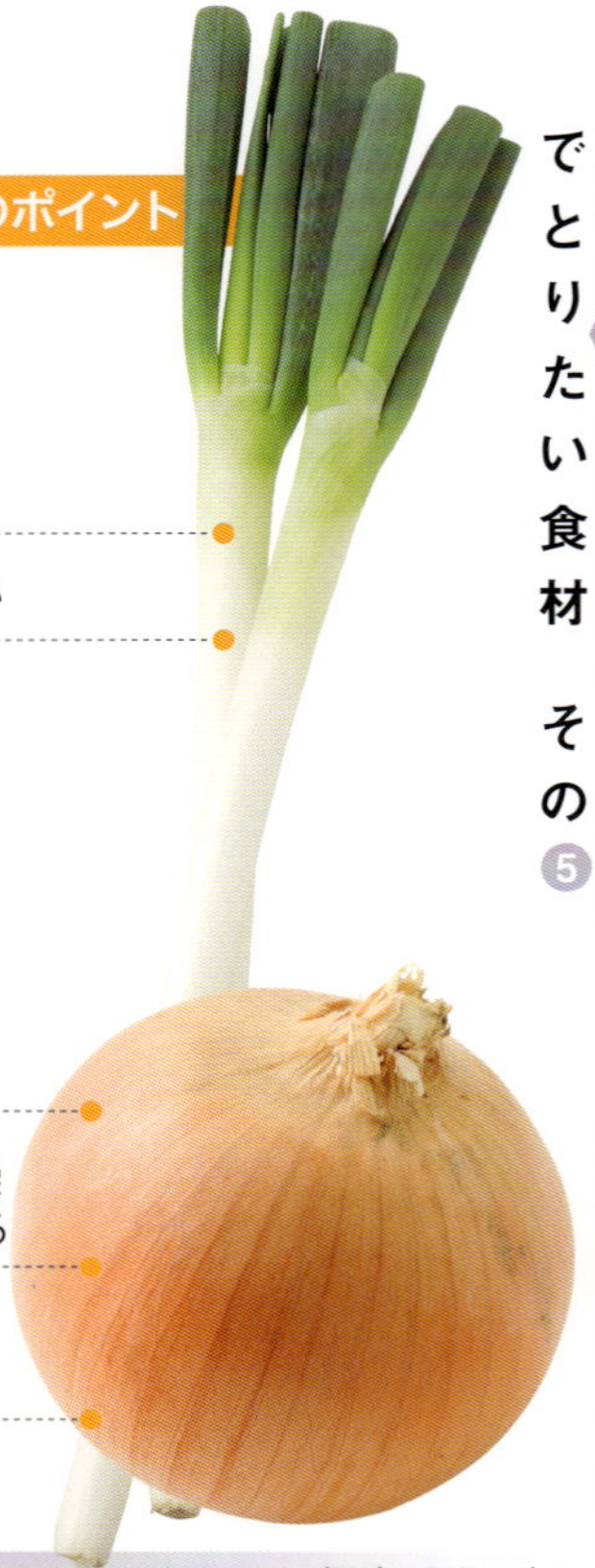

長ねぎ

- かたくしまってみずみずしい
- 葉の緑色が濃い

玉ねぎ

- ずっしりと重い
- 首の部分が乾燥してしまりがある
- 上部を押してもへこまない

玉ねぎは風通しのいいところに保存すれば1～2か月もつ。ねぎは新聞紙に包んで冷蔵庫で保存

ココがすごい!

- 免疫力を高める
- NK細胞を活性化する
- クエン酸代謝を正常にする

基本データ

新玉ねぎの旬は春(4～5月)。収穫後に1か月ほど乾燥させて出荷する。新玉ねぎは水分が多く日持ちしない

長ねぎの旬は冬(11～12月)。寒くなるほど甘みが増し、やわらかくなる。全国でつくられ1年中流通している

がんに効く栄養素

ビタミンB_1（183ページ）
硫化アリル（185ページ）
ケンフェロール（84ページ）
ケルセチン（85ページ）

ビタミンB_1の吸収を助ける硫化アリル

がんを促進する要因のひとつにクエン酸代謝の異常があります。ビタミンB_1をとるとクエン酸代謝がスムーズに働くようになり、がん予防に働きます。

玉ねぎや長ねぎに含まれている硫化アリル（アリイン）には、体外に排出されやすいビタミンB_1が体内で効率よく吸収されるようにする作用があります。アリインはねぎ類のにおい成分のもとで、こまかく切って空気にふれるとアリシンに変化します。

アリシンにはNK細胞を活性化させる作用があるので、免疫力を高め、がん予防に働きます。

玉ねぎにはこのほかに、ケン

フェロールやケルセチンなど抗酸化作用の強いポリフェノールが含まれています。ケルセチンは発がん物質を抑制することがわかっています。長ねぎや小ねぎの緑色の部分には免疫力を高めるβカロテンが含まれています。

薬味として活用しても　スープの具材にもおすすめ

アリシンをたくさんつくるには、こまかく刻んでしばらく放置しておくとよいと言われます。刻んだものは料理の風味づけ（薬味）として活用しましょう。ドレッシングにもおすすめです。

スライスして水にさらすと、生でも食べられます。辛味や刺激が苦手な人は、みそ汁やスープに入れて食べてもいいでしょう。

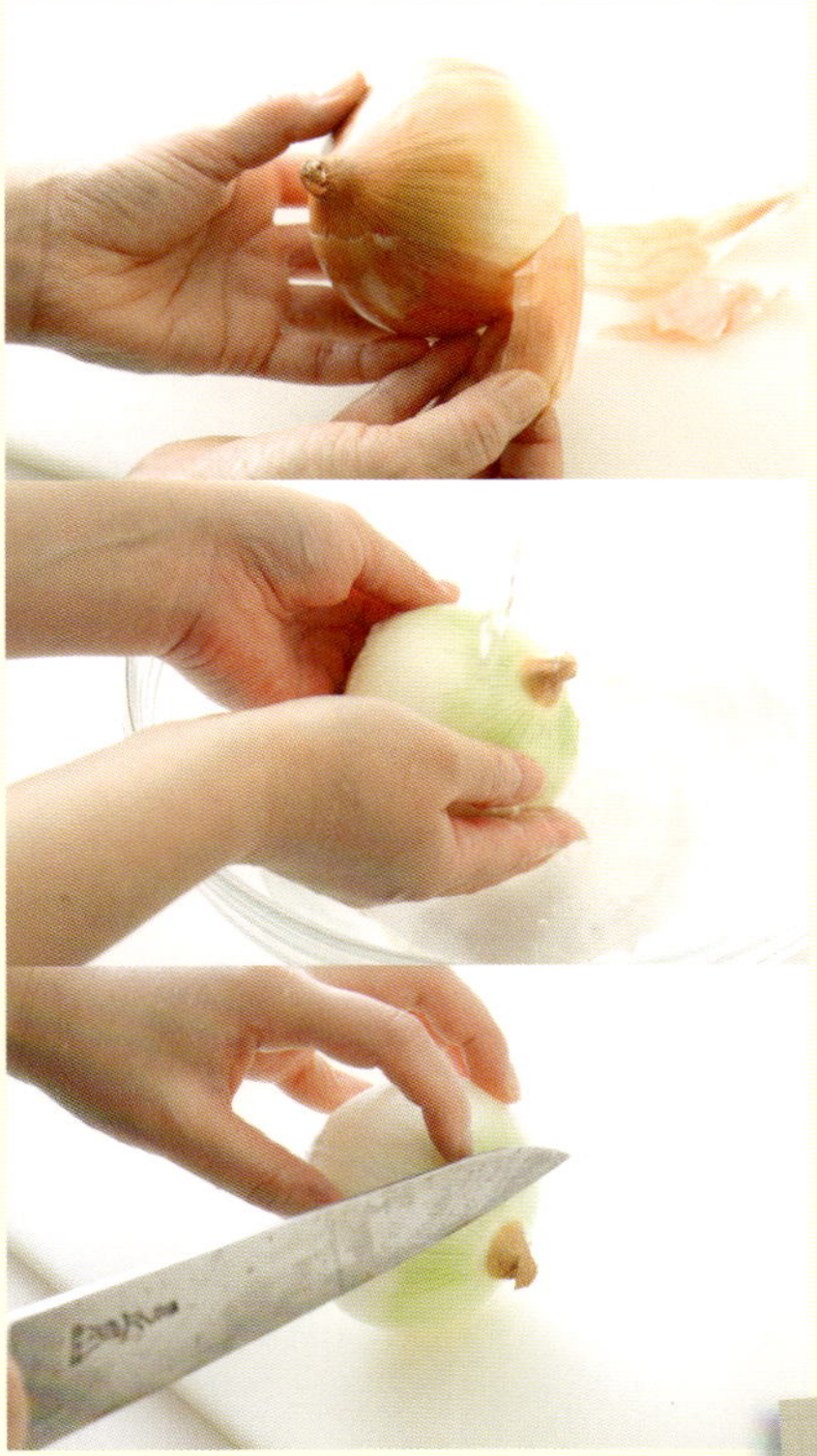

玉ねぎは茶色い薄皮をむいて水で洗い、茶色い部分や汚れている部分を切り落とす

スープをつくるときのポイント

購入するときはココに注意！

玉ねぎ、泥つきの長ねぎは皮をむいて調理するので、農薬の心配はそれほどありません。購入する際には産地や鮮度に気をつけましょう。下処理の際に泥やカビをしっかり落としてください。

レシピはコチラ！
75ページ
99～100ページ
102～104ページ
109ページ
112ページ

小ねぎは風味をよくするために薬味としてよく用いられる。玉ねぎ、長ねぎはスープの具として大活躍。常備しておこう

長ねぎは泥つきのほうがよい。その場合、泥のついた外皮をむいてから流水でよく洗う

スープでとりたい食材 その6

にんにく

選ぶときのポイント

- 大きさのわりに重いもの
- 芽が出ていないもの
- かたくしまっているもの

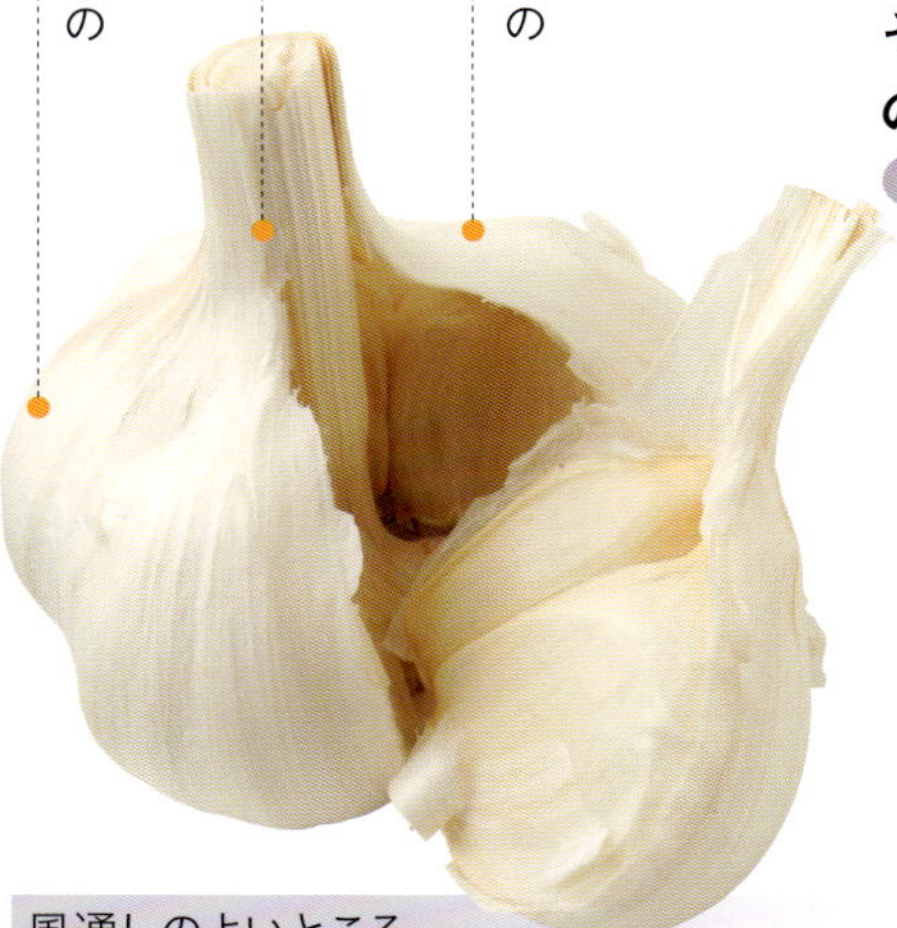

風通しのよいところで保存すれば1か月程度もつ。長期保存する場合は新聞紙に包んで冷蔵庫へ

ココがすごい!

- 免疫力を高める
- 発がん抑制作用がある
- クエン酸代謝を正常にする

基本データ

新にんにくの旬は春から初夏(4～8月)。国産にんにくの約70%は青森県産
中国産が流通しているが農薬の心配があるので国産を選んだほうが安心

がんに効く栄養素

硫化アリル(185ページ)
アホエン(86ページ)
アリキシン(86ページ)
セレン(182ページ)

抗がん作用のある成分が複数含まれる

スタミナをつけ、疲労回復効果があることで知られるにんにくには、免疫力を高める作用があります。にんにくに含まれる硫化アリルは、ビタミンB_1の吸収を助けてクエン酸代謝を正常にしたり、体内の発がん物質を抑制する酵素の働きを高めたりします。

また、にんにくを切ったときにできるアホエンには強い抗酸化作用があり、がん予防に働きます。にんにくを長期保存するときにできるアリキシンにも発がん抑制効果があることがわかっています。

京都府立医科大学特任教授の西野輔翼教授の研究で、マウスの実験で皮膚がんの発生が抑制されたことが明らかになりました。

ほかにも、がんの要因のひとつである過酸化脂質を、分解する酵素をつくるために欠かせないセレンも含まれています。

アメリカでの評価はとても高い

アメリカ国立がん研究所が作成した「デザイナーフーズ・ピラミッド」（179ページ参照）では最上位に評価されています。

アメリカと中国で行われた調査ではにんにくの摂取量が増えると胃がんが減少し、週に1回以上ににんにくを食べる人は、食べない人よりも大腸がんのリスクが約半分と低いこともわかっています。

食べすぎは禁物ですが、1日1かけ程度とるとよいでしょう。

スープをつくるときのポイント

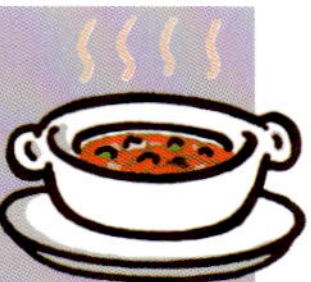

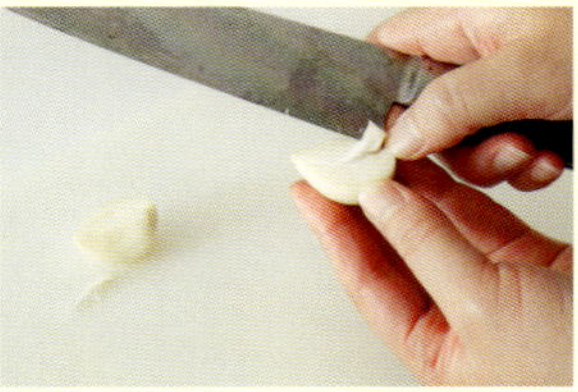

半分に切って芽を取り除く

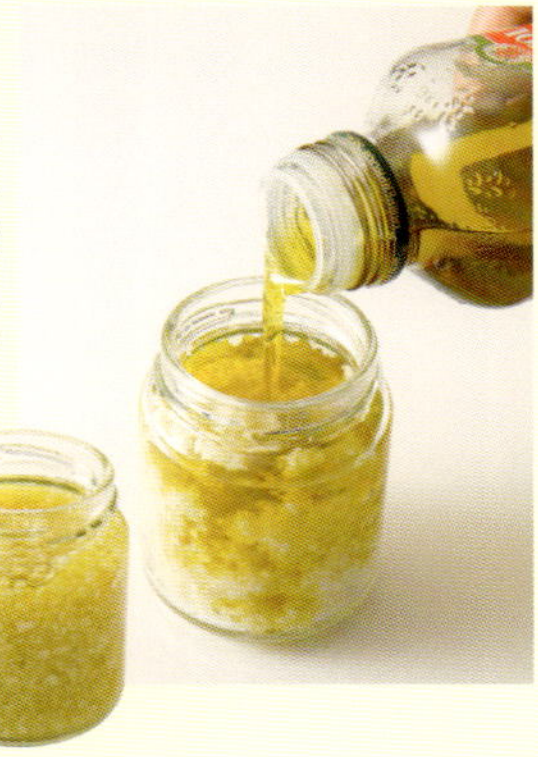

ガーリックオイルを常備しておくと便利。みじん切りにしたにんにくを煮沸消毒した保存瓶に入れ、オリーブ油かごま油を注ぐ

ごま油　オリーブ油

購入するときはココに注意！

なんといっても国産品が安心です。時間のあるときにガーリックオイルをつくっておいて活用するとよいでしょう。にんにくは生で食べると粘膜への刺激が強く、空腹時に食べたときや胃腸が弱い人は、胃痛、胸やけを招くことがあります。加熱調理して食べるようにしましょう。

レシピはコチラ！
100ページ
110～111ページ

ガーリックオイルを使うと、香りがよく、うま味が出るので、減塩でも十分おいしい味つけになる

炒めものをするときの油にガーリックオイルを使うと、にんにくの栄養素を効率よくとることができる。冷蔵庫で2～3か月保存可能

スープでとりたい食材 その⑦

きのこ

選ぶときのポイント

- 肉厚でカサが開いていない（しいたけ）
- しまっていて形がよい
- ぬめりのないもの
- 軸が太いもの（しいたけ）

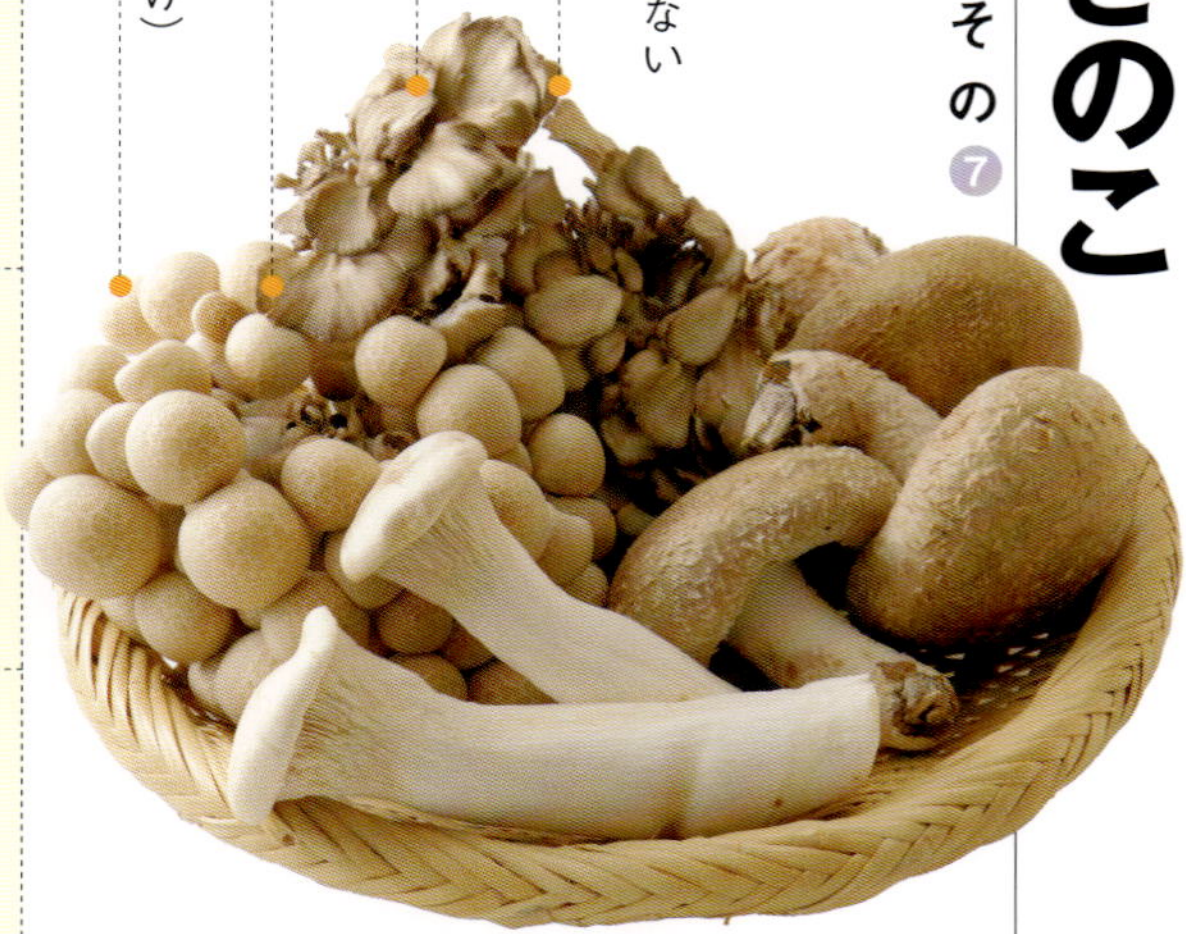

パック入りのものはそのまま冷蔵庫へ。ポリ袋に入れてもよい。早めに食べきる

ココがすごい!

- 免疫力を高める
- がん予防に働くさまざまな成分を含んでいる
- 腸内環境を改善する

基本データ

野生のきのこの旬は秋(9〜11月)
一般に流通しているきのこのほとんどは人工栽培されたきのこ。旬はない

がんに効く栄養素

βグルカン（185ページ）
MDフラクション（88ページ）
レンチナン（89ページ）
食物繊維（182ページ）

抗がん剤にもなった きのこの免疫賦活力

きのこ全般に含まれているβグルカンには、小腸のリンパ組織（パイエル板）を刺激して、免疫細胞を活性化させる働きがあることが確認されています。その免疫賦活力は非常に強く、国立がんセンターではβグルカン由来の抗がん剤を開発したほどです。

ほかにも、きのこにはさまざまな抗がん作用のある成分が含まれています。

まいたけに含まれているMDフラクションは、免疫細胞を活性化させてがんを抑制すると言われており、マウスの実験で、抗がん剤よりも強力ながん抑制作用があることがわかっています。

神戸薬科大学の難波宏彰名誉教授によると、ヒトの臨床試験でも、抗がん剤と併用することで、がんの転移が抑制され、肺がん、乳がん、肝臓がんが縮小することが確認されています。

群馬大学医学部の倉茂達徳名誉教授によると、しいたけを食べると免疫力が高まり、がん予防効果があることが確認されています。さらに、しいたけに含まれるレンチナンという成分はがんの治療薬として実用化されています。

ほかにも、きのこには腸内環境を改善する食物繊維が豊富に含まれています。手頃な価格で1年中手に入るきのこは、毎日でもとりたい食べ物の代表です。

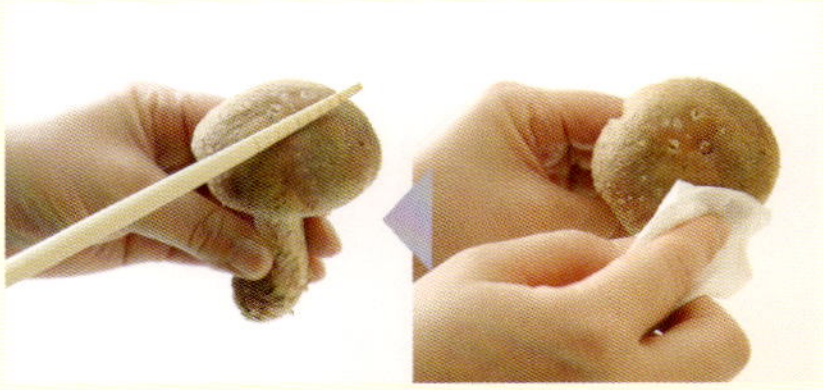

しいたけはペーパータオルでカサを拭き、菜箸などでカサをたたいてほこりを落とす

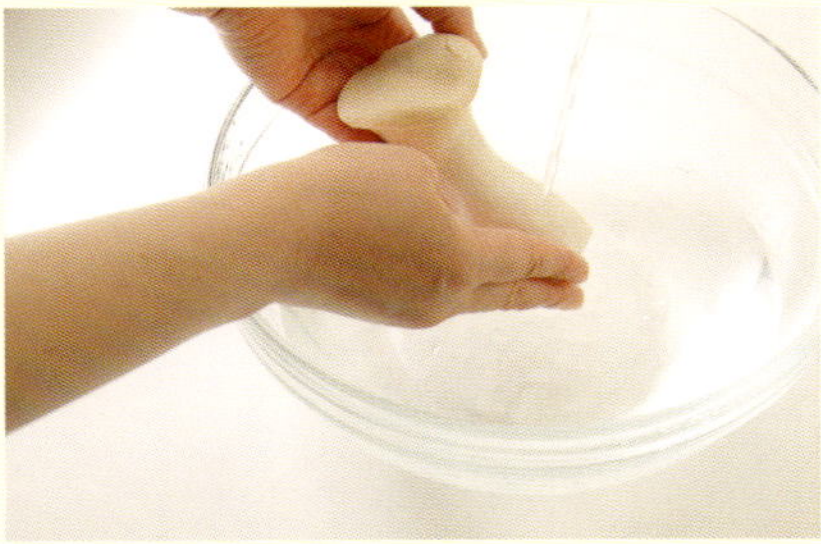

エリンギはさっと洗って根元のかたい部分を切り落とす

スープをつくるときのポイント

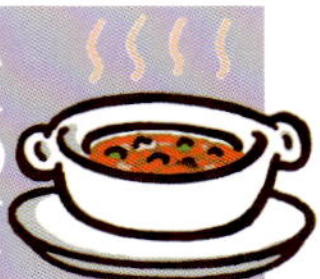

購入するときはココに注意！

自然な環境で育ったきのこのほうが栄養的にはすぐれていますが、現実的には入手するのはなかなか難しいでしょう。毎日食べることを考えると、人工栽培されたものを活用するようにしましょう。きのこの下処理をせず、そのまま調理する人もいるようですが、汚れを落としたほうが安心です。

レシピはコチラ！

98ページ
103ページ
109～110ページ

スープに入れて毎日とりたい。食物繊維が多いので胃腸の機能が低下しているときは避けるか控えめに

なめこはざるにあげて流水でさっともみ洗いするとよい。しめじやえのきたけも流水でさっと洗うとよい

スープでとりたい食材 その8
海藻

選ぶときのポイント

- 国産のものが安心
- 肉厚で弾力があるもの
- 色が濃いもの

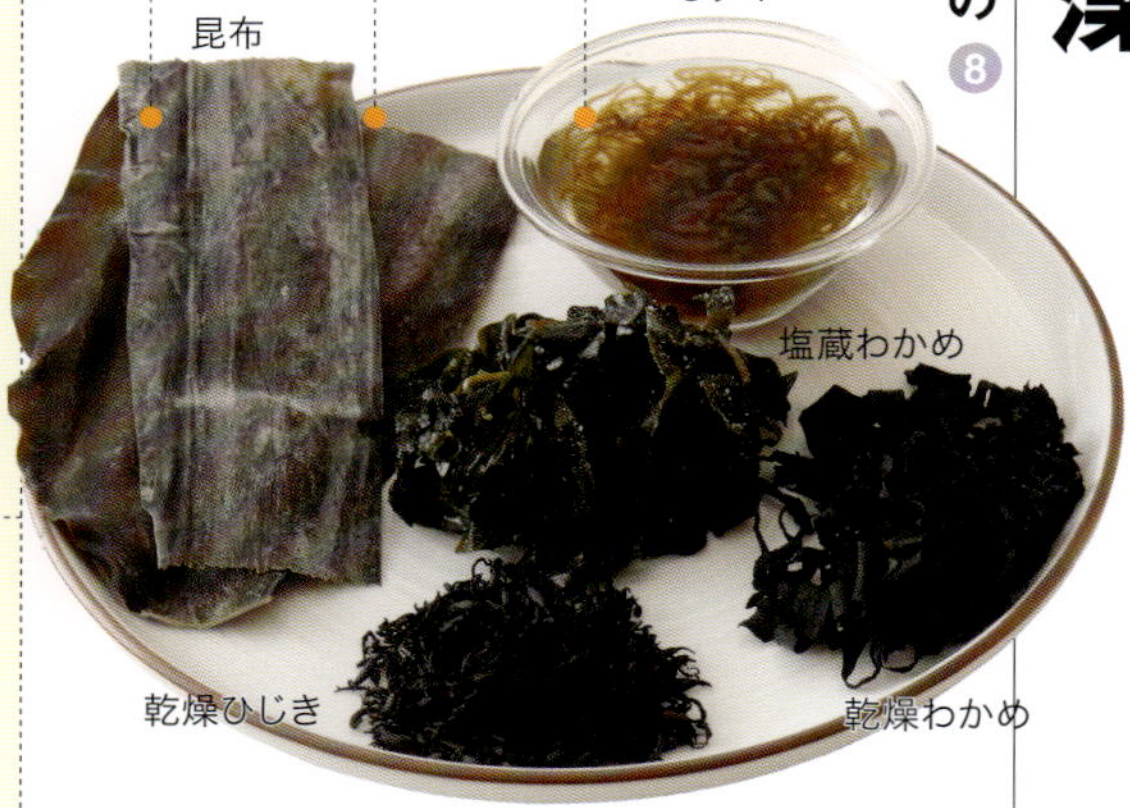
もずく
昆布
塩蔵わかめ
乾燥ひじき
乾燥わかめ

乾燥しているものは冷暗所で長期間もつ。塩蔵は冷蔵庫で1～2週間程度もつ(開封後)

ココがすごい!

- **免疫力を高める**
- **がん細胞を自滅させるフコイダンを含んでいる**
- **がん細胞の増殖を抑える**

基本データ

昆布の旬は夏、わかめともずくの旬は春から夏にかけて

乾燥、塩蔵など長期間保存できるよう加工されているものがほとんど。使い勝手がいいのは乾燥させたもの

がんに効く栄養素

フコイダン(184ページ)
フコキサンチン(184ページ)
セレン(182ページ)
カリウム(181ページ)

がん細胞を自滅に追い込む成分

海藻にはがんに効く成分がたくさん含まれています。きのこと同様、毎日食べていただきたい食材のひとつです。

海藻のぬめり成分であるフコイダンには、がん細胞を自滅(アポトーシス)させる働きがあることが明らかになっています。

がん細胞は放っておくと増殖を繰り返し、正常な細胞を浸食していきます。それを防ぐのがフコイダンです。フコイダンは正常な細胞を攻撃することなく、がん細胞だけを攻撃してDNAを破壊してアポトーシスに導きます。

フコイダンには、ほかにもがん細胞に栄養を送る新生血管がつくられるのを抑制して、がん細胞の増殖を抑える働きもあります。がん細胞を攻撃するＮＫ細胞を活性化させるとも言われています。

京都府立医科大学の西野輔翼特任教授によると、海藻のフコキサンチンには強力な抗がん作用があり、マウスの実験で皮膚がんや十二指腸がん、神経芽細胞腫などの発生や増殖が抑えられることが確認されています。

日本人は、かつては海藻をたくさん食べていましたが、食生活の欧米化とともに摂取量が減ってきています。周囲を海に囲まれた日本では、海藻はいつでも手に入れることのできる自然からの贈り物です。積極的に活用して食卓に取り入れましょう。

スープをつくるときのポイント

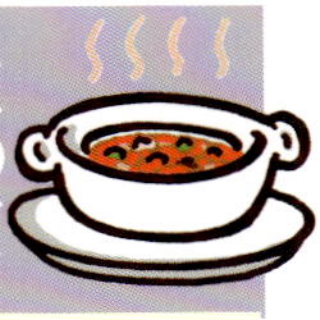

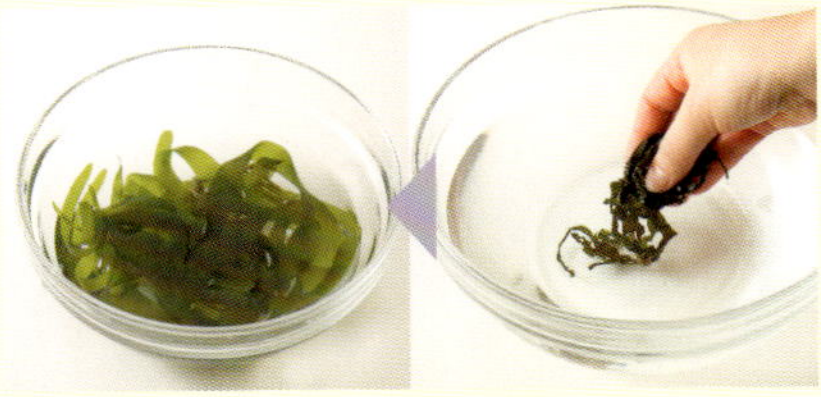

塩蔵わかめは塩を水で洗い流してから、水につけて戻し、水けをよくしぼる

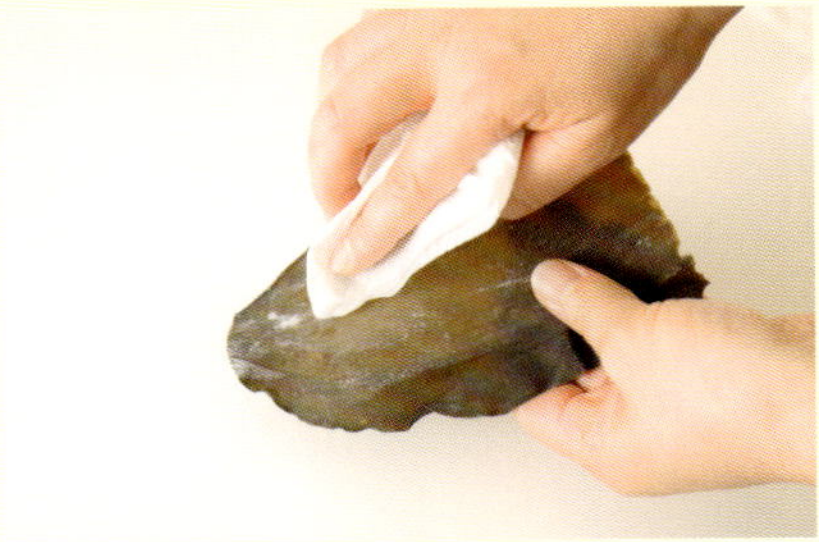

乾燥昆布はかたくしぼった濡れぶきんで表面を拭く

購入するときはココに注意！

国産ものが安心です。産地を選んで購入しましょう。下処理をする際には、塩蔵品はたっぷりついた塩をよく落としてから使いましょう。乾燥品に含まれている塩分は自然のものなので、そのまま使ってかまいません。

スープに海藻を入れると、自然の塩分とうま味が出て、おいしいスープになります。

レシピはコチラ！

109ページ
111ページ

輸入ものに比べると割高にはなるが、品質を考えると国産品を選んだほうが安心

塩蔵もずくは塩蔵わかめと同じようにして戻す。乾燥わかめやひじきはたっぷりの水につけて戻す

スープでとりたい食材　その9

いも類など

ココがすごい!

●がん細胞の増殖を抑える(さつまいも)
●免疫力を高める(山いも・かぼちゃ)
●体内のミネラルバランスを正常にする(じゃがいも)

選ぶときのポイント

ずっしりと重いもの
皮にハリがあるもの
切り口が新鮮なもの

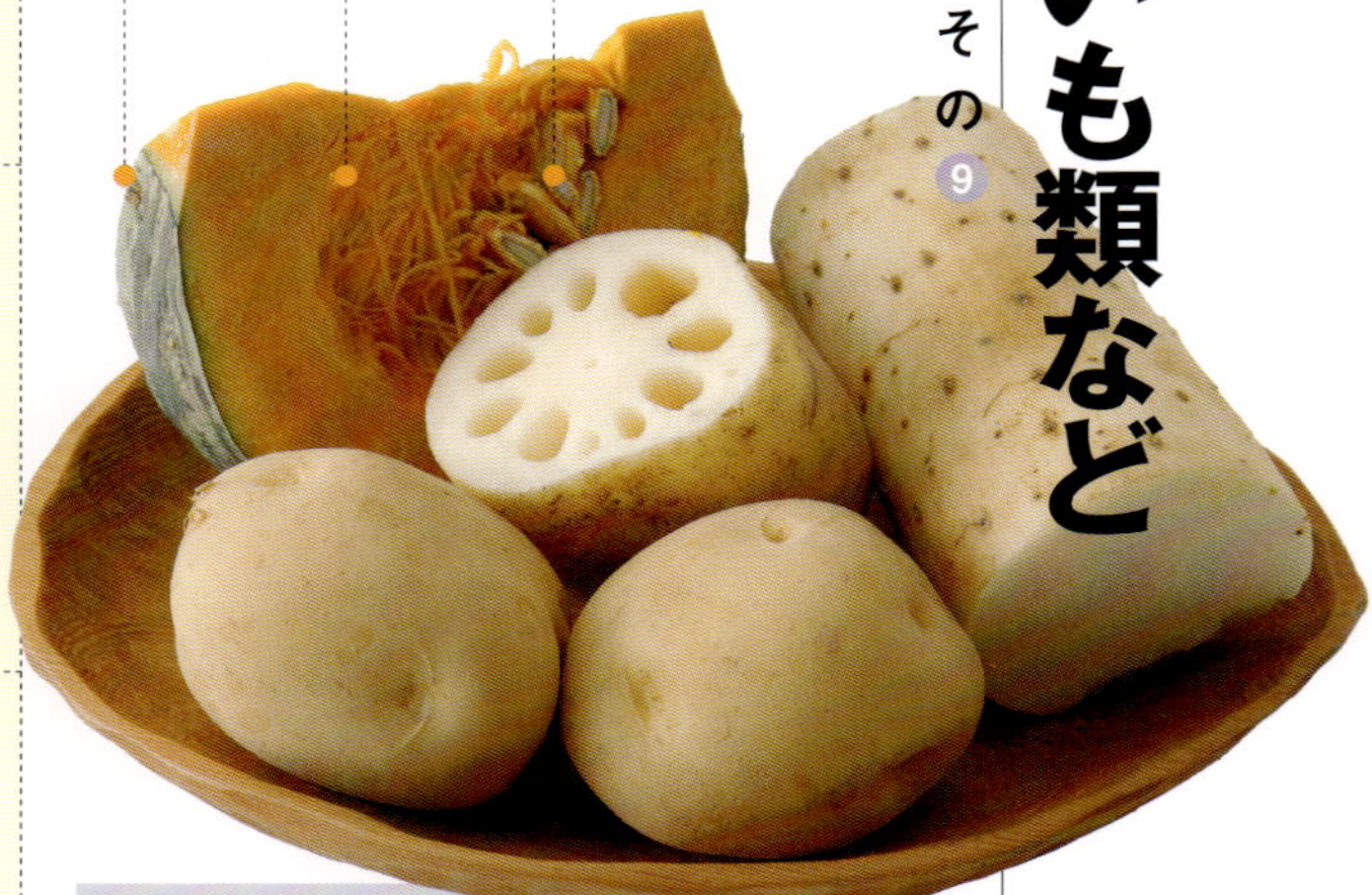

カットしたものは
ラップに包んで冷蔵庫へ。切っていないものは
新聞紙などで包み風通しのよいところで保存

基本データ

じゃがいもの旬は春から秋にかけて、さつまいもの旬は秋、山いもの旬は冬
どれも保存性が高く、きちんと管理すれば長期間保存できる。そのため1年中流通している

がんに効く栄養素

ガングリオシド
(92ページ)
カリウム(181ページ)
ビタミンC(183ページ)
ムチン(93ページ)

注目されている さつまいもの抗がん成分

尚絅女学院短期大学(現・尚絅学院大学)の道岡攻教授(当時)の研究で、さつまいもに含まれるガングリオシドという成分に、がん細胞の増殖を抑える働きがあることがわかりました。さつまいもはしぼり汁としぼりカスのどちらにも、がんを抑制する作用があるそうです。

ほかのいも類にも共通することですが、食物繊維が豊富に含まれているので、腸内環境を改善して免疫力アップに働きます。

また、熊本大学名誉教授である野原稔弘教授の研究で、じゃがいもにもがん細胞の増殖を抑える作用があることがわかりました。抗がん剤に比べると中程度ですが、培養したヒトの大腸がん細胞、肺がん細胞、乳がん細胞、胃がん細胞の増殖を抑えたそうです。

免疫力を高める山いも・かぼちゃ

山いもはヌルヌルとしたねばりがあります。このねばり成分には胃粘膜を保護したり、血糖値の上昇を抑えたり、コレステロールの排泄を促すなどさまざまな健康効果があります。漢方では山いもは滋養強壮に効く、免疫力を高める食べ物とされています。

かぼちゃは免疫力をアップさせるβカロテンを豊富に含んでいます。水分が少なくジュースには向かないので、スープで食べたほうが栄養素を効率よくとれます。

スープをつくるときのポイント

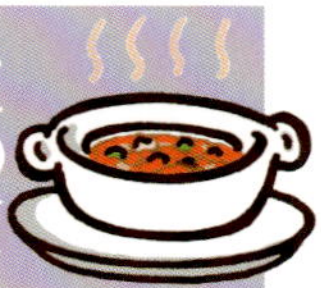

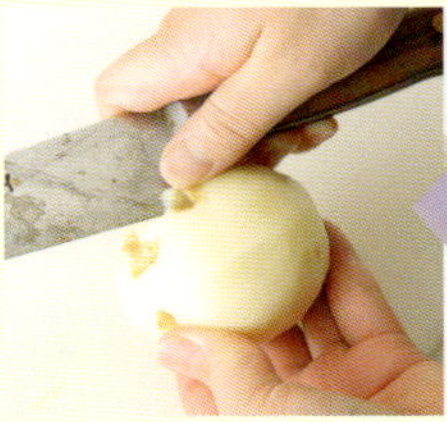

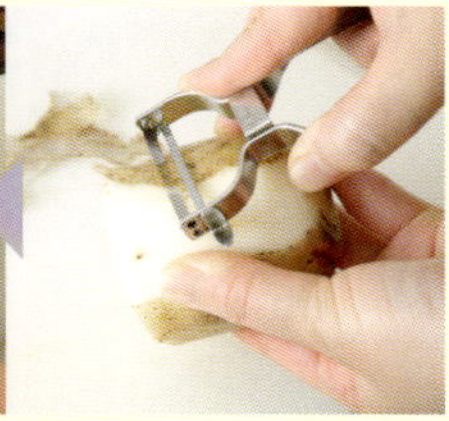

じゃがいもはピーラーで皮をむき、包丁で芽を取る

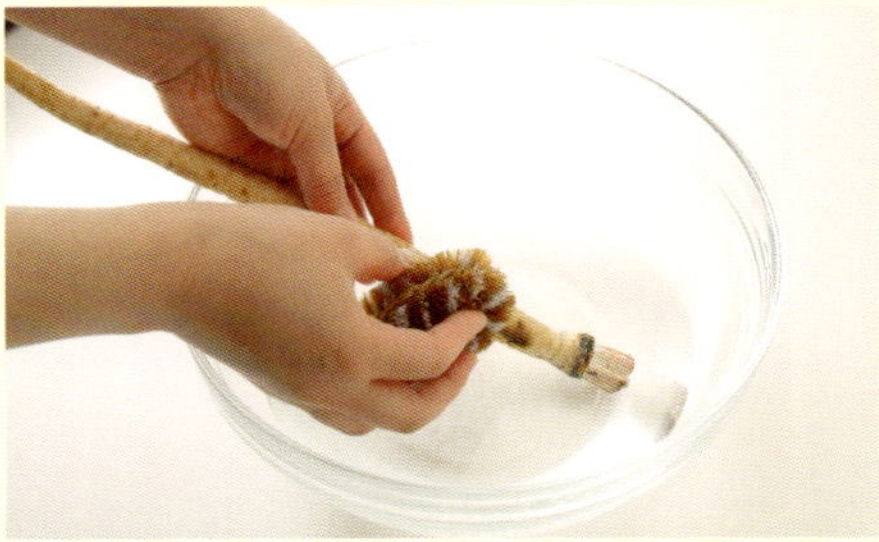

ごぼうはタワシでこすったり、包丁でこそぐようにして皮をむく

購入するときはココに注意！

いも類など地中で育つ作物は、残留農薬は少なめですし、皮をむいて調理するので、農薬の心配はそれほどありません。いも類やかぼちゃ、れんこんなど不溶性食物繊維を多く含むものは、コトコト煮込んだスープで食べると消化しやすく胃腸への負担が少なくてすみます。毎日とって欲しい食材のひとつなので、スープの具として活用しましょう。

レシピはコチラ！
75ページ
99ページ
101～103ページ

いも類は旬の季節にかぎらず1年中、国産ものが手に入るのも魅力。スープの材料として活用しよう

山いもに含まれる消化酵素は加熱すると失われる。すりおろして酢じょうゆを少したらして食べるとよい

スープでとりたい食材 その10
クセのある野菜

選ぶときのポイント

- 葉にハリがある
- 葉の緑色が濃い
- 茎がしっかりしている

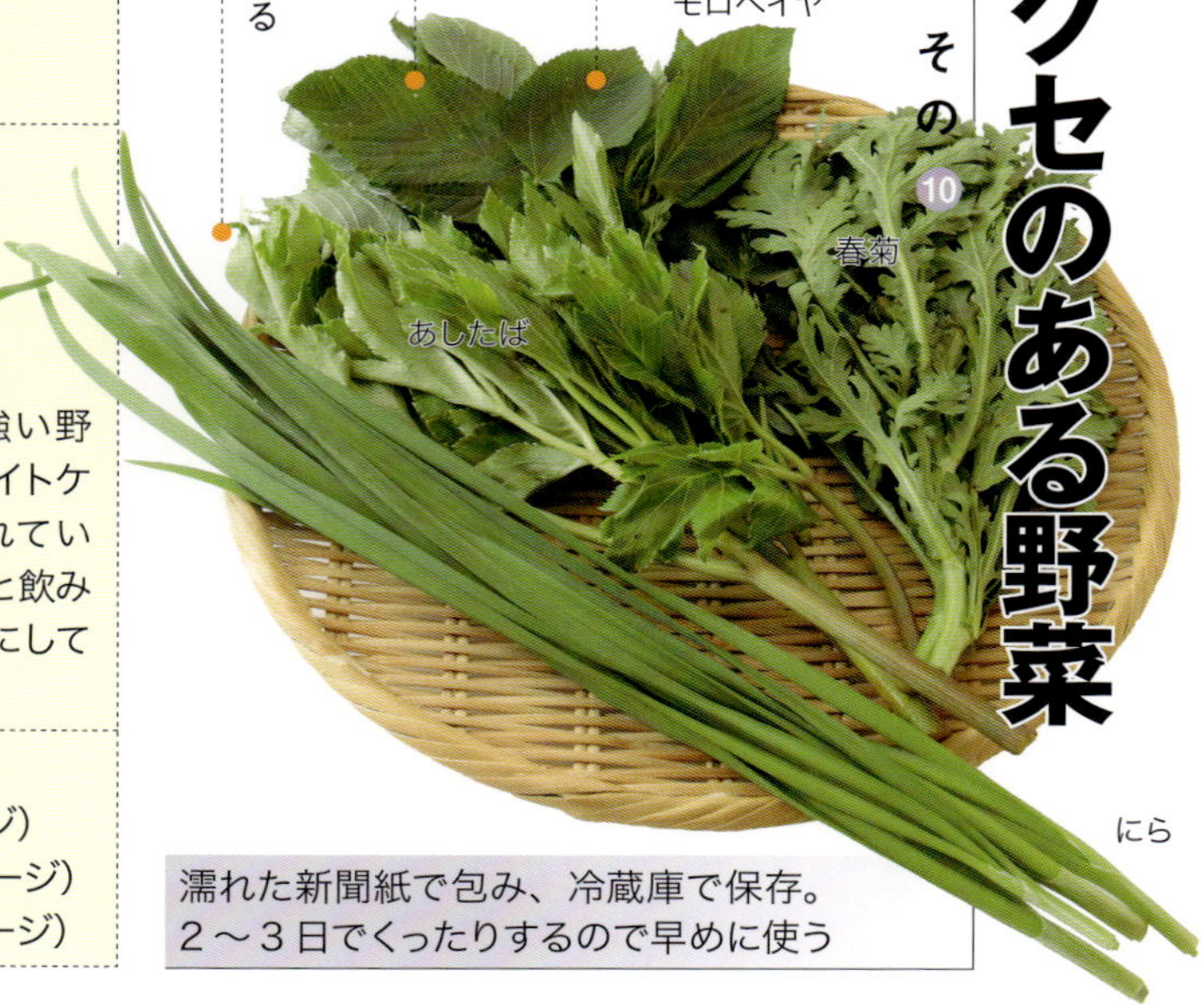

濡れた新聞紙で包み、冷蔵庫で保存。2～3日でくったりするので早めに使う

ココがすごい!

- 免疫力を高める
- 強い抗酸化作用があるファイトケミカルを豊富に含んでいる
- 抗がん作用がある（あしたば）

基本データ

あしたばとモロヘイヤの旬は夏、にらの旬は冬から春、春菊の旬は冬から春
えぐみやにおいが強い野菜は、それだけファイトケミカルが多く含まれている。ジュースにすると飲みにくい人は、スープにしてもよい

がんに効く栄養素

カルコン（181 ページ）
βカロテン（184 ページ）
ビタミン E（183 ページ）

抗がん作用があるあしたば

あしたばは八丈島の特産品として知られていますが、健康効果が非常に高いと注目されています。青汁の原料にも使われるほどです。セリ科の植物には抗がん作用があることで知られています。明治薬科大学の奥山徹教授(当時)が、セリ科植物のがん抑制効果を調べたところ、あしたばに含まれるカルコンという成分がもっとも強いことがわかりました。マウスの実験では皮膚がん、肺がん、大腸がんの抑制効果が確認されています。

栄養豊富なモロヘイヤ

特別な抗がん作用が確認されているわけではありませんが、その栄養価の高さが非常に評価されているのがモロヘイヤです。特にβカロテンの含有量は突出していて、100g中に10000μgと飛び抜けています。ほかにもビタミンB群、ビタミンEも野菜のなかでは多く含まれています。カリウムも豊富です。

春菊やにらにも、βカロテンやビタミンCなど抗酸化物質が多く含まれています。

これらの葉物野菜も、旬の季節には積極的にとりましょう。

ただ、モロヘイヤは切るとねばりが出るので、ジュースにすると飲みにくいという人もいます。春菊やにらなど、香りが強い野菜も好みが分かれます。

生では苦手という人はスープに入れて食べるといいでしょう。

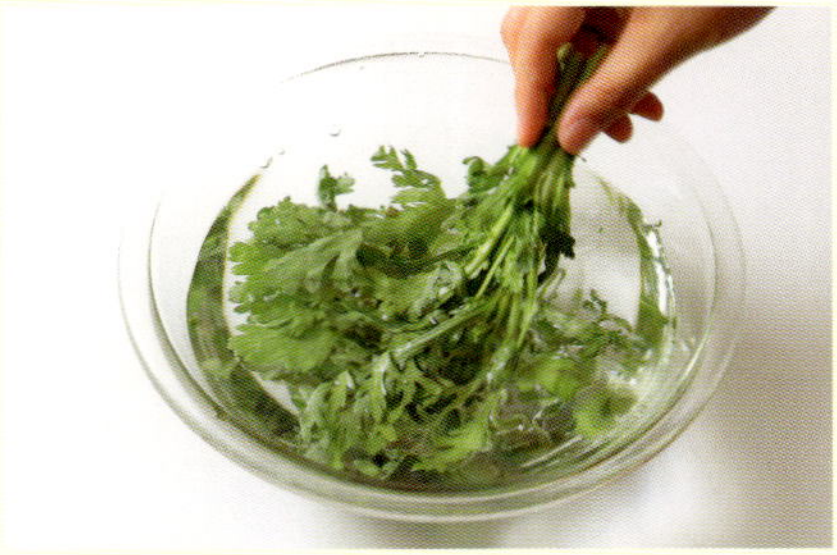

葉物野菜はたっぷりの水でふり洗いする

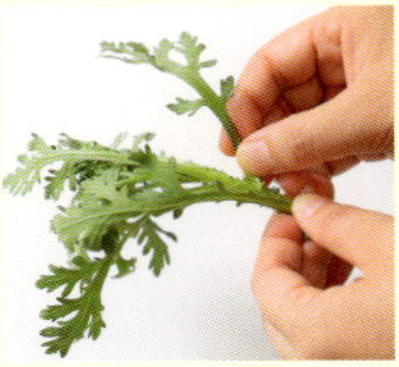

春菊やモロヘイヤ、あしたばは葉をつむ

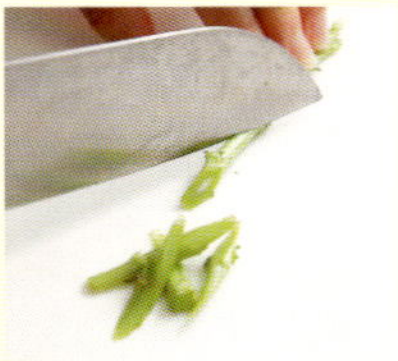

春菊の茎はかたいところを切り落とし、2～3cmの斜め切りにする

スープをつくるときのポイント

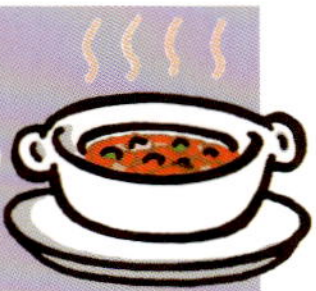

購入するときはココに注意！

葉物野菜は食べる部分に農薬がかかるので、残留農薬の心配がいも類などに比べると高めです。無農薬や有機栽培のものを選ぶのが理想ですが、手に入らない場合には流水でよく洗ってから調理するようにしましょう。

レシピはコチラ！

61ページ
101ページ
105ページ

モロヘイヤはクセが少ないがねばりがある。あしたばは苦味が強いので天ぷらなどにしてもよい

葉野菜はあまり日持ちしない。くったりしたものは、水につけてからペーパータオルで包み、冷蔵庫に入れるとシャキっとする

スープでとりたい食材 その⑪

大豆・大豆加工食品

選ぶときのポイント

- 国産大豆を使っている
- 食品添加物を使用していない
- 加工食品は品質表示を必ずチェックする

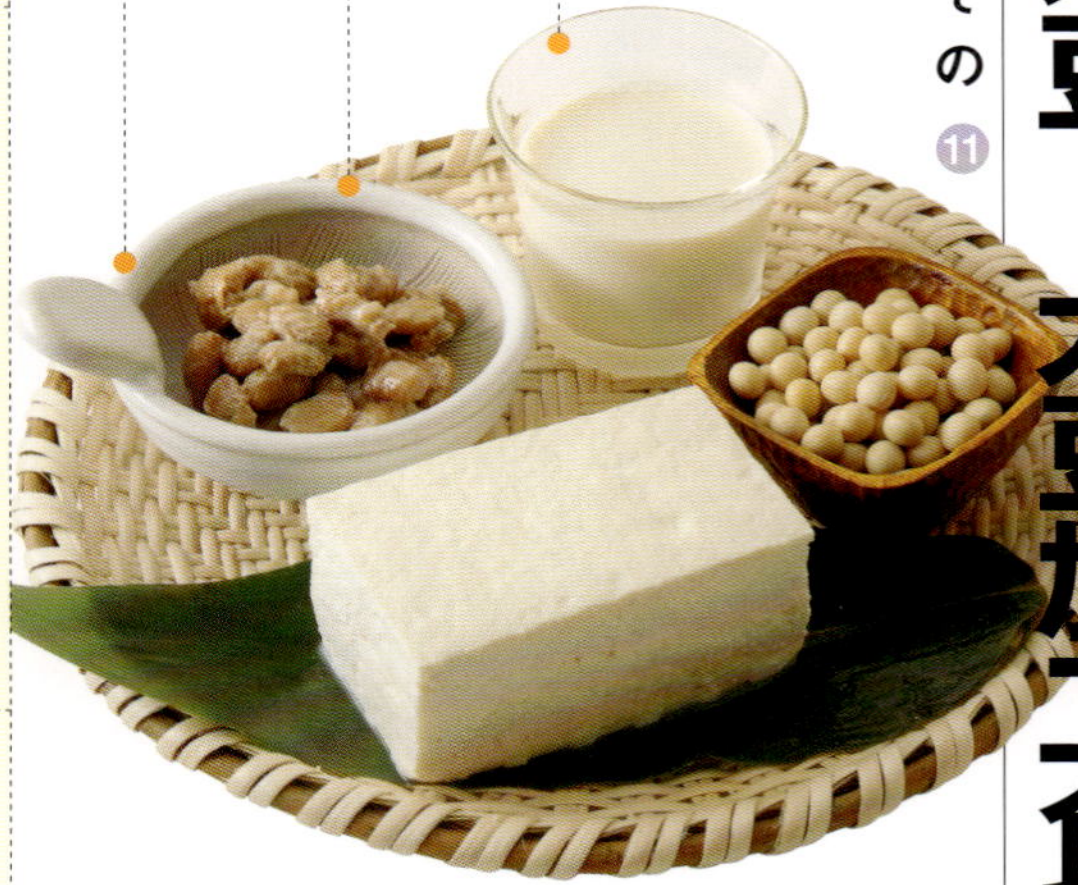

冷蔵庫で保存。表示されている消費期限を守る。乾燥大豆は常温で密封して保存

ココがすごい!

- 発がんを抑制する
- 乳がん、前立腺がん予防効果が報告されている

基本データ

大豆の旬は秋。乾燥させた大豆が1年中流通している。大豆を加工した豆腐、納豆、豆乳などの加工食品もたくさんある
加工食品を購入する際は、必ず品質表示を確認して食品添加物が入っていないもの、もしくは少ないものを選ぶ

がんに効く栄養素

植物性たんぱく質（182ページ）
イソフラボン（180ページ）
ビタミンB_1（183ページ）

がんのリスクがない植物性たんぱく質

80ページで動物性たんぱく質をとりすぎると、がんの増殖が促進されることを紹介しました。同じ研究で、植物性たんぱく質はたくさんとっても、がんが増殖しないという結果が出ています。

たんぱく質は生命維持に欠かせない大切な栄養素です。動物性たんぱく質を控えるのですから、植物性たんぱく質は積極的にとらなければなりません。

植物性たんぱく質摂取におすすめなのが、質のよいたんぱく質を含む大豆や大豆加工食品です。乾燥大豆、豆腐、納豆、油揚げ、厚揚げ、豆乳など、大豆にはさまざまな加工食品がありますから、これらをどれかひとつでいいので毎日とるようにしましょう。

　大豆に含まれるイソフラボンには、乳がんや前立腺がんを抑制するという研究報告があります。

　また、大豆胚軸という大豆の芽になる部分には、豆の部分よりも強い抗がん作用があることもわかっています。

加工食品を上手に活用しよう

　大豆そのものは食物繊維を多く含んでいるため消化しにくく、腸に負担をかけることがあります。消化しやすい豆腐や豆乳、動脈硬化予防に効果のある納豆などの加工食品は、消化しやすいのでおすすめです。

スープをつくるときのポイント

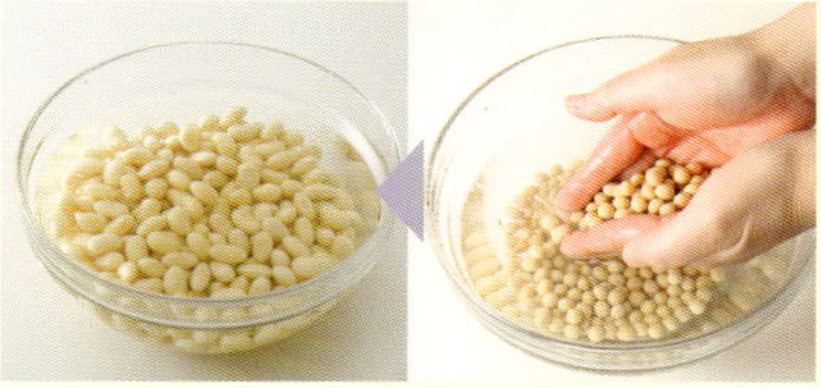

乾燥大豆はこすり洗いしてから、たっぷりの水につけて一晩おく

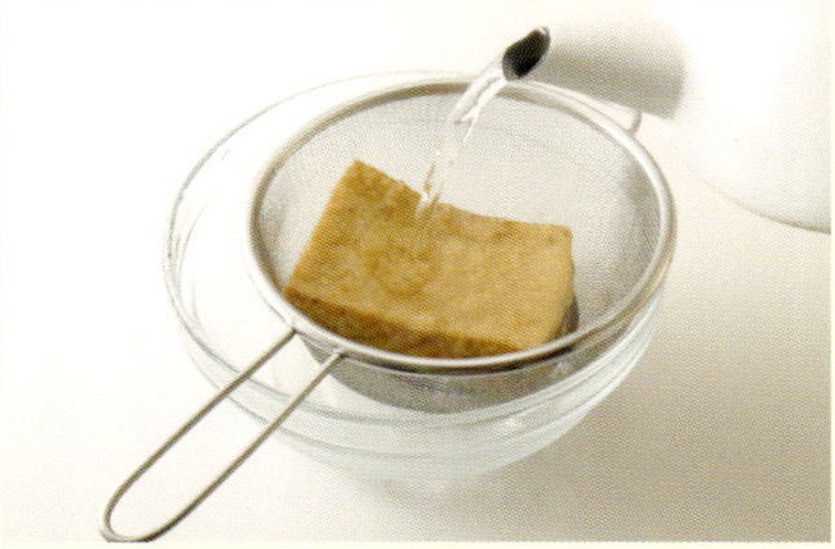

油揚げや厚揚げは熱湯をかけて油抜きをしてから使う

購入するときはココに注意！

　大豆は国産のものかどうかチェックしましょう。アメリカから輸入している大豆のほとんどは、安全性が確認されていない遺伝子組み換え大豆です。できるだけ避けたほうが安心です。乾燥大豆を水で戻すのがめんどうなときは、缶詰やパック詰めの水煮大豆（食品添加物を使用していない）を使うと便利です。

レシピはコチラ！

103ページ
104ページ

豆腐は冷や奴や湯豆腐にして毎日食べてもいい。スープの材料にするのもおすすめ

豆乳は成分無調整のものを選ぶ。調整豆乳は食品添加物が入っているのであまりおすすめできない

がんに勝つスープ〝春〟

春の特徴は苦味のある野菜

春は冬に体内にため込んだものを外に〝出す〟季節です。春の野菜には菜の花、根三つ葉、せり、になど苦味やえぐみがあるものが多く、漢方ではこれらの野菜に体内の毒素を体外に排泄する作用があると考えられています。これらクセのある野菜はスープにして食べましょう。

　このほかにも、春にんじん、玉ねぎ、じゃがいも、グリーンピース、きぬさや、わかめなど、さまざまな食材が旬を迎えます。

生しいたけの和風だしスープ

【材料】（2 人分）

三つ葉	2 束
生しいたけ	2 枚
アスパラガス	2 本
A 昆布（だし用）	10㎝
A 水	2 と 1/2 カップ
かつおぶし	10g
酒	大さじ 1
塩こうじ	大さじ 1

作り方

1. 鍋に A を入れておく。三つ葉はざく切り、しいたけは半分に切って薄切りに、アスパラは斜め薄切りにする。
2. ①の鍋を火にかけ、沸騰したら昆布を取り出し、かつおぶしを加えて火を止める。かつおぶしが沈んだら、ざるでこす。
3. ②を火にかけて沸騰したら、しいたけ、アスパラガス、酒大さじ 1 を加えひと煮し、三つ葉、塩こうじを加える。

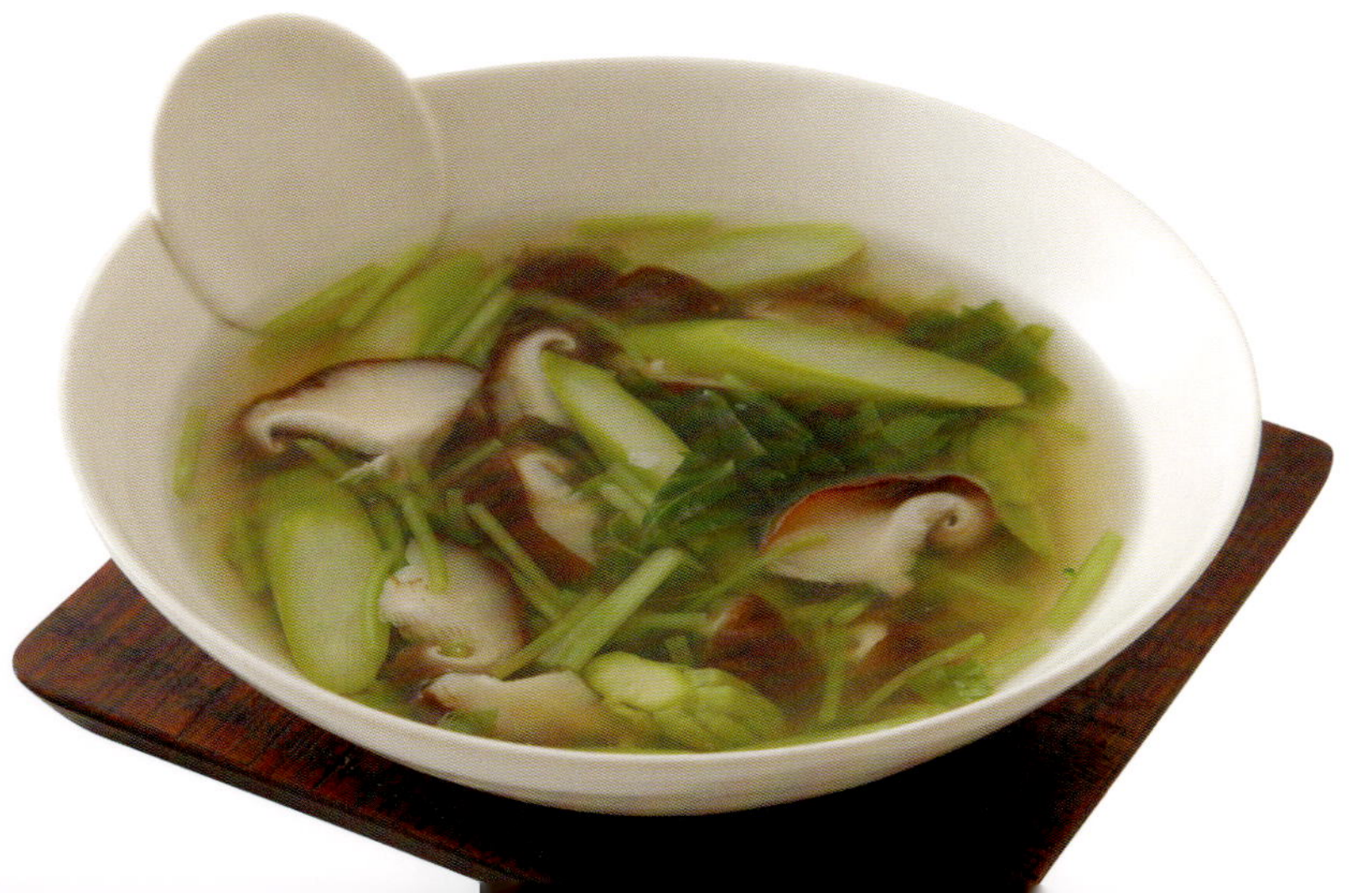

春のスープ

春野菜とあさりのスープ

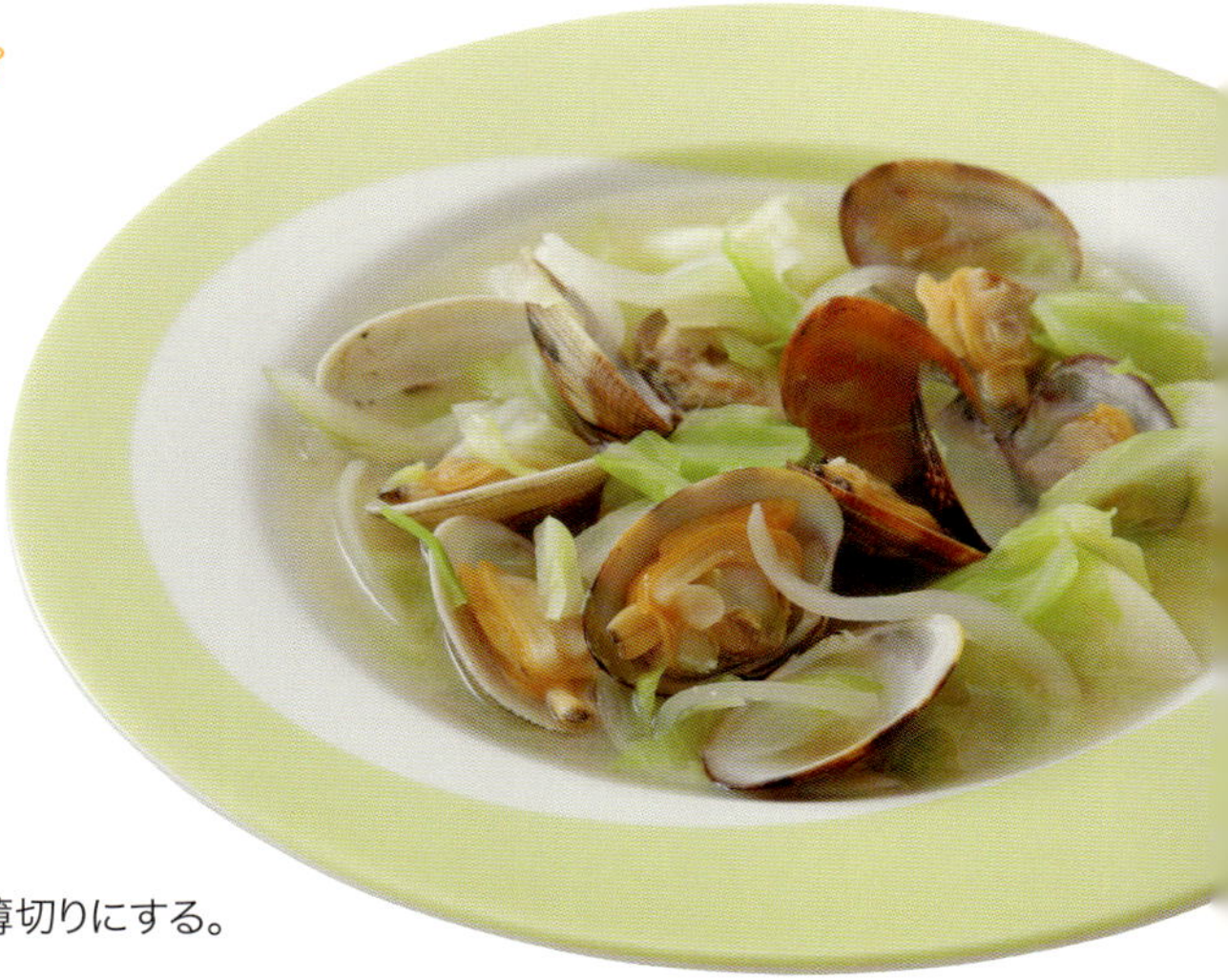

【材料】(2人分)

キャベツ……200g
玉ねぎ……1個
あさり(殻付き)……1パック(約300g)
A
- 水……2と1/2カップ
- 昆布(だし用)……1枚(20cm)

B
- 酒……大さじ3
- 水……大さじ3

みそ……大さじ1

作り方

1. キャベツはざく切り、玉ねぎは薄切りにする。あさりは砂出ししてよく洗う。
2. 鍋にAを入れて15〜20分おく。
3. 別の鍋にあさりとBを入れ、蓋をして蒸し煮する。
4. ②を火にかけて玉ねぎを加え、沸騰したら昆布を取り出し、あさりの蒸し汁、キャベツを加えて10分ほど煮る。あさりを加え、みそを溶き入れる。

じゃがいもとささ身のスープ

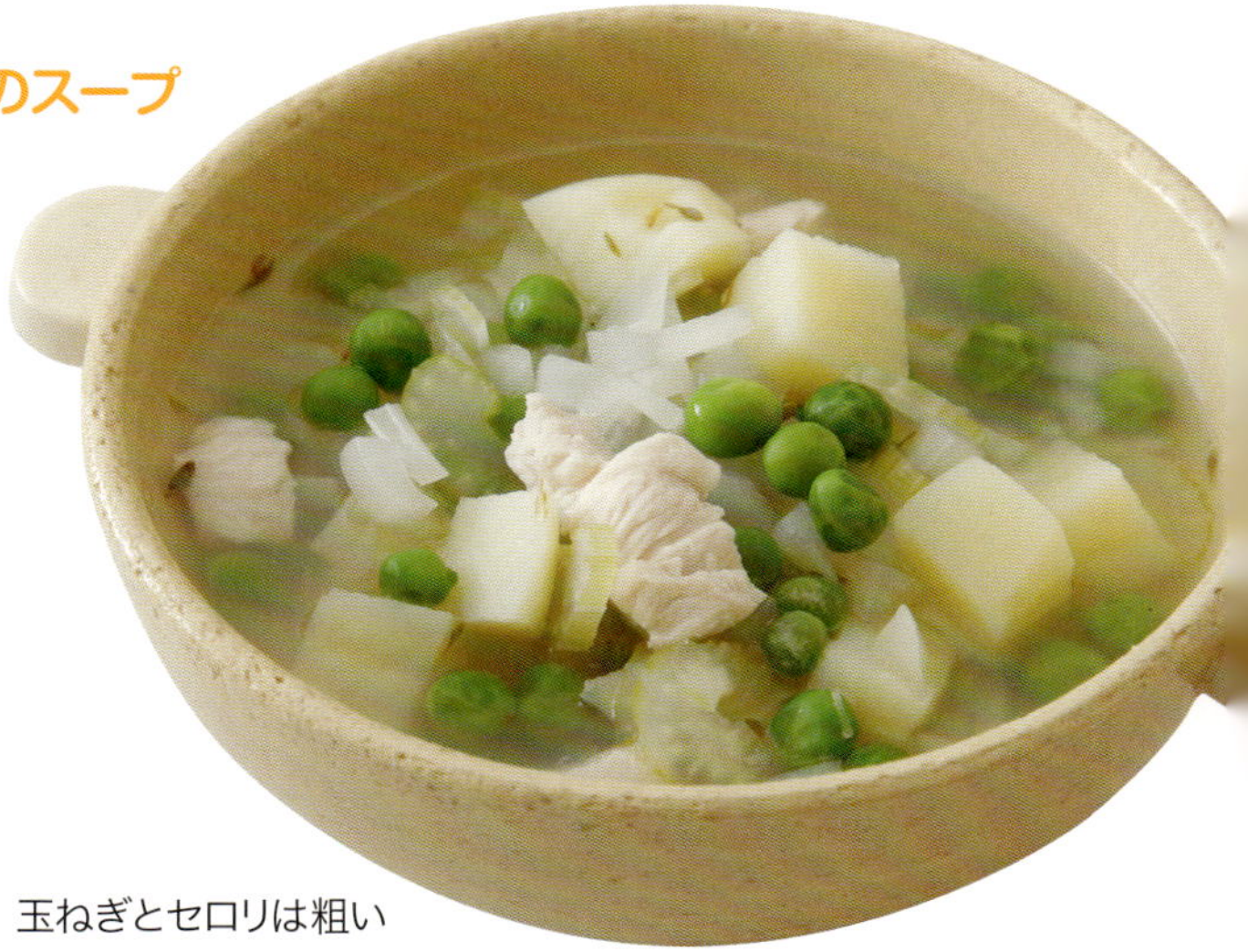

【材料】(2人分)

グリーンピース(生)……50g
じゃがいも……大1個
ささ身……2本
玉ねぎ……1/2個
セロリ……1/2本
オリーブ油……大さじ1/2
A
- 水……1と1/2カップ
- ローリエ……1枚
- タイム……2枝

塩・こしょう……各少々

作り方

1. じゃがいもは1cm角に切る。玉ねぎとセロリは粗いみじん切りにする。ささ身はそぎ切りにして酒少々(分量外)をふりかける。
2. 玉ねぎ、セロリ、じゃがいもをオリーブ油で炒める。Aを加えて火にかけ、沸騰したらささ身とグリーンピースを加える。再沸騰したら弱火にして5〜6分煮て、塩、こしょうで味を調える。

がんに勝つスープ〝夏〟

汗をしっかりかいて暑さを乗りきる季節

　湿度の高い梅雨、気温の高い夏は体調を崩しやすい時期です。熱中症の心配があるので、エアコンを上手に活用しましょう。

　できれば夏は汗をたっぷりかいて、体温を発散してすごしたほうが、からだには自然な状態です。夏野菜を使ったスープは水分補給にもなります。

　きゅうり、トマト、なすなどの夏野菜にはからだを冷やす作用があるので、暑い夏を乗りきるにはぴったりの食材です。

夏野菜のトマトスープ

【材料】(2 人分)

トマト	大 2 個
なす	1 本
ズッキーニ	1/2 本
セロリ	1/2 本
玉ねぎ	1/2 個
にんにく（みじん切り）	小さじ 1
オリーブ油	大さじ 1
水	2 と 1/2 カップ
コンソメ	小さじ 1/2
塩・こしょう	各少々
バジル	6 枚

作り方

1. なすとトマトは 2cm角に切り、ズッキーニは 1cm厚さのいちょう切り、セロリと玉ねぎはみじん切りにする。
2. にんにくとオリーブ油を火にかけ、香りが出るまで炒める。玉ねぎ、セロリを加えてしんなりしたら、なす、ズッキーニ、トマトを加え 2 ～ 3 分炒める。
3. ②の鍋に水を入れて火にかけ、沸騰したらアクを取り除き、コンソメを加える。中火で 6 ～ 7 分煮て塩、こしょうする。
4. 千切りにしたバジル(4 枚)を加えて器に盛り、残りのバジルを飾る。

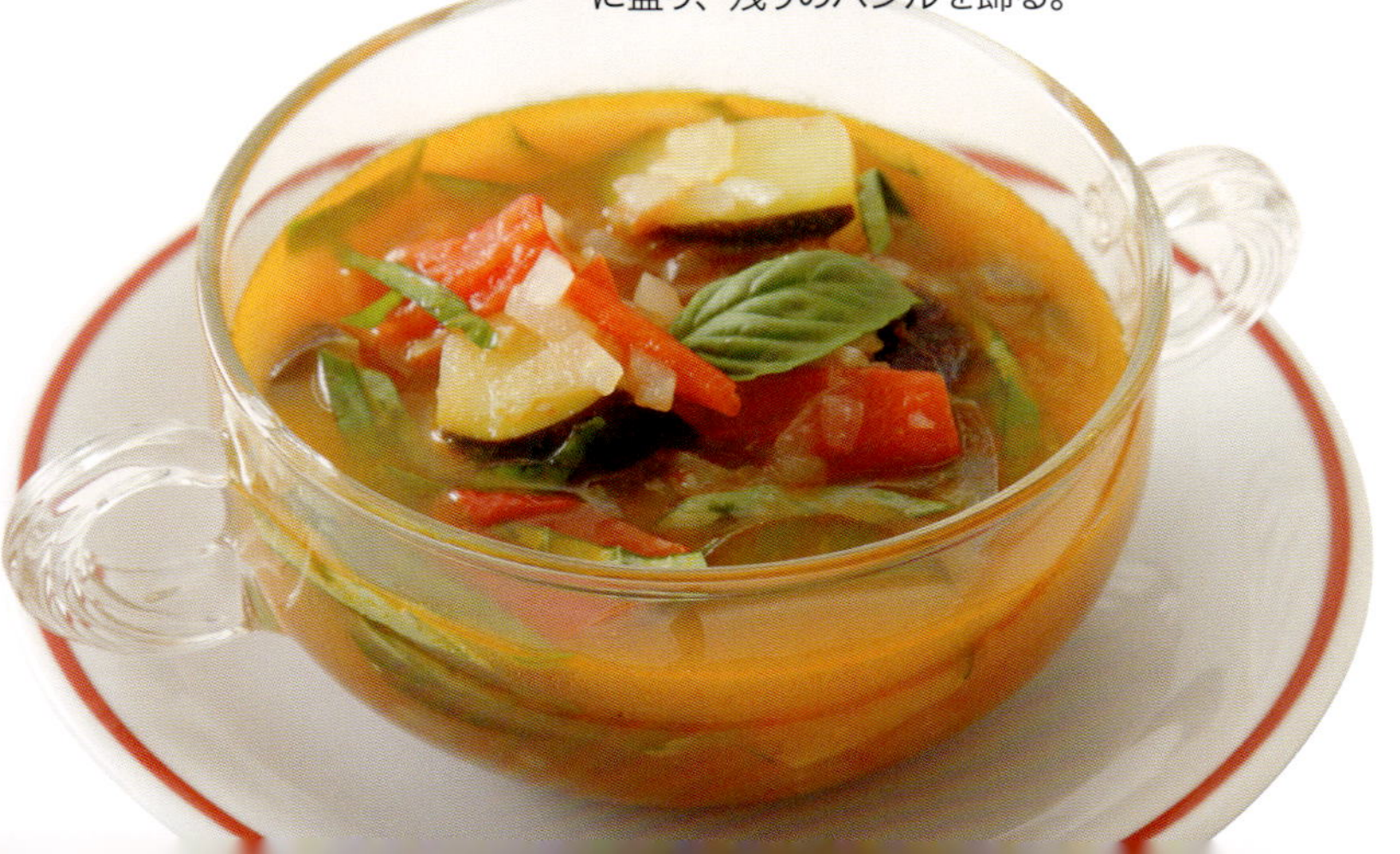

冬瓜と厚揚げの炒めスープ

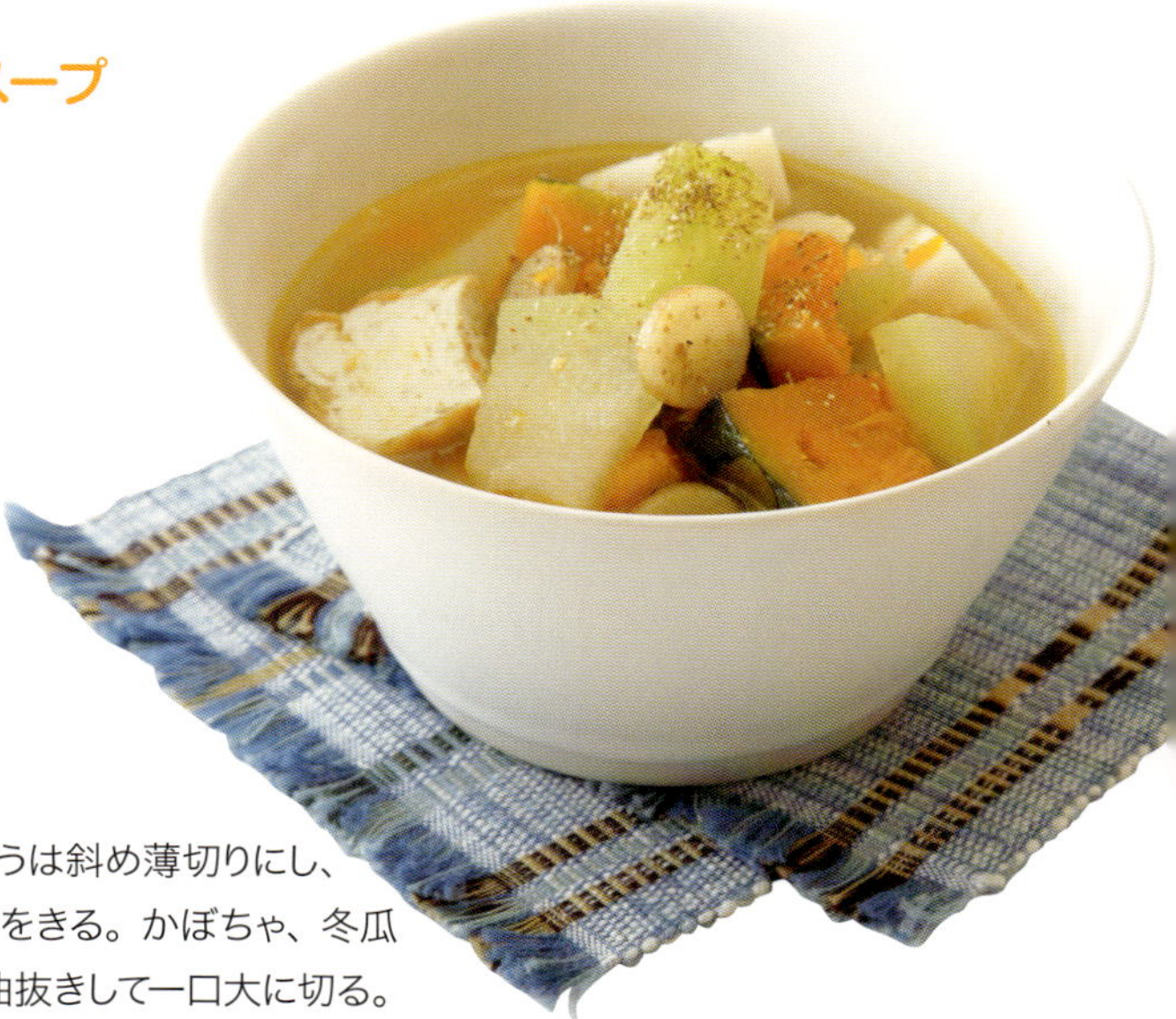

【材料】(2人分)

冬瓜……100g
れんこん……1/2節
ごぼう……1/4本
かぼちゃ……80g
厚揚げ……1/2枚
オリーブ油……大さじ1
かつお昆布だし……2カップ
しょうゆ……大さじ1
みょうが（輪切り）……1本
粉ざんしょう……少々

作り方

❶れんこんは乱切りにし、ごぼうは斜め薄切りにし、酢水(分量外)にさらして水けをきる。かぼちゃ、冬瓜は一口大に切る。厚揚げは油抜きして一口大に切る。
❷れんこんとごぼうをオリーブ油で炒め、油が回ったらかぼちゃ、冬瓜を加えて炒める。
❸だしを加え、沸騰したらアクを取り除き、中火にして野菜がやわらかくなるまで煮る。厚揚げを加えて再沸騰したら、しょうゆとみょうがを加えて火を止め、器に盛り、粉ざんしょうをふる。

モロヘイヤとオクラのスープ

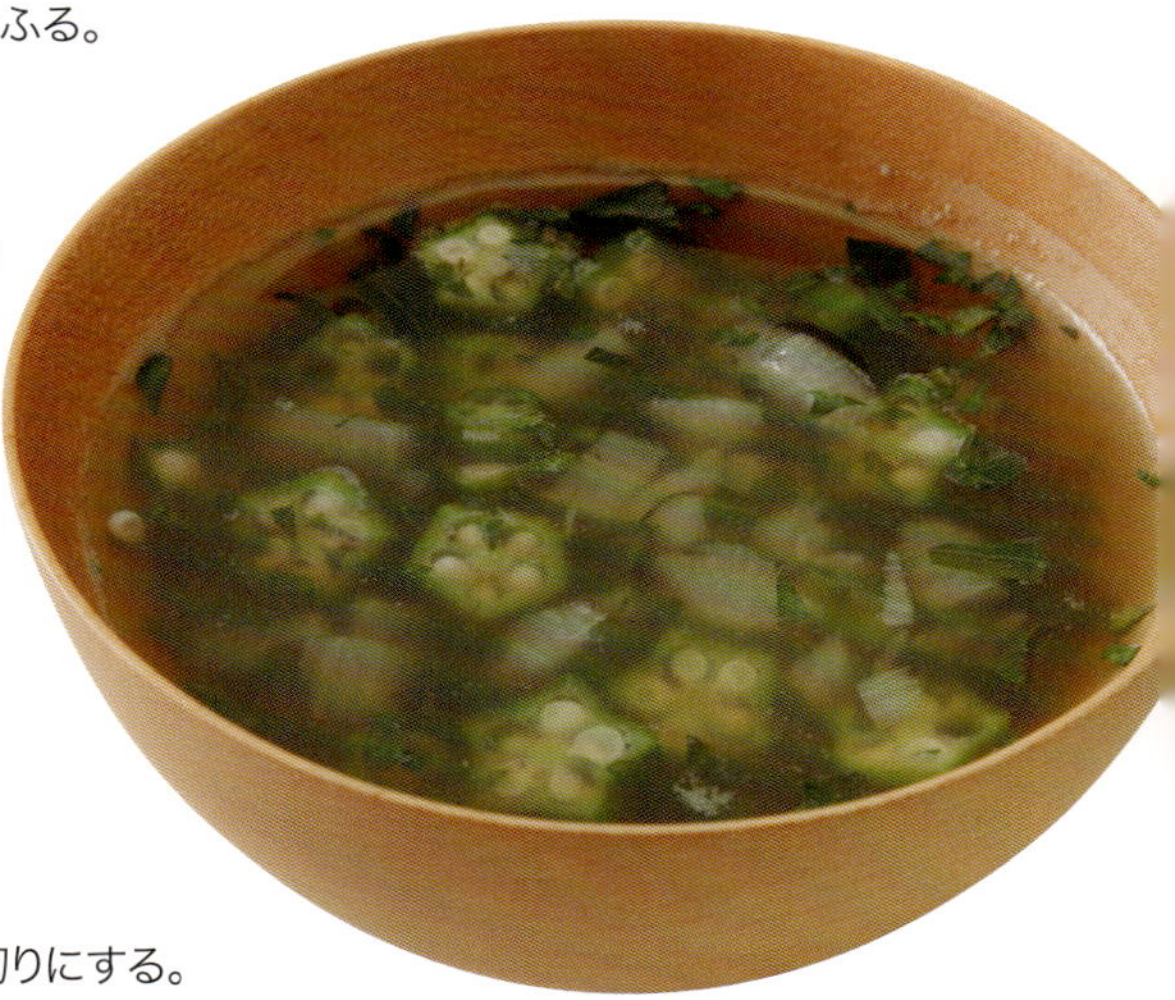

【材料】(2人分)

モロヘイヤ……1/2束
長いも……100g
オクラ……5本
A ┌かつお昆布だし
　│……2と1/2カップ
　└梅干し……1個
酒……大さじ2

作り方

❶モロヘイヤは葉をつみ、粗いみじん切りにする。オクラは厚めの輪切り、長いもは皮をむいて粗く刻む。
❷梅干しは種を取ってつぶす。
❸鍋にAを入れ火にかけ、沸騰したら酒と①を加える。
❹③が再沸騰したら火を止める。好みですりごまをふってもおいしい。

がんに勝つスープ〝秋〟

実りの季節は冬に備えてからだをつくる

米の収穫を迎え、果物やきのこ類、いも類などが旬を迎える秋は実りの季節です。

気温も湿度もちょうどよくすごしやすい季節ですが、寒い冬を乗りきるための準備期間でもあります。がんの食事療法におすすめの鮭も旬を迎えます。

食欲が出やすい季節なので、食事のおいしさや楽しさを満喫できる時期でもあります。旬の食材をたっぷり使ったスープで体力をつけましょう。

秋鮭の塩こうじスープ

【材料】(2 人分)

生鮭	2 切れ
酒	大さじ 1 と 1/2
じゃがいも	1 個
玉ねぎ	1/2 個
ごぼう	1/3 本
かつお昆布だし	2 と 1/2 カップ
酒	大さじ 3
塩こうじ	大さじ 1
七味とうがらし	少々

作り方

1. 鮭は一口大に切り、酒大さじ 1 と 1/2 をふる。
2. じゃがいもは一口大に切り、玉ねぎは薄切りにする。ごぼうは斜め薄切りにして酢水(分量外)にさらし、水けをきる。
3. 鍋にだしと②を加えて火にかけ、沸騰したら酒大さじ 3 を加えて中火にする。野菜がやわらかくなったら、汁けをきった①と塩こうじを加えて混ぜ、数分煮る。器に盛り、七味とうがらしをふる。

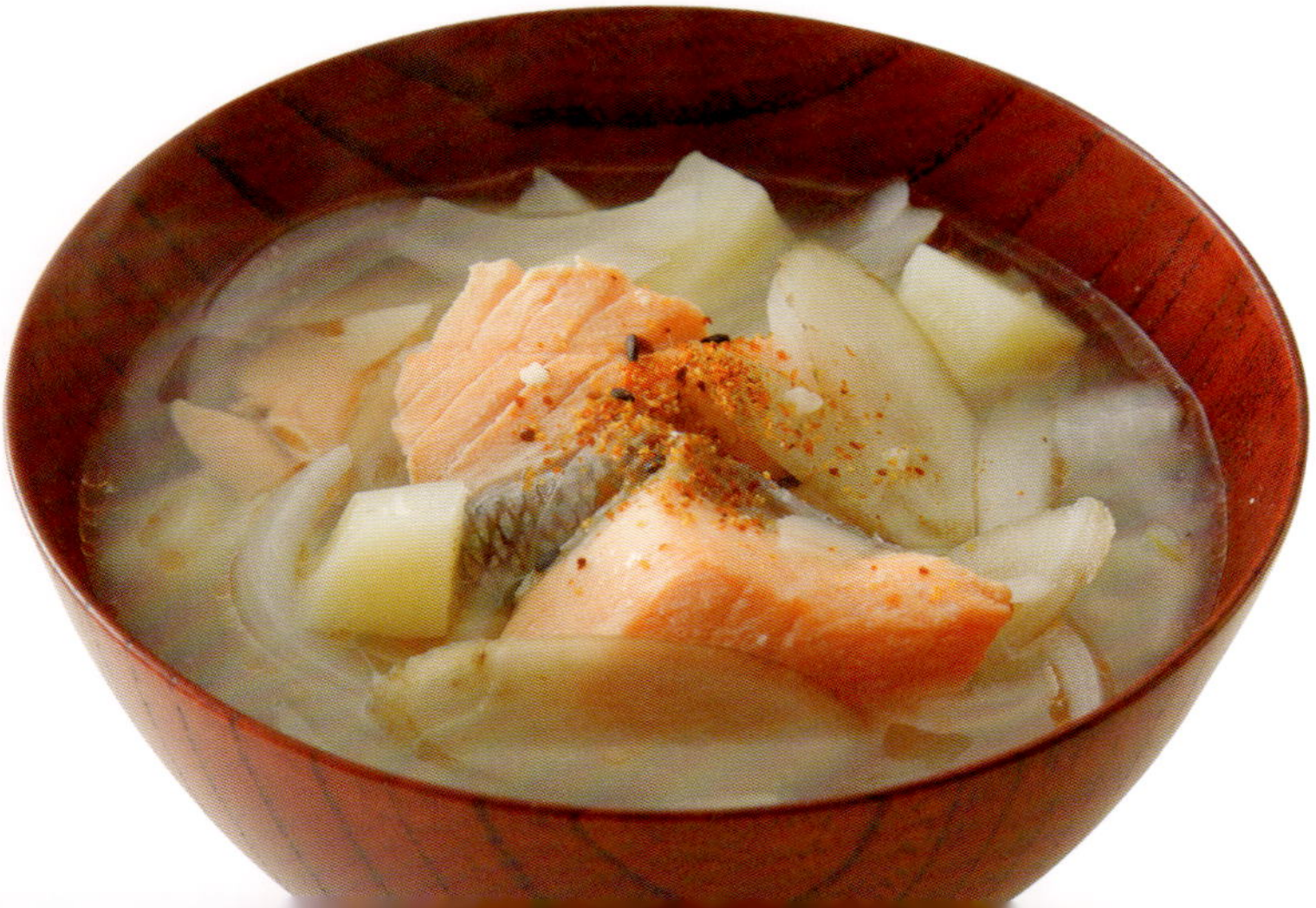

秋のスープ

さつまいもの豆乳スープ

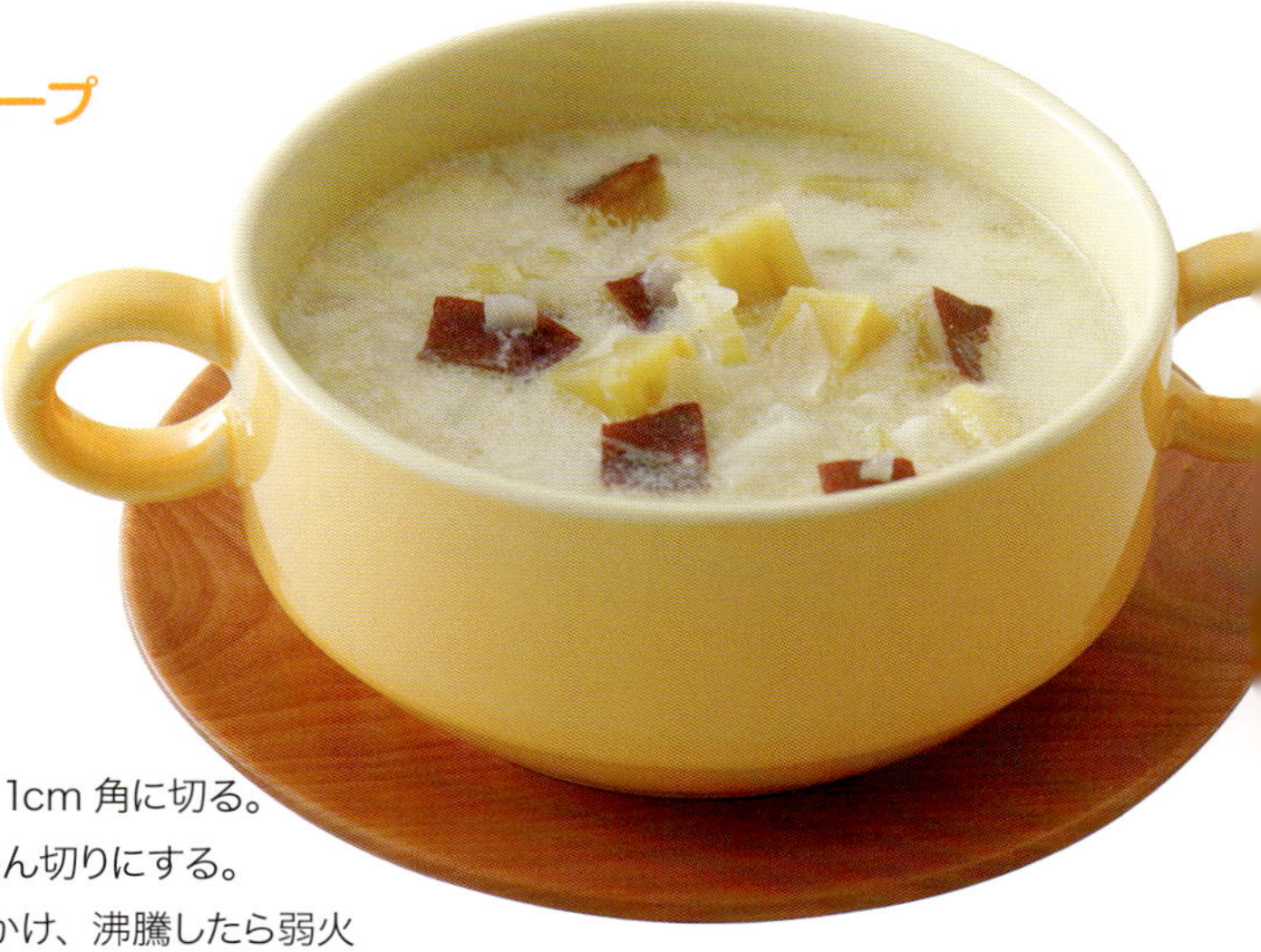

【材料】(2人分)

さつまいも……1/2本
玉ねぎ……1/2個
セロリ……1/2本
A 水……2カップ
A チキンスープの素……小さじ1/2
豆乳……1カップ
塩・こしょう……各少々

作り方

❶さつまいもは皮つきのまま1cm角に切る。玉ねぎとセロリは粗いみじん切りにする。
❷鍋に①とAを加えて火にかけ、沸騰したら弱火にして、さつまいもがやわらくなるまで煮る。
❸豆乳を加え、塩、こしょうで味を調える。

きのこたっぷりスープ

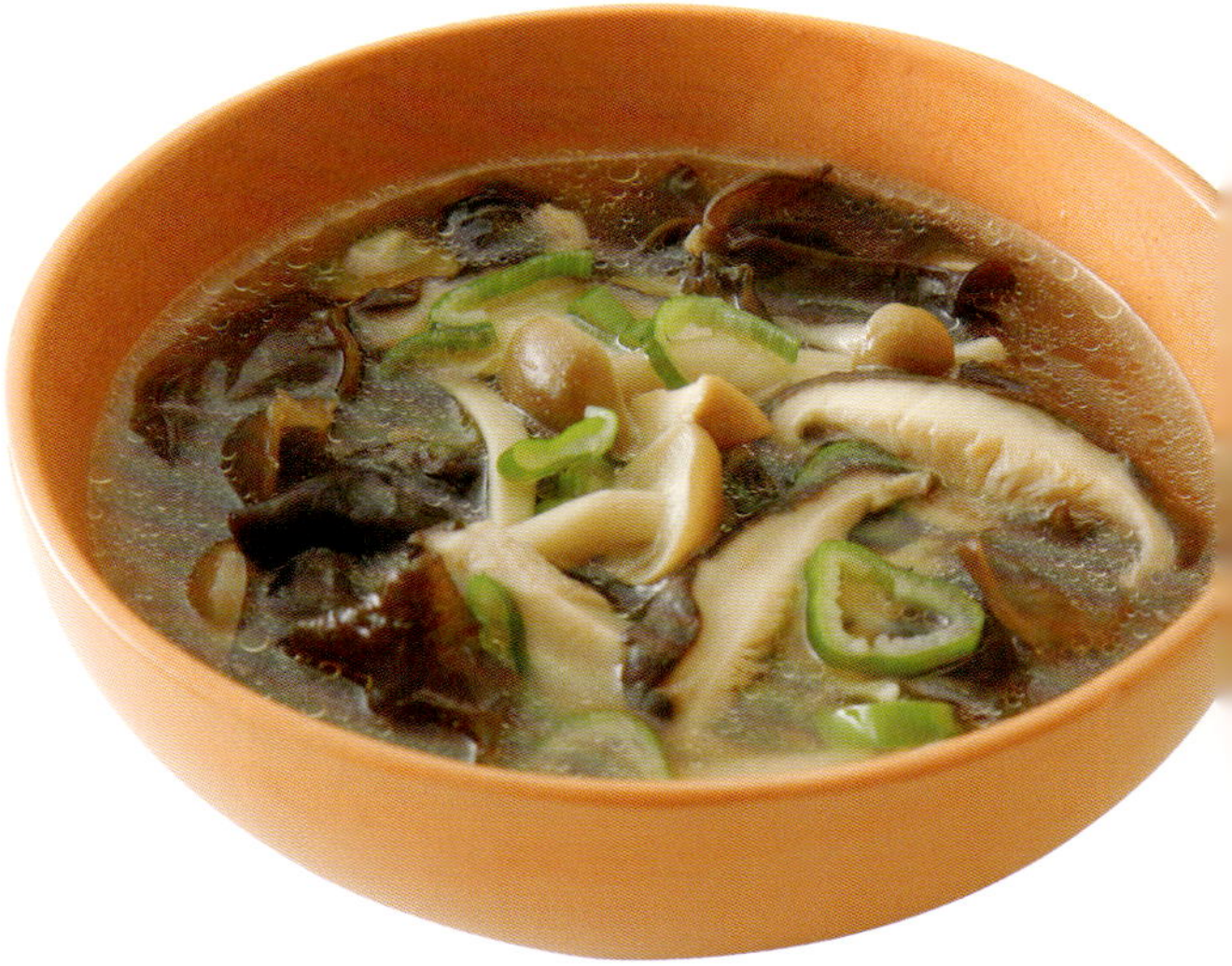

【材料】(2人分)

しめじ・エリンギなど……200g
黒きくらげ（乾燥）……2g
長ねぎ……1本
オリーブ油……大さじ1
A かつお昆布だし……1カップ
A 水……1と1/2カップ
A 酒……大さじ1
みそ……大さじ1

作り方

❶きのこは石づきを取ってほぐし、食べやすい大きさに切る。黒きくらげは水で戻して一口大にちぎり、長ねぎは小口切りにする。
❷オリーブ油で長ねぎを炒め、しんなりしたらきのこ、黒きくらげを加えて軽く炒める。
❸Aを加え、5～6分煮てからみそを溶き入れ、長ねぎを散らす。

がんに勝つスープ〝冬〟

寒さで免疫力も低下 温かいスープをとろう

気温が下がると体温も低くなりがちです。体温が1度下がると免疫力が30％低下すると言われ、冬は免疫力が低下しやすくなります。冷え症の人はもちろん、そうでない人も温かいスープをとってからだを温めましょう。

寒い時期に大量のジュースをとるのがつらいという人は、ジュースの量を少し控え、そのぶんスープで野菜をたっぷりとるようにするとよいでしょう。

冬野菜と牡蠣のチャウダー

【材料】(2 人分)

A	カリフラワー	1/3 株
A	ブロッコリー	1/3 株
A	セロリ	1/2 本
	玉ねぎ	1/2 個
	牡蠣	8 ～ 10 個
	塩	少々
	酒	大さじ 3
	水	1 と 1/2 カップ
	豆乳	1 と 1/2 カップ
	塩・こしょう	各少々

作り方

1. A は粗く刻み、玉ねぎはみじん切りにする。牡蠣は塩少々でもみ、水を入れたボウルでふり洗いする。フライパンに牡蠣と酒を入れて火にかけ、沸騰して 30 秒たったら火を止め、蓋をしておく。
2. 鍋に玉ねぎ、セロリ、水を加えて火にかける。沸騰したらカリフラワーを加え、数分煮て、牡蠣の煮汁、ブロッコリーを入れてひと煮する。牡蠣、豆乳を加え、塩、こしょうで味を調える。

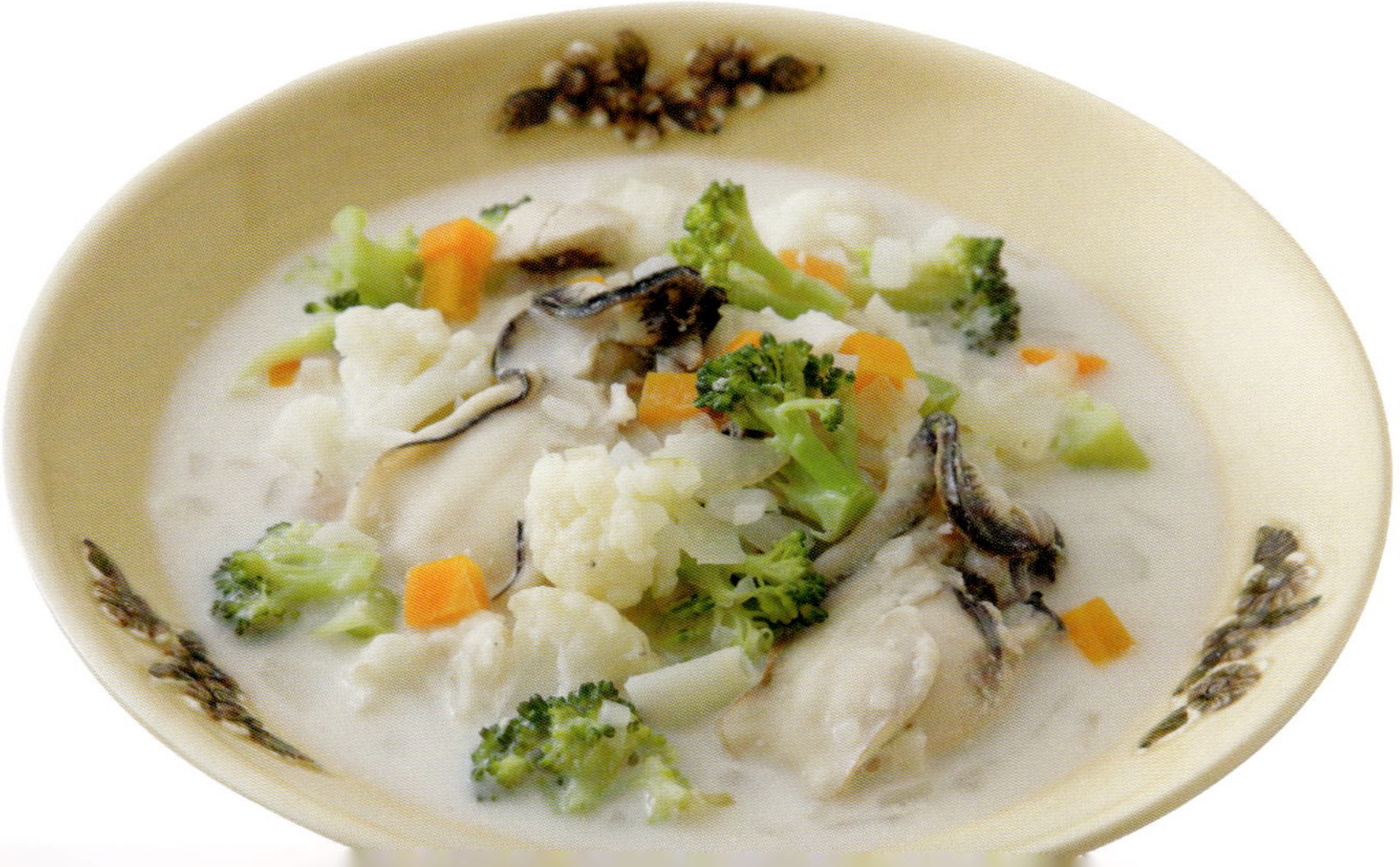

冬のスープ

大根とたらのスープ

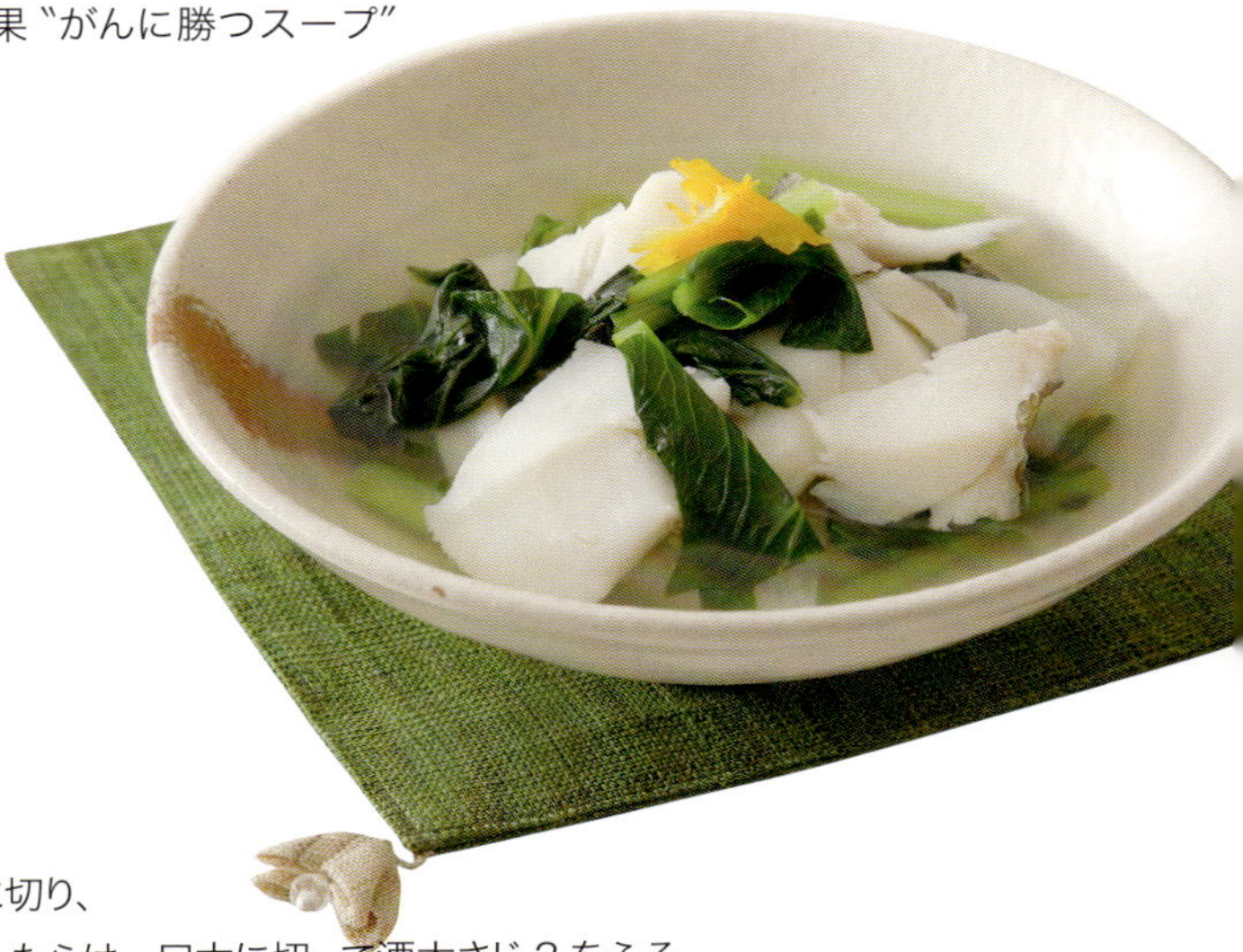

【材料】（2人分）

大根……200g
小松菜……100g
たら……2切れ
酒……大さじ2
A 水……2と1/2カップ
A 昆布（だし用）……15cm
酒……大さじ3
塩・こしょう……各少々
ゆずの皮（千切り）……少々

作り方

①大根は食べやすい大きさに切り、小松菜は3cm長さに切る。たらは一口大に切って酒大さじ2をふる。

②鍋にAを入れて20分ほどおき、大根を加えて火にかける。大根が煮えたら、たらと酒大さじ3を加える。たらに火が通ったら小松菜を加えて30秒ほど煮て、塩、こしょうで味を調え、ゆずの皮を飾る。

白菜と干しえびのスープ

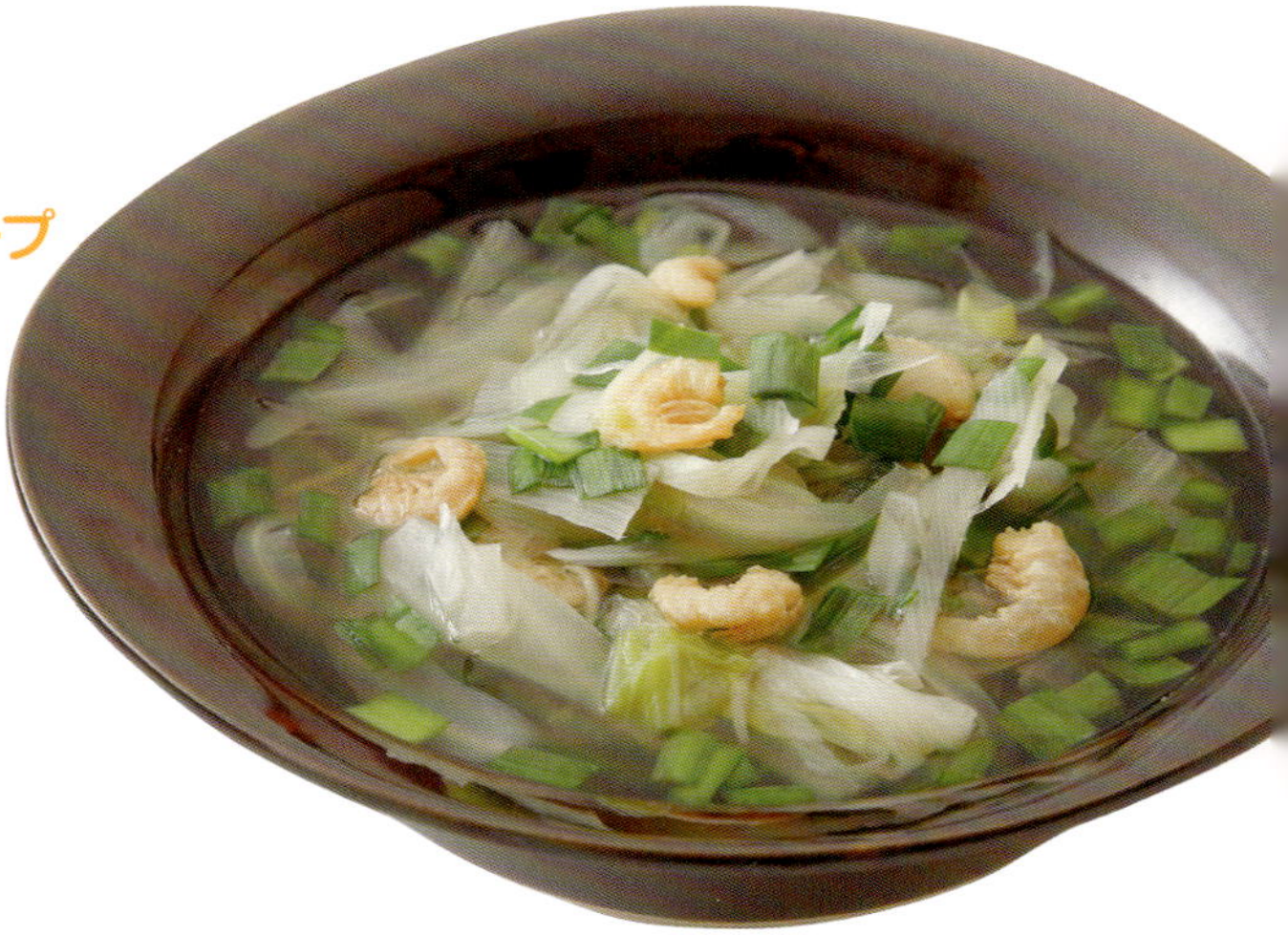

【材料】（2人分）

白菜……200g
長ねぎ……1/3本
にら……1/3束
干しえび……大さじ1
A 酒……大さじ1
A 湯……大さじ2
B 水……2カップ
B 鶏がらスープ……小さじ1
塩・こしょう……各少々

作り方

①白菜はざく切りに、長ねぎは斜め薄切りに、にらは1cm長さに切る。干しえびはAにひたす。

②鍋に干しえびを汁ごと入れ、Bも加えて火にかける。沸騰したら白菜の軸と長ねぎを加えて煮る。

③白菜の軸が煮えたら葉も入れて煮る。塩、こしょうで味を調え、にらを加えてひと混ぜして火を止める。

味のポイントとなるだし

かつお昆布だしは自分でとるのが理想

スーパーなどで市販されている顆粒だしや液体だし、めんつゆなどの成分表示をチェックしてみてください。塩分や化学調味料を添加したものが多いことに驚かれると思います。これらの市販だしは、がん治療中にはおすすめできません。

やはり、安心・安全なのは自分でつくるだしです。そうすれば素材から選べますし、塩分や食品添加物が入っていないか心配する必要もありません。かつお昆布だしは簡単にとれるので、手作りのものをつくり置きしておくようにしましょう。

質のいい市販品を上手に活用しよう

コンソメや鶏ガラスープの素などは自分でつくるには手間がかかるので、市販品を活用しましょう。最近は塩分や食品添加物を使っていない〝無添加〟の商品が発売されているので、それを選ぶと安心です。

和風だしも、素材をそのままパックした質のよいものであれば活用してもよいでしょう。

COLUMN 市販のだしは必ず表示をチェックして

無添加という表書きがあっても、実際にはアミノ酸や塩分などが加えられていることがあります。必ず成分表示をチェックして、添加物ができるだけ少ないものを選ぶようにしましょう。

和風だしは、かつおぶしや昆布、いわしなど素材を粉砕して、そのままパックにしたものがおすすめです。

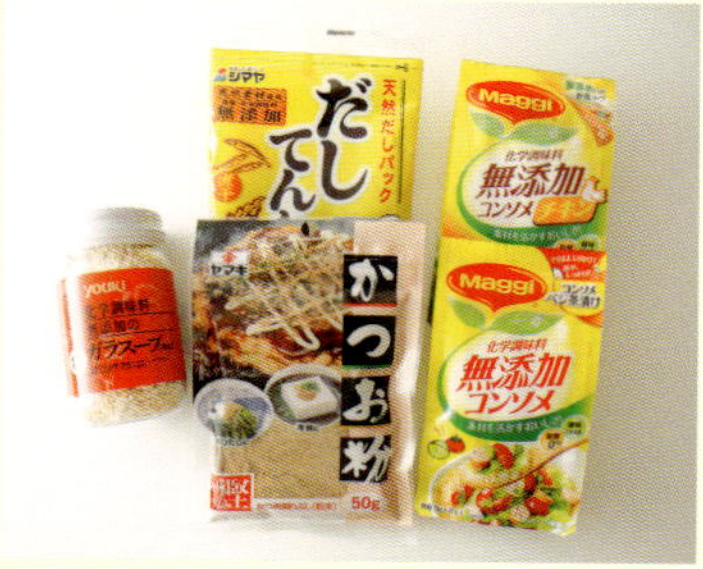

おいしいかつお昆布だしの作り方

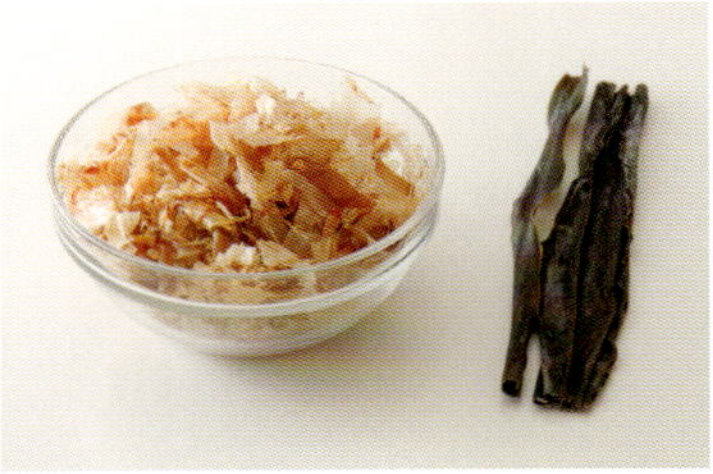

約4カップ(800㎖)のかつお昆布だしをつくるには

【材料】

かつおぶし……………………10g
昆布（だし用）………15㎝×3枚
＊どちらも国産品を用いる
＊昆布は濡れたふきんで拭く

冷蔵庫で
3〜4日
保存可能

①

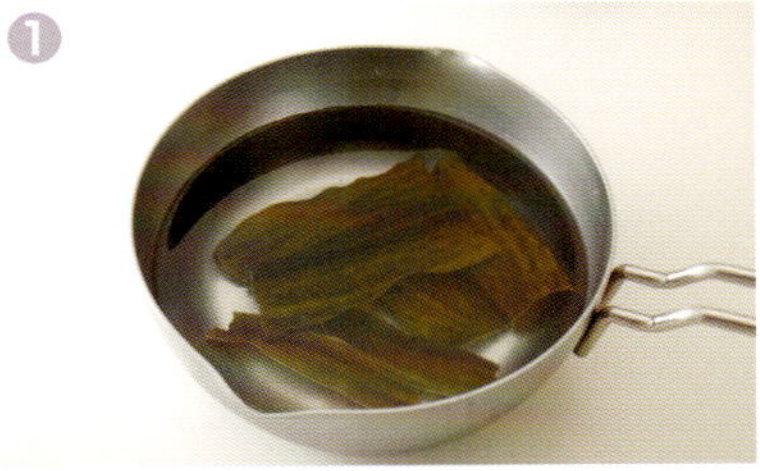

鍋に材料と水4と1/2カップを入れて20分ほどおく。

②

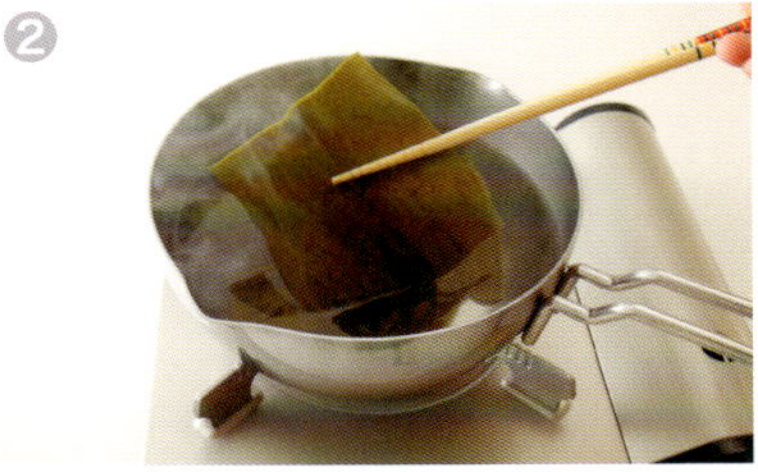

①を火にかけ、沸騰する前に昆布を取り出す。

③

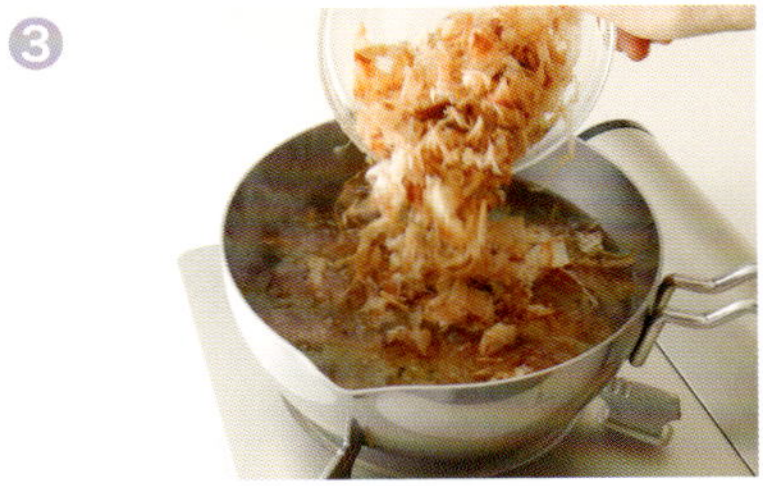

かつおぶしを加え、沸騰したら火を止める。

④

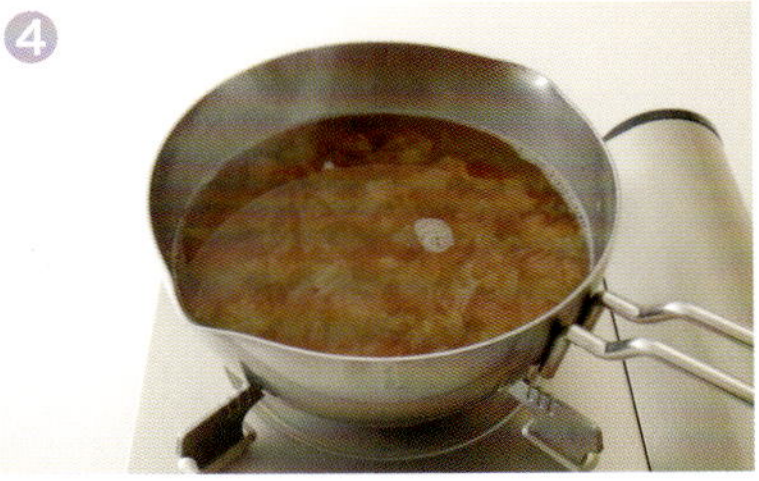

かつおぶしが鍋の底に沈むまでおき、あら熱をとる。

⑤

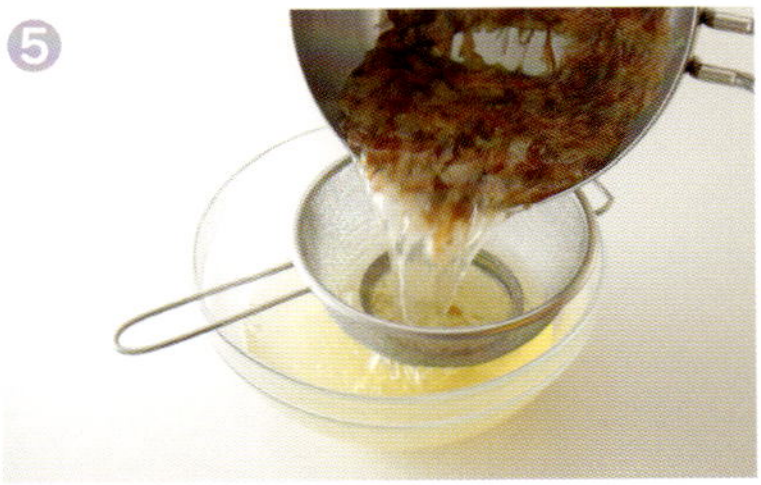

あら熱がとれたらざるでこす。

⑥

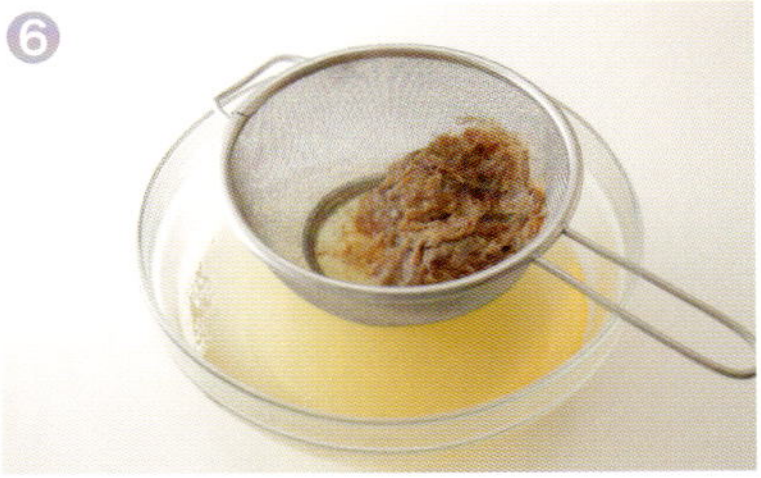

しぼらず、しばらくおいてしっかり水けをきる。小分けにして冷凍してもOK。

つくり置きできるがんに勝つ常備菜

あと一品は常備菜を活用しよう

ジュースやスープは基本的につくりたてをいただいたほうがいいのですが、おかずなど、それ以外すべてのメニューを食事ごとにつくっていては大変です。

ジュースやスープだけでは物足りないとき、ちょっと食べられる野菜のおかずを常備菜として準備しておくと、食事をつくる手間が少し楽になるでしょう。ただし塩分が少なめなので、通常のものより保存期間は短めになります。

常備菜❶ にんじんとアーモンドのサラダ

【材料】（約３～４食分）

にんじん……大１本
アーモンド……大さじ１
オニオンドレッシング……大さじ２

作り方

❶にんじんは千切りにし、沸騰した湯に入れて数回混ぜ、ざるに上げて水けをしぼる。アーモンドは粗く刻む。

❷ボウルにドレッシングとにんじんをほぐしながら加え、よく混ぜる。アーモンドを加えてさらに和える。

＊オニオンドレッシングの作り方は115ページ。

保存期間
３～４日
（冷蔵）

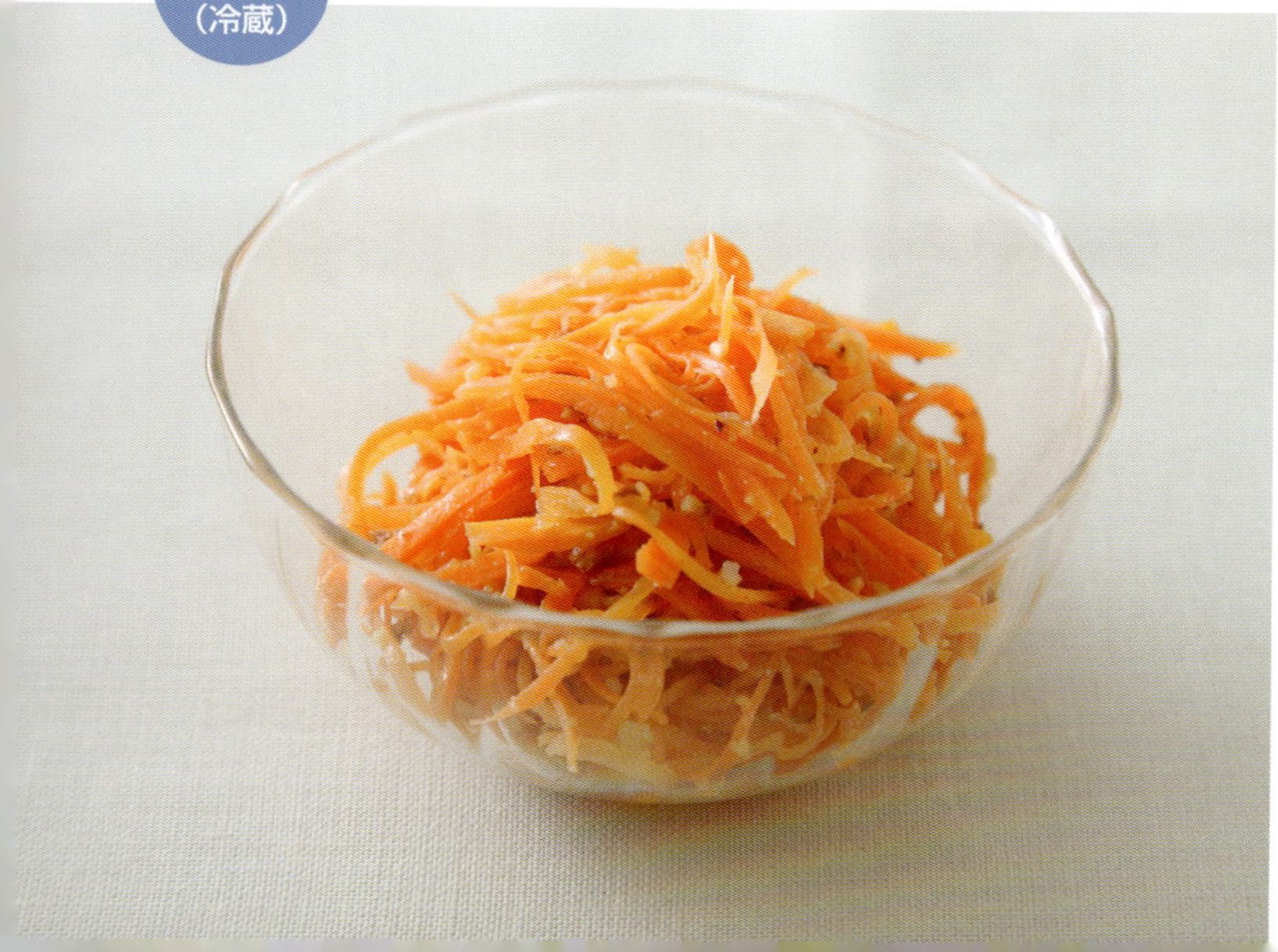

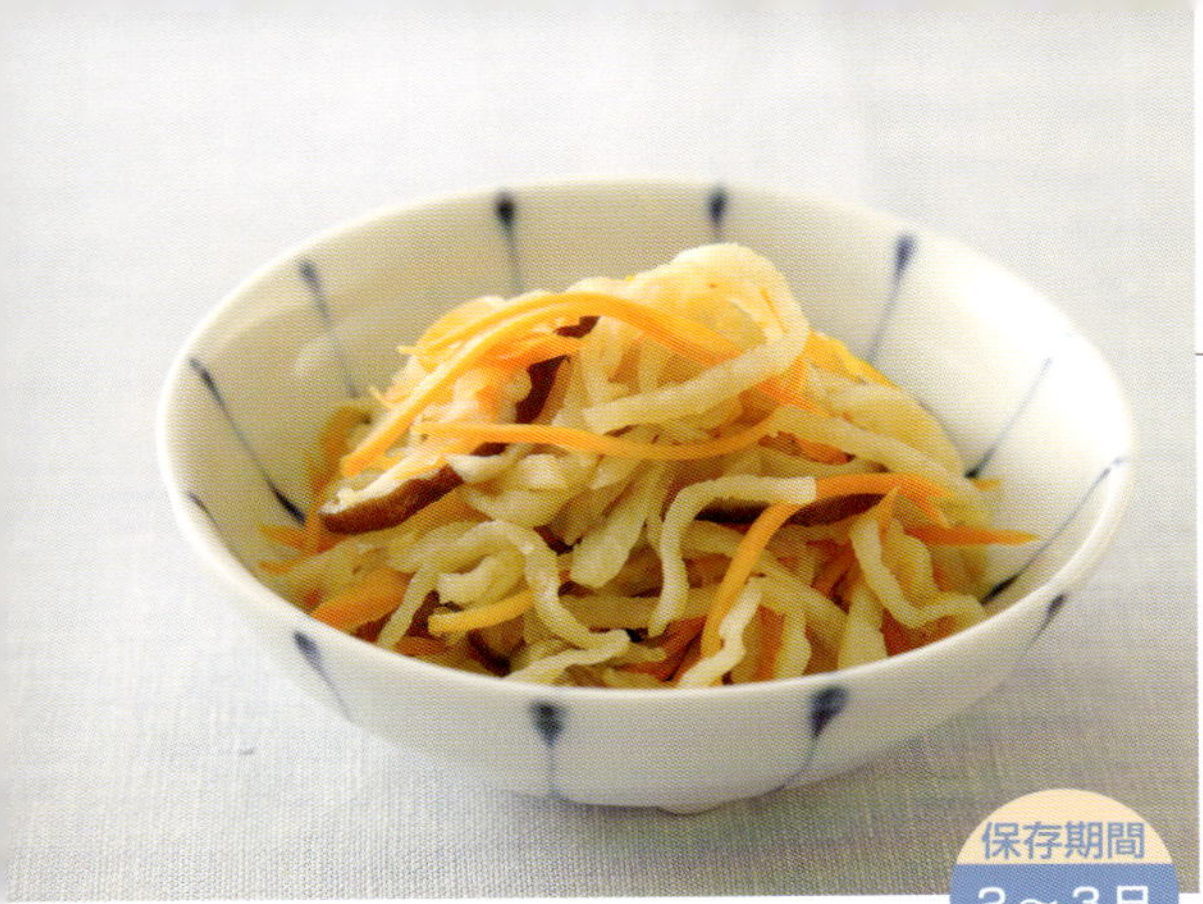

保存期間
2～3日
(冷蔵)

常備菜②
切り干し大根の炒め煮

【材料】(約３～４食分)

切り干し大根……30g
干ししいたけ…中６枚
にんじん……40g
オリーブ油……小さじ１

A
- 干ししいたけの戻し汁……1/4 カップ
- かつお昆布だし……1/4 カップ
- しょうゆ 大さじ 1/2
- 酒……大さじ１
- はちみつ…小さじ１

作り方

①切り干し大根は水を数回かえながら戻す。干ししいたけはぬるま湯で戻し、分量の戻し汁をとっておく。

②切り干し大根の水けをしぼり、食べやすい長さに切る。しいたけは薄切りにする。にんじんは千切りにする。

③フライパンにオリーブ油、にんじん、しいたけ、切り干し大根の順に加えながら炒める。全体に油が回ったら A を加えて煮る。

④水分がなくなりかけたら、菜箸でいりつけるようにして水分をとばす。好みで七味とうがらしをふる。

常備菜③
ひじきと玉ねぎの和え物

作り方

①ひじきは水で戻し、沸騰した湯で１分ほどゆで、ざるに上げて水けをきる。玉ねぎは薄切りにして水にさらす。

②①のひじきをペーパータオルを３～４枚重ねた上に広げ、そのまま包んでしぼり、水けをしっかりとる（水けをしっかりとると少ない塩分でもおいしくなる）。玉ねぎも同様にする。

③ボウルで②と和風ドレッシングを和える。

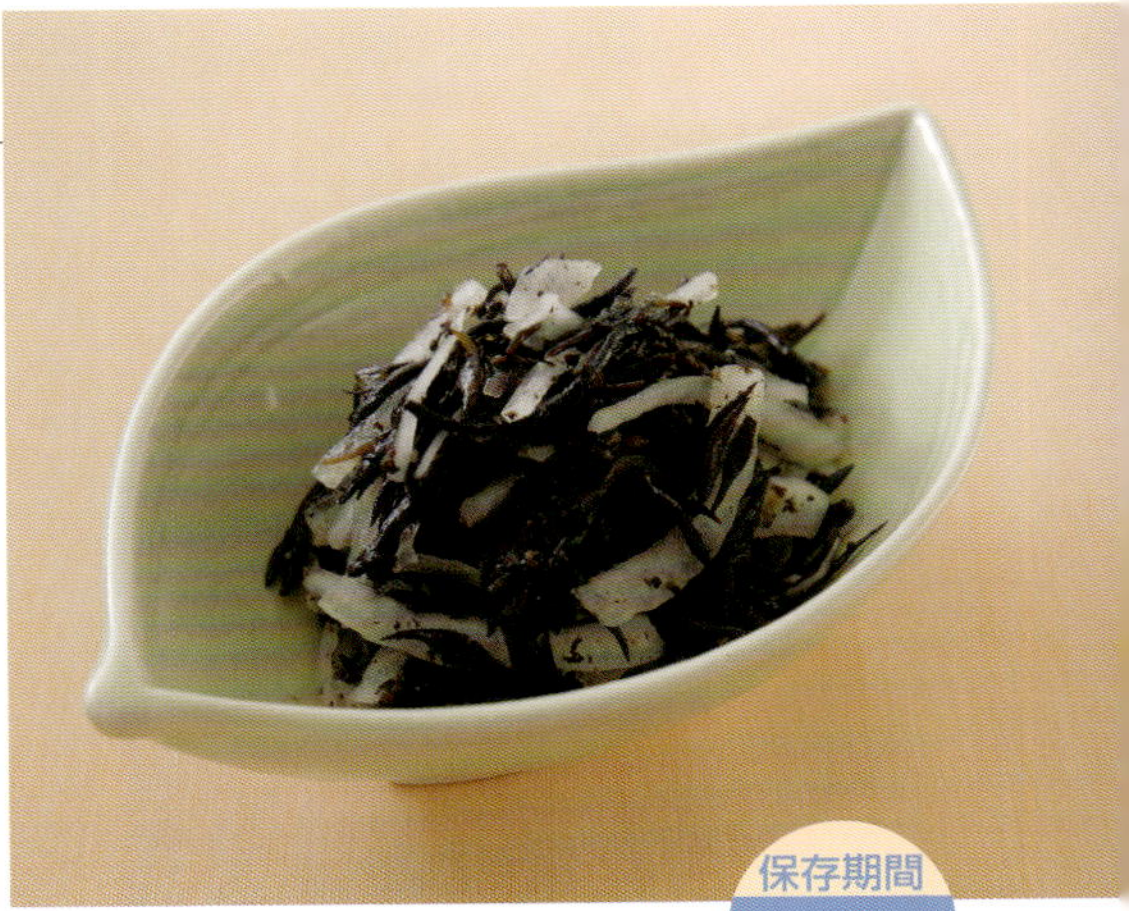

保存期間
1～2日
(冷蔵)

【材料】(約３～４食分)

芽ひじき（乾）……15g
玉ねぎ……１個
和風ドレッシング……大さじ２

＊和風ドレッシングの作り方は 115 ページ。

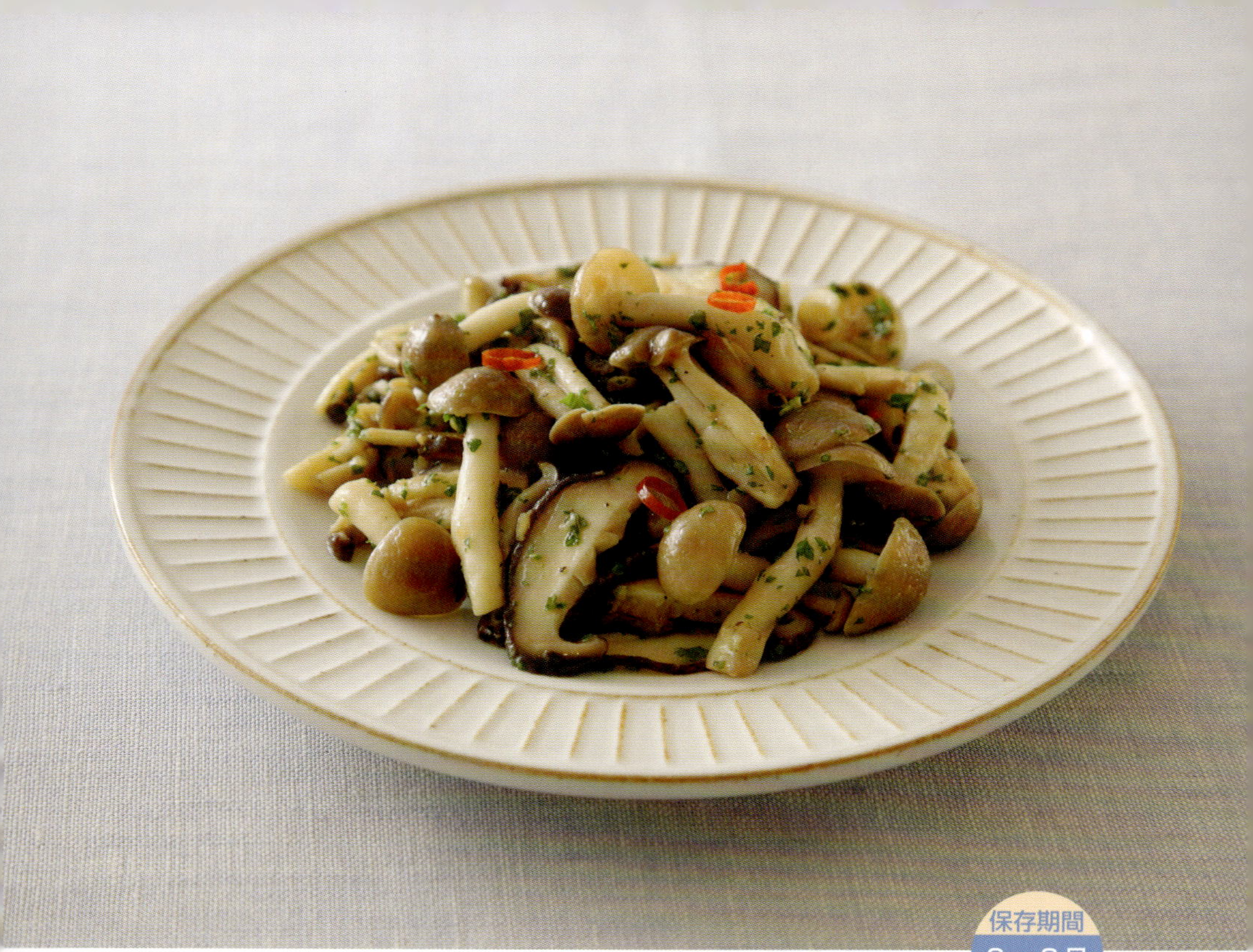

保存期間
2～3日
（冷蔵）

常備菜❹ いろいろきのこの炒め物

【材料】（約2～3食分）

生しいたけ……4枚
しめじ……1パック
A
- オリーブ油……大さじ1と1/2
- にんにく（みじん切り）……小さじ1/2

酒……大さじ1
とうがらし……1本
パセリ（みじん切り）……大さじ1
塩……小さじ1/5
粗挽きこしょう……少々

作り方

❶しいたけは厚めの薄切りに、しめじは石づきを取ってほぐす。

❷フライパンにAを入れて火にかけ、香りが出たら小口切りにしたとうがらしときのこを加えて、全体に油が回るように炒める。

❸酒を回しかけ、蓋をして30秒ほど蒸す。きのこがしんなりしたら塩、こしょうで味を調え、最後にパセリを加え混ぜる。

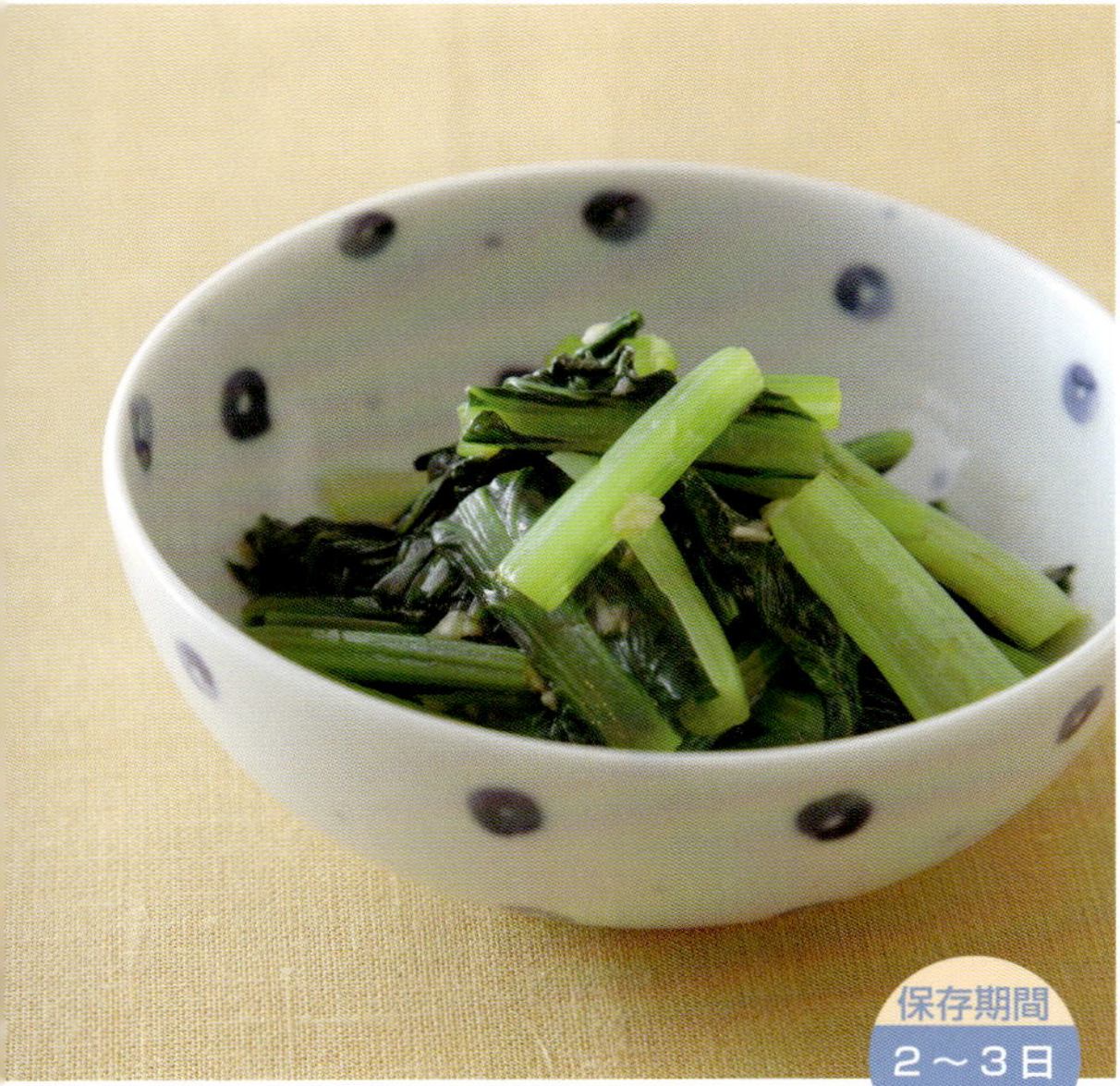

保存期間
2～3日
（冷蔵）

常備菜⑤
青菜のナムル風

【材料】（約2～3食分）

	小松菜	1/2束
A	にんにく（みじん切り）	小さじ1/4
A	ごま油	小さじ2
A	しょうゆ	小さじ1

作り方

① 小松菜はゆでて冷水にとり、あら熱がとれたら水けをしぼり、3cm長さに切る。
② ボウルでAを混ぜ、①の水けを再度よくしぼり、ほぐしながら加え和える。

常備菜⑥
わかめとじゃこの炒め物

【材料】（約2～3食分）

塩蔵わかめ	20g
ちりめんじゃこ	大さじ1強
しょうが（千切り）	大さじ1/2
オリーブ油	大さじ1/2
酒	大さじ1

作り方

① 塩蔵わかめはよく洗って水に5分ほどつけ、塩分を洗い流して水けをしぼり、3cm長さに切る。
② フライパンにオリーブ油を温めてちりめんじゃこを炒め、①も加えてよく炒める。しょうがを加え、酒を回しかけて全体を炒める。

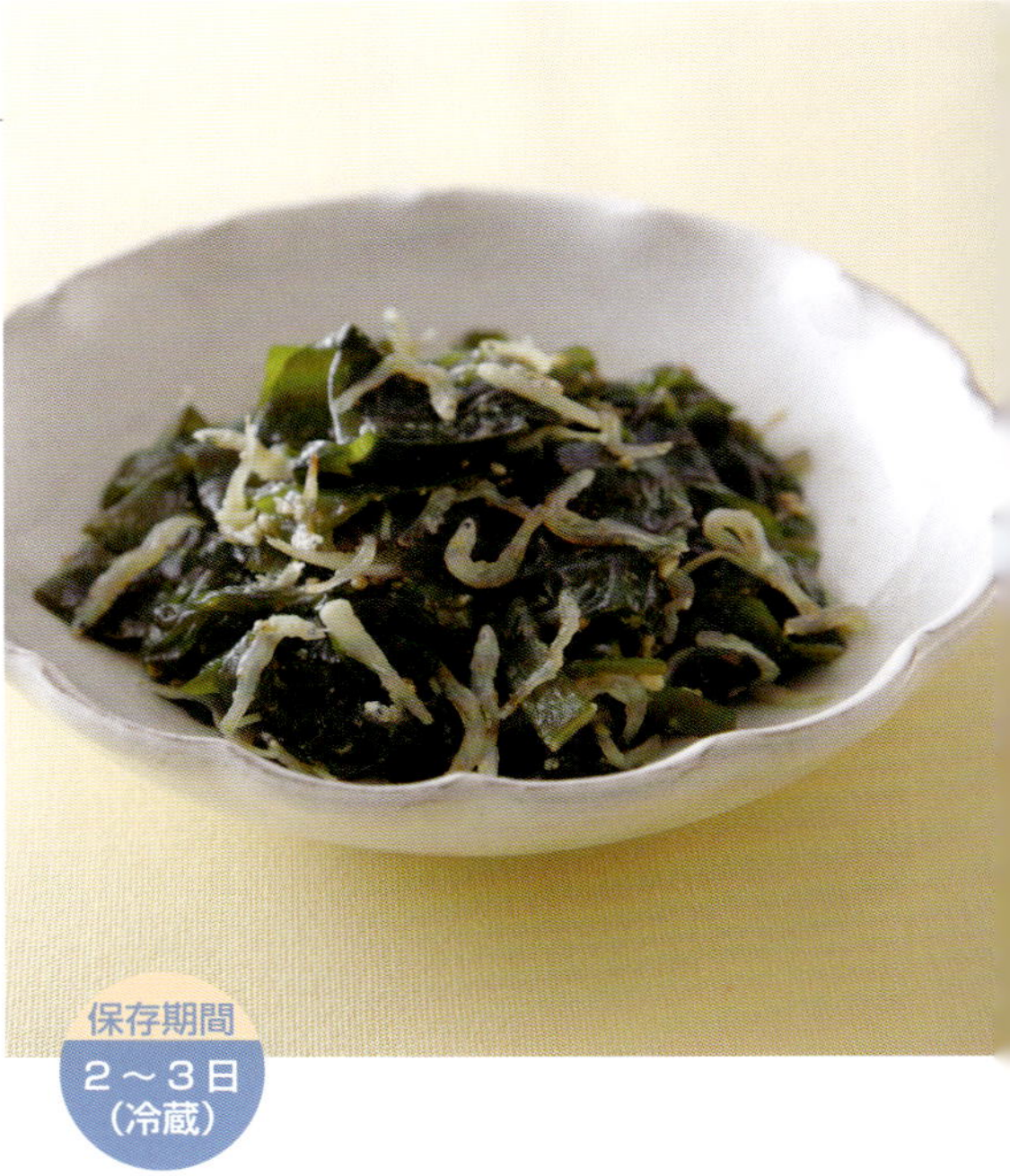

保存期間
2～3日
（冷蔵）

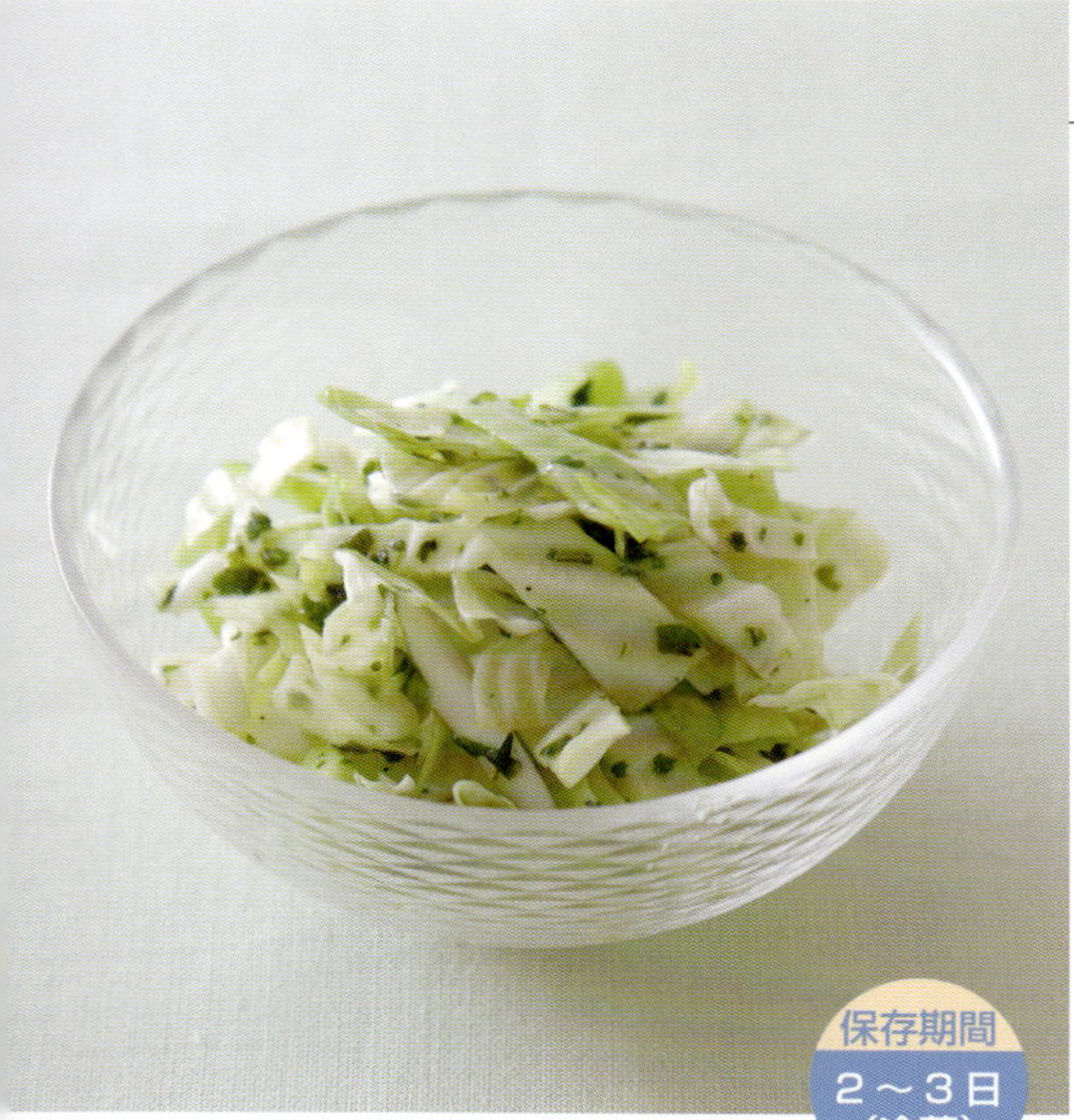

保存期間
2～3日
（冷蔵）

常備菜❼

キャベツのハーブ和え

【材料】（約２～３食分）

キャベツ……1/4個
A
- ハーブ（みじん切り）……大さじ１
- オリーブ油……大さじ１
- 塩……小さじ1/5
- 粗挽きこしょう……少々

作り方

❶キャベツはざく切りにする。

❷ボールにAを入れてよく混ぜ、①を加えて和え、しんなりするまで20分ほどおく。

＊ハーブはバジル、パセリ、イタリアンパセリなど。

常備菜❽

小玉ねぎとにんじんのピクルス

【材料】（約４～５食分）

小玉ねぎ……10個
にんじん……1/4本
マリネ液
- 酢・白ワイン・水……各1/4カップ
- 粒マスタード……小さじ１
- はちみつ……小さじ２
- 塩……小さじ１

作り方

❶小玉ねぎは上下を切り落とし、横に半分に切る。にんじんは1cm角に切る。

❷煮沸消毒した大きめの保存瓶にマリネ液の材料を入れ、よく混ぜ合わせる。

❸②に①を入れて半日おく。

＊粒こしょう、とうがらし、ローリエなどを加えると風味が増す。

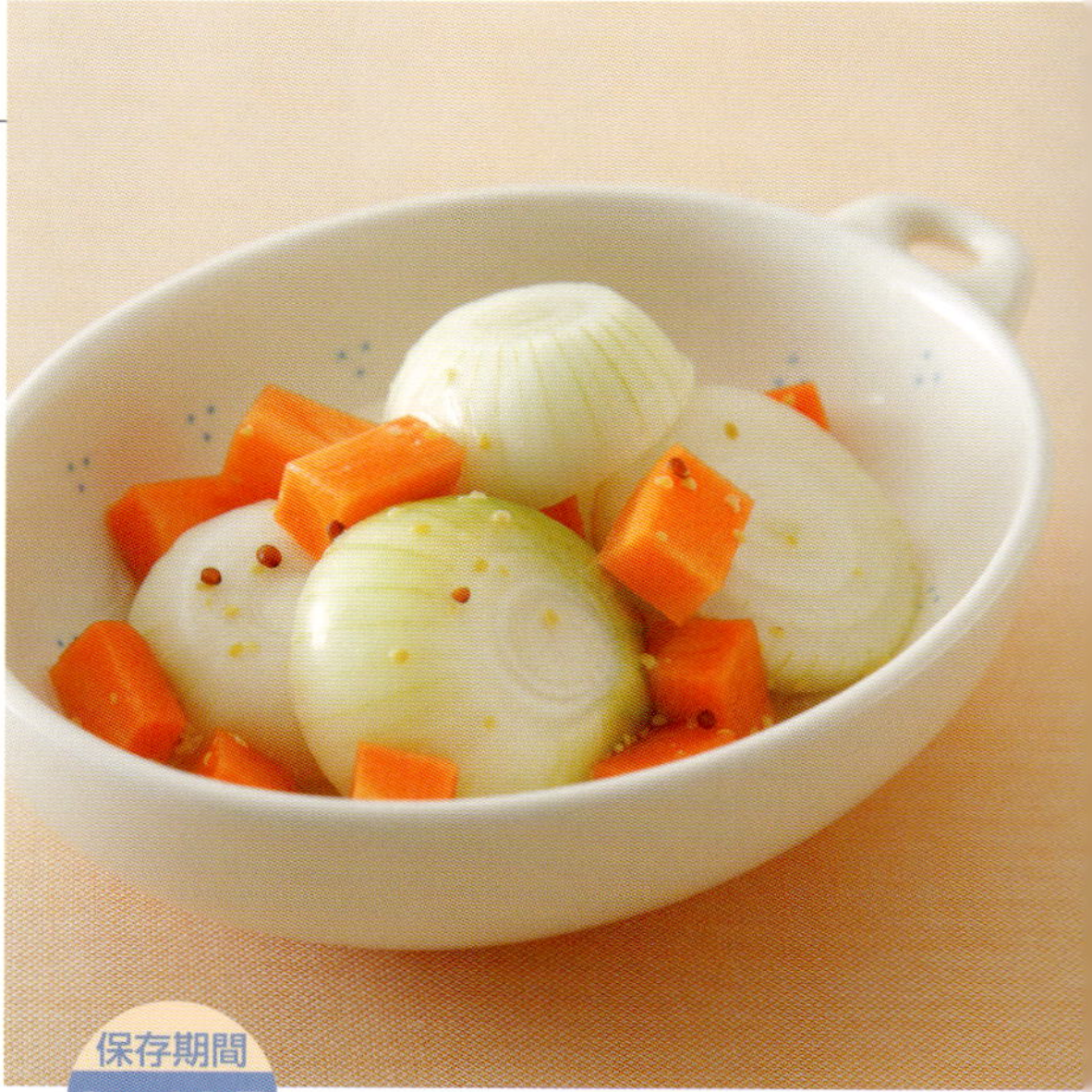

保存期間
6～10日
（冷蔵）

スープは塩分に注意しよう！

済陽式食事療法では塩分が厳しく制限されています。がん治療中には、できるかぎり塩分をゼロに近づけるよう指導されます。

スープは胃腸にやさしく、食べやすいので治療中にはおすすめなのですが、味つけを工夫しないと塩分のとりすぎを招くことになるので、調理する際には注意してください。

本書のレシピは魚介類や海藻の塩分を利用したり、香味野菜などを活用して、できるだけ塩分を控えています。おいしく食べるために、少量の塩分を加えていることもありますが、くれぐれも入れすぎないようにしてください。

塩少々という場合は、親指と人さし指でつまむ量(小さじ 1/5 から 1/8)、しょうゆ少々は１～２滴分になります。

塩はもちろんですが、しょうゆ、みそ、市販の鶏ガラスープやコンソメにも塩分が含まれています。計量スプーンではかり、入れすぎないようにしてください。

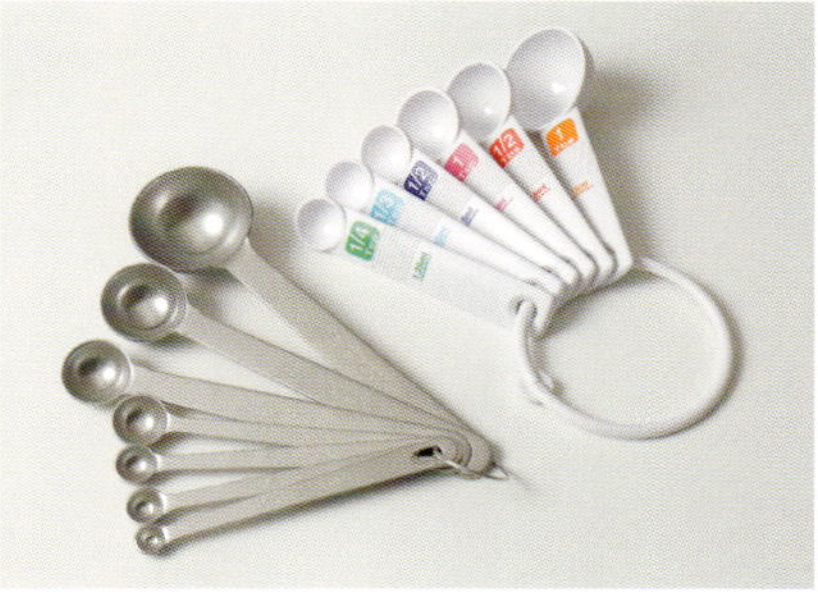

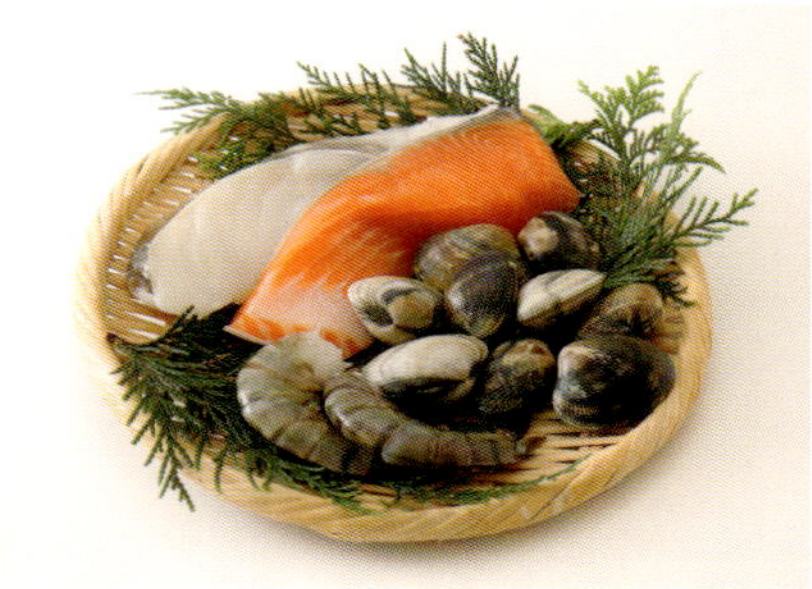

調味料は計量スプーンではかる

大さじ１は 15㎖、小さじ１は 5㎖です。大さじ 1/2 (7.5㎖)、小さじ 1/2 (2.5㎖) がセットになっているものが一般的ですが、より正確な計量をするために、小さじ 1/3・1/4・1/5・1/10 などを購入しておくことをおすすめします。

魚介類の自然な塩分で味つけ

海で育った魚介類には、素材自体に少量の自然の塩分が含まれています。スープに魚介類を加えると、だしが出るうえに塩分も味つけとして利用できます。海藻にも塩分が含まれているので具材としておすすめです。

免疫力を高めるドレッシング

市販のドレッシングは食品添加物がたっぷり

市販の商品は、保存性を高めたり、色や味をよくするために食品添加物を使用しています。また、市販のドレッシングには塩分も多く含まれています。治療中は手作りドレッシングにしたほうが安心です。

ドレッシングに使う食材に免疫力を高めるオリーブ油、レモン、にんじん、玉ねぎなどを活用すれば、食事療法にも役立ちます。からだにいいものでおいしく味わうのが基本です。

どんな料理にも相性抜群！

基本のドレッシング

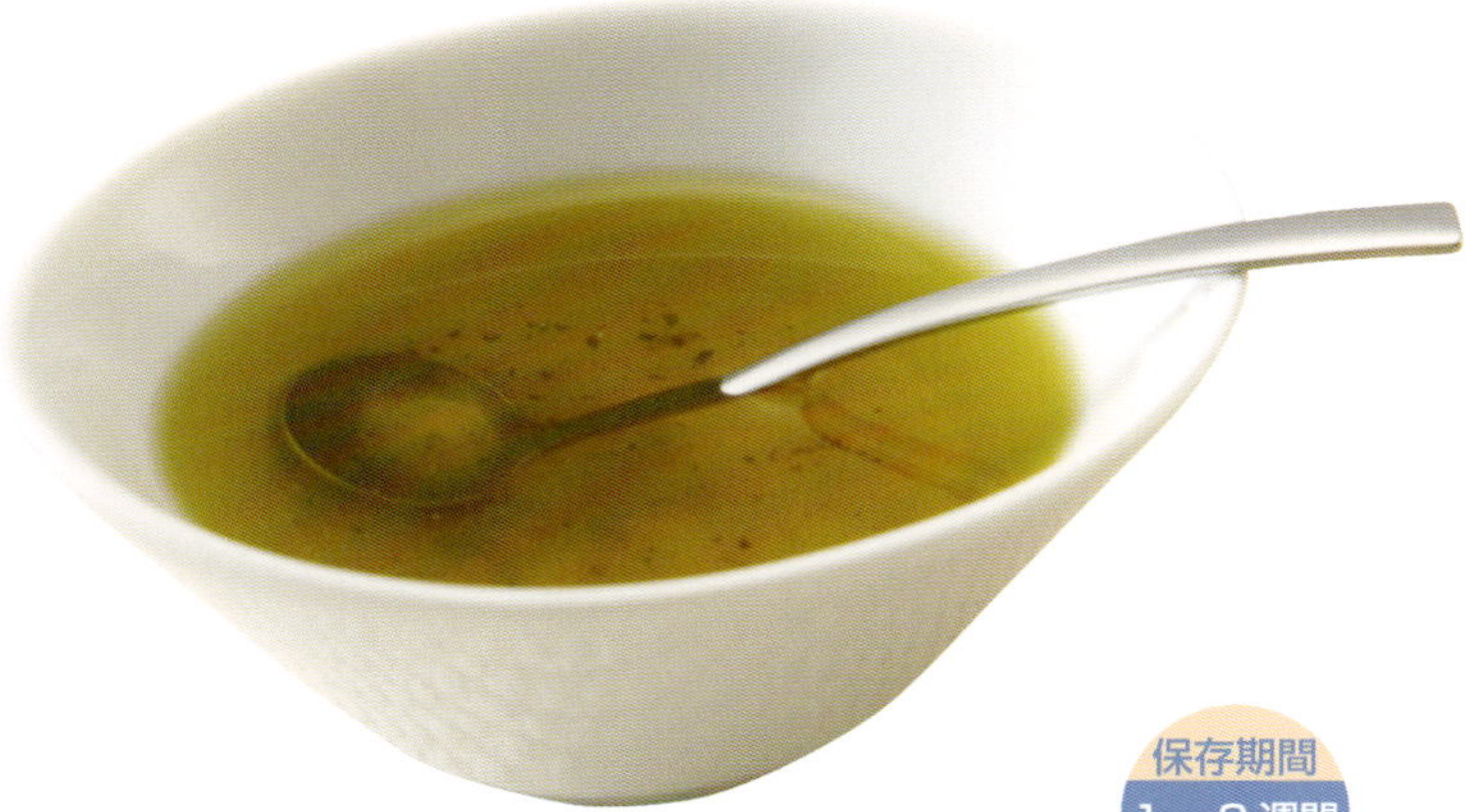

保存期間
1～2週間
（冷蔵）

【材料】（3～4食分）

A
- レモン果汁……大さじ1
- 塩……小さじ1/4
- 黒こしょう……少々

EXオリーブ油……大さじ2～3

＊好みでフレンチマスタードやバジル、パセリの刻んだものを入れれば変化がつけられる。

作り方

1. Aをよく混ぜる。
2. オリーブ油を加えてさらによく混ぜる。

こんな料理におすすめ！

鶏肉や白身魚の蒸し料理、青魚や生鮭のマリネ、サラダなどに

＊加熱調理しない料理にはEXオリーブ油（エクストラバージンオリーブ油）がおすすめ。

ドレッシング

玉ねぎの辛味をまろやかに

オニオンドレッシング

保存期間 1～2週間（冷蔵）

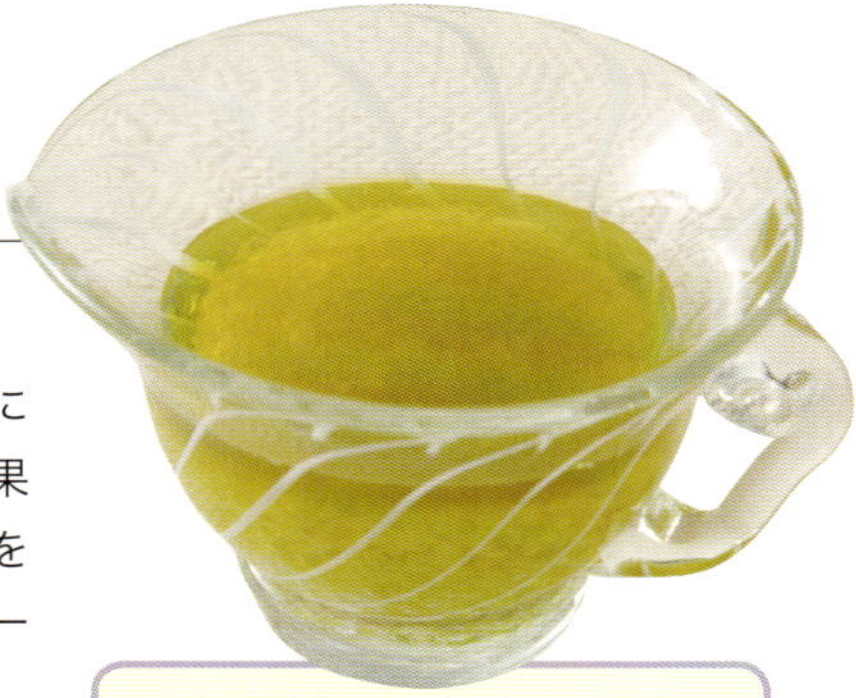

【材料】（約14食分）

玉ねぎ（すりおろし）……大さじ3
酢（レモン果汁）……大さじ3
塩……小さじ1
黒こしょう……少々
EXオリーブ油 大さじ8

作り方

❶煮沸消毒した空き瓶に玉ねぎ、酢（レモン果汁）、塩、黒こしょうを入れてよく混ぜ、オリーブ油を注ぐ。

＊かける直前によく混ぜる。

こんな料理におすすめ！

野菜サラダ、豆腐、蒸し料理、魚のムニエルなどに

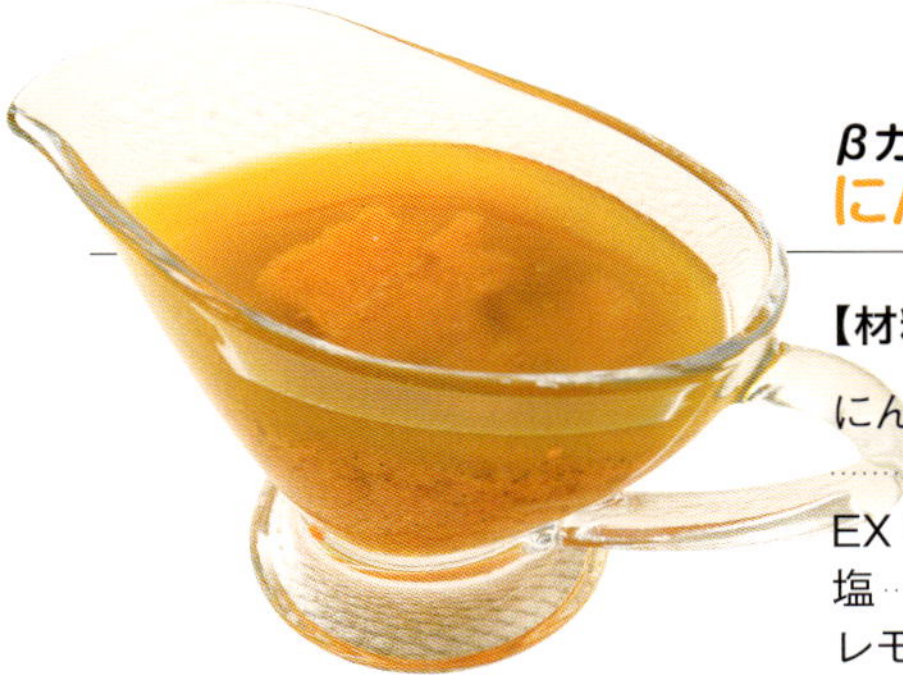

βカロテンたっぷり

にんじんドレッシング

保存期間 1～2週間（冷蔵）

【材料】（約15食分）

にんじん（すりおろし）……小1本分
EXオリーブ油 大さじ5
塩……小さじ1
レモン果汁……大さじ2

作り方

❶煮沸消毒した空き瓶ににんじん、オリーブ油を入れてよく混ぜ、塩、レモン果汁を加えてさらに混ぜる。

＊食べる直前にもレモン果汁を加えるとよい。

こんな料理におすすめ！

野菜サラダ、温野菜、鶏肉や白身魚の蒸し料理やグリルなどに

だしで薄めてさっぱりと

和風ドレッシング

保存期間 1～2週間（冷蔵）

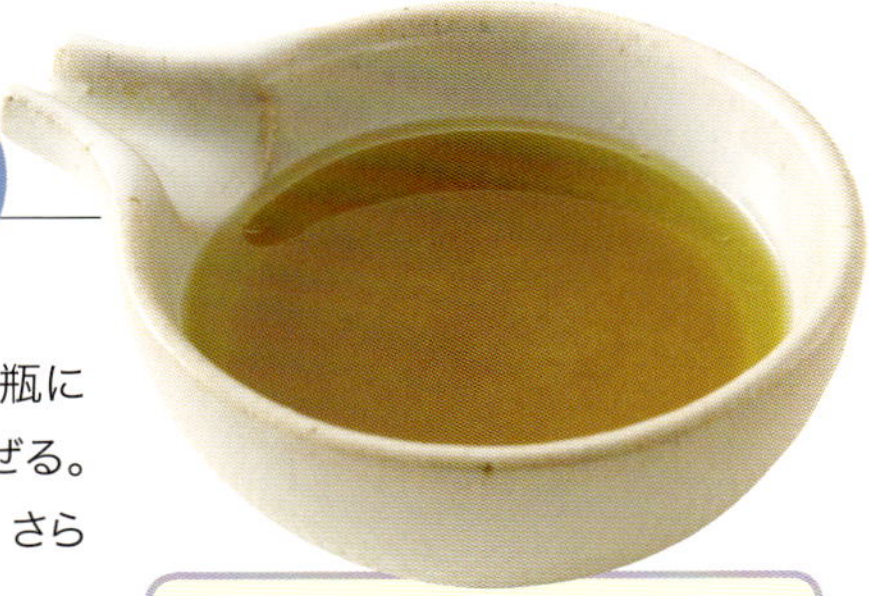

【材料】（約12食分）

A
- しょうが（みじん切り）……大さじ1
- 酢……大さじ2
- かつお昆布だし……大さじ4
- しょうゆ……大さじ1

EXオリーブ油 大さじ4

作り方

❶煮沸消毒した空き瓶にAを入れてよく混ぜる。

❷オリーブ油を加え、さらによく混ぜる。

＊酢はかぼす、レモン、すだちなどの果汁でもよい（同量）。
＊しょうゆは塩（小さじ1）でもよい。

こんな料理におすすめ！

野菜サラダ、温野菜、海藻サラダ、豆腐などに

がんを増殖させない、がんを消す組みあわせ

がん細胞はいきなりはできない

がんを患っても初期の自覚症状はほとんどありません。これは、がん細胞が長い年月をかけて体内で徐々に成長するからです。

最初は、細胞のDNAが傷ついたり、DNAがコピーされるときにエラーが発生したりして、正常な細胞に〝がんの芽〟が発生します。健康な人でもがんの芽は1日に3000〜5000個発生しているのです。

しかし、がんの芽ができても免疫力が正常に働いていれば、がん細胞に成長する前に消えてしまいます。免疫力が低下していたり、体内の代謝異常が起こっていてがんが増殖しやすかったりすると、この処理が間に合わなくなり、がん細胞が成長していきます。

そこに、がんの増殖を促すプロモーター（がん増殖因子）が働きかけると、がん細胞に遺伝子異常が生じて、増殖するスピードが爆発的に高まり、正常な細胞に害を及ぼすようになってしまうのです。

逆にがんの増殖を抑制するアンチ・プロモーター(がん抑制因子)が働くと、増殖を抑えることができます。

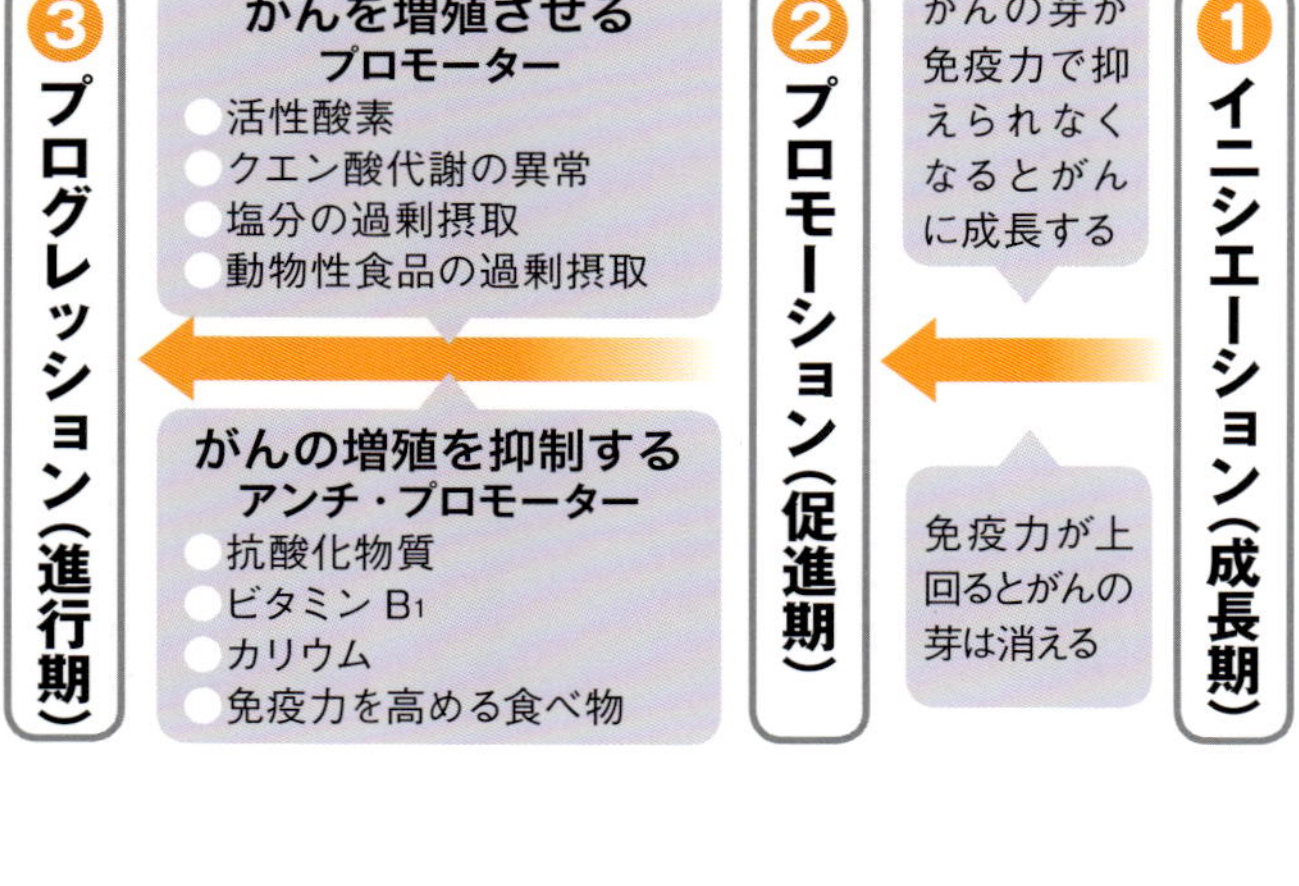

●がんがここまで成長するには通常10〜20年かかる！

がんの増殖を促す4つのプロモーター

①過剰な活性酸素

活性酸素は体内でエネルギーをつくり出すときに発生する物質。ヒトには活性酸素を消去するシステムが備わっているが、処理能力以上の活性酸素が発生したり、加齢によってこのシステムが衰えたりすると、遺伝子が活性酸素によって傷つけられてしまう。

活性酸素を消去する
抗酸化物質をとろう！

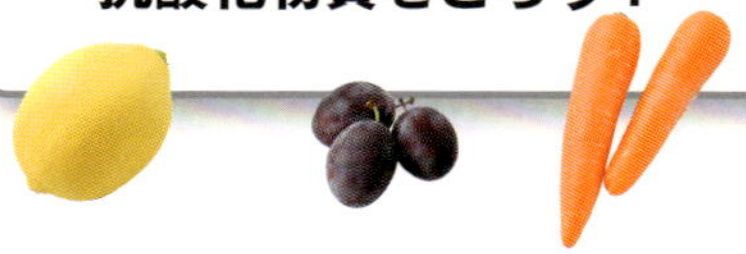

②クエン酸代謝の異常

細胞内でエネルギーを産出するクエン酸回路（181ページ参照）が正常に働かず、つくられるエネルギー（ATP）が不足すると発がんが促されてしまう。逆にスムーズになるとがんが改善されたという報告がある。クエン酸代謝に異常があるとがんが増殖しやすい。

クエン酸代謝を活性化する
ビタミンB_1をとろう！

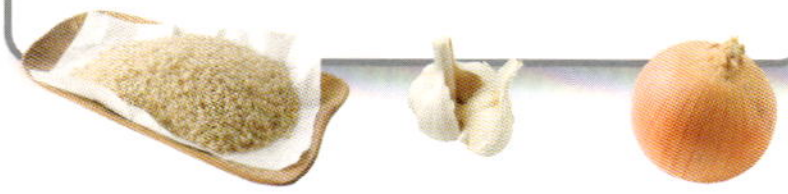

③塩分の過剰摂取

体内のナトリウムとカリウムのバランスが乱れると、がん細胞の増殖が促進される。がん細胞内のミネラルバランスを調べるとナトリウムの濃度が高いという報告があり、細胞内のナトリウム濃度が高いと細胞が傷つきやすく、細胞ががん化すると考えられている。

塩分を制限し、
ナトリウムの排泄を促す
カリウムをとろう！

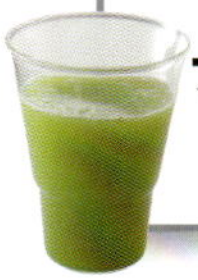

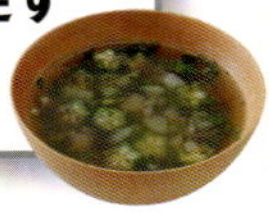

④動物性食品の過剰摂取

コーネル大学のコリン・キャンベル教授の研究で、動物性たんぱく質を過剰に摂取するとがん細胞の増殖を促すことが明らかになった。動物性食品をとりすぎると肝臓の酵素反応が活性化して、がんを促進するという報告もある。また、過剰なLDLコレステロールによる免疫力の低下も招く。

動物性食品（特に四足歩行動物）を制限しよう！

何を食べればいいかは118～119ページへ！

4つのアンチ・プロモーターを組みあわせてとろう

ビタミン B_1 が効率よくとれる食べ物

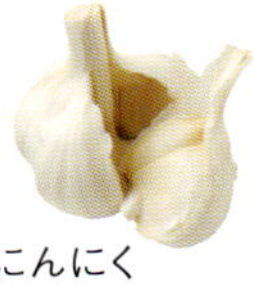

にんにく
(86 ページ)

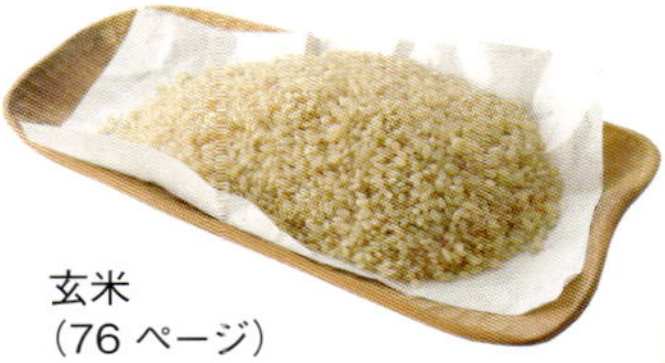

玄米
(76 ページ)

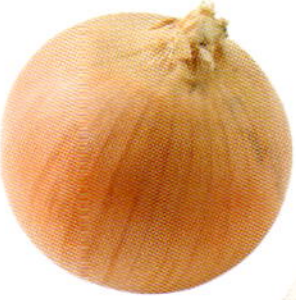

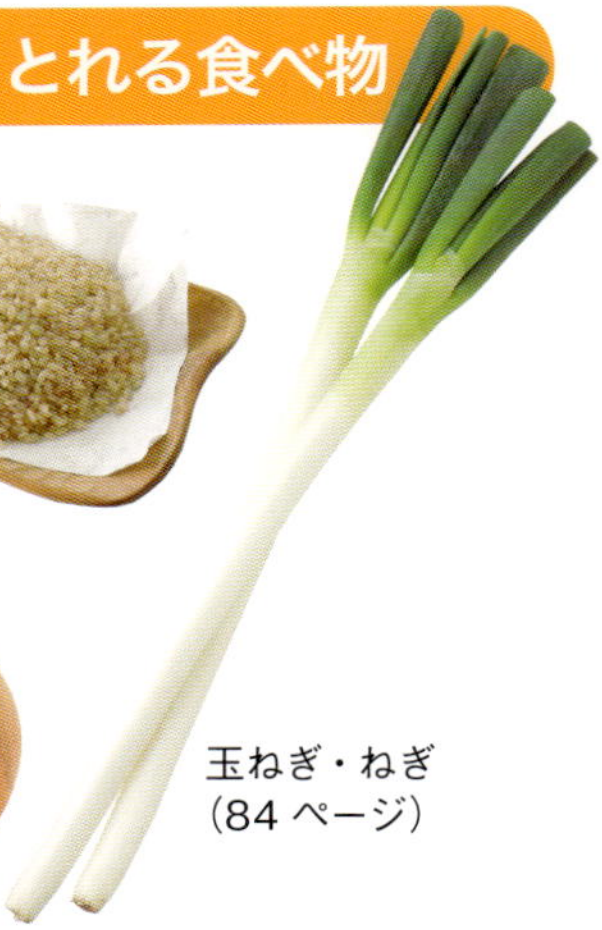

玉ねぎ・ねぎ
(84 ページ)

特に免疫力を高める食べ物

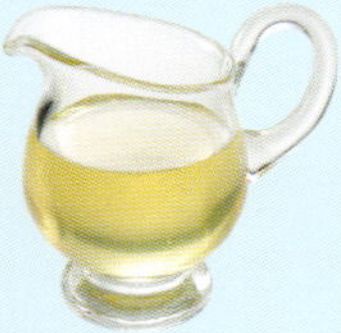

はちみつ (37 ページ)

ビタミン B_1 が不足するとクエン酸代謝がスムーズに働かなくなる。ビタミン B_1 を含む食べ物や吸収を助ける食べ物をとろう。

海藻 (90 ページ)

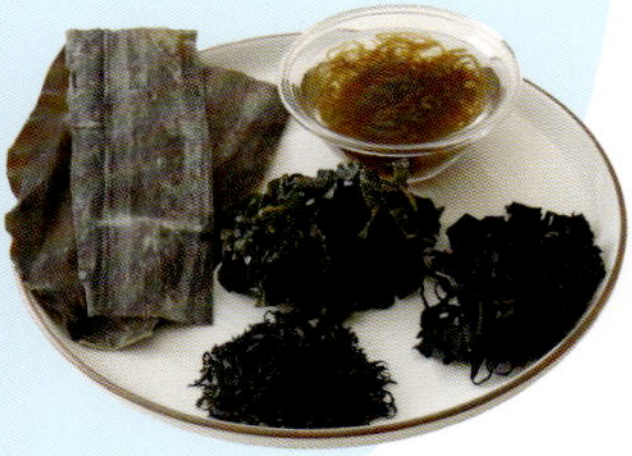

体内のミネラルバランスを正常にするには、過剰なナトリウムの排泄を促すカリウムを多く含む食べ物をとろう。カリウムは野菜や果物全般に多く含まれている。ジュースやスープでとろう。

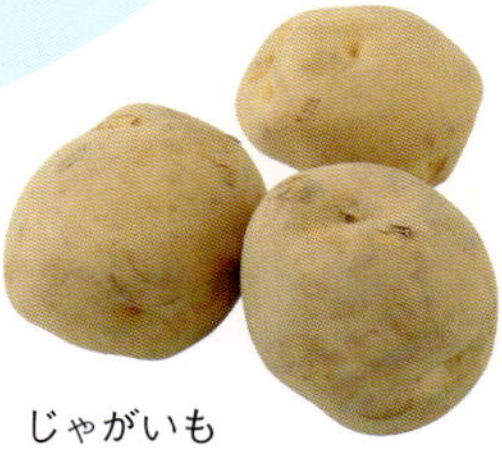

じゃがいも
(92 ページ)

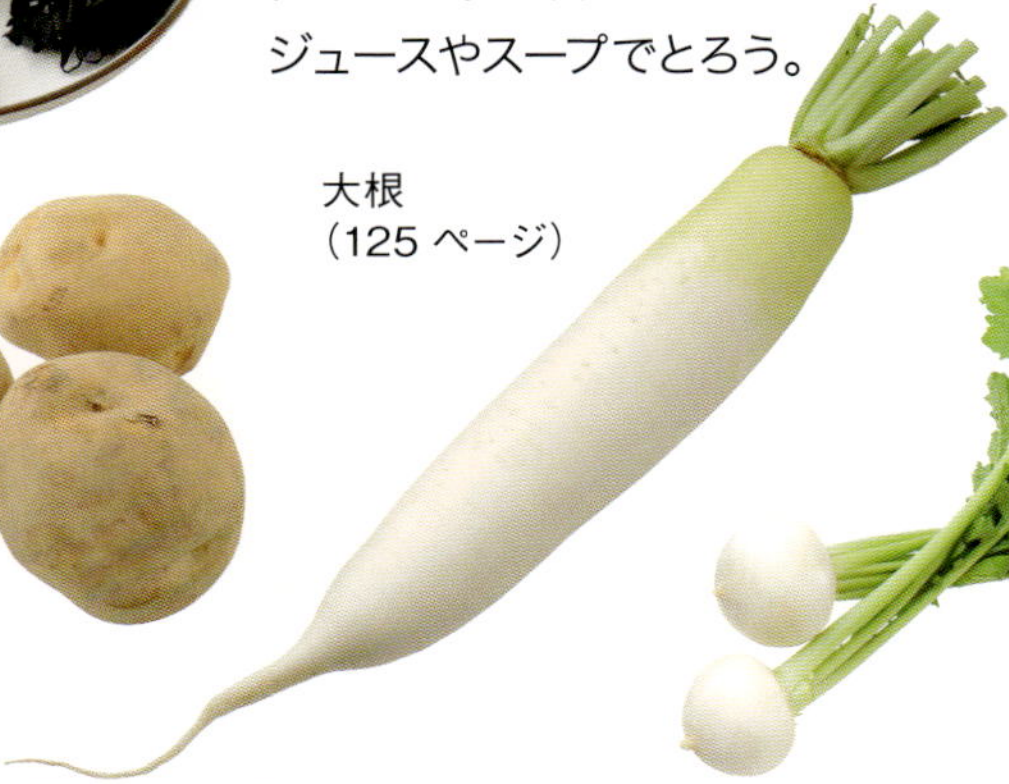

大根
(125 ページ)

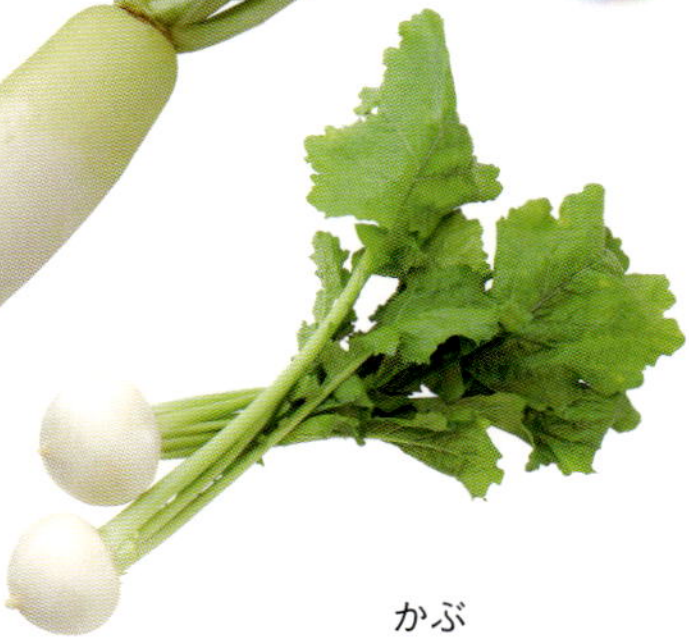

かぶ
(126 ページ)

カリウムを多く含む食べ物

抗酸化物質を多く含む食べ物

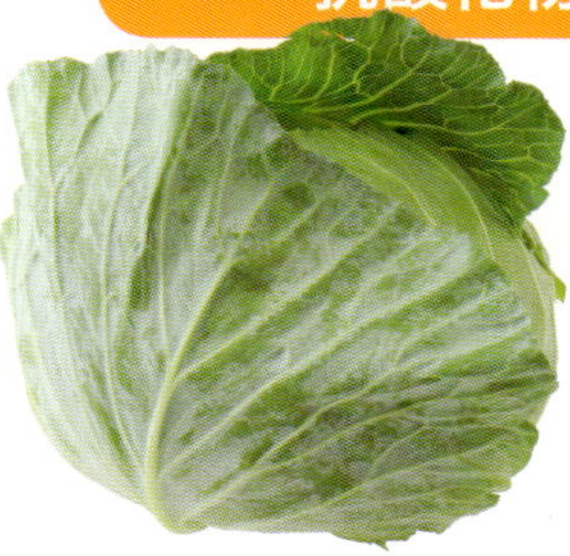
キャベツ
(48 ページ)

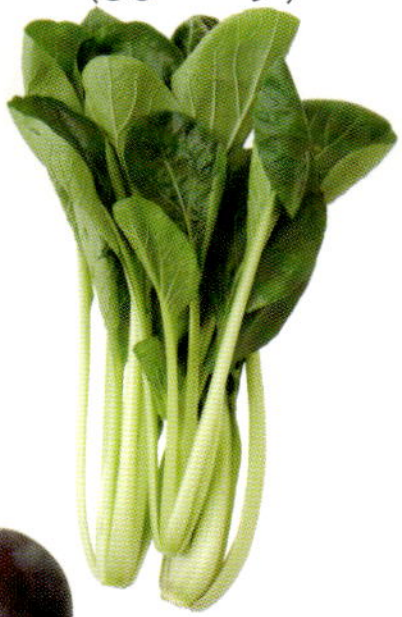
小松菜
(56 ページ)

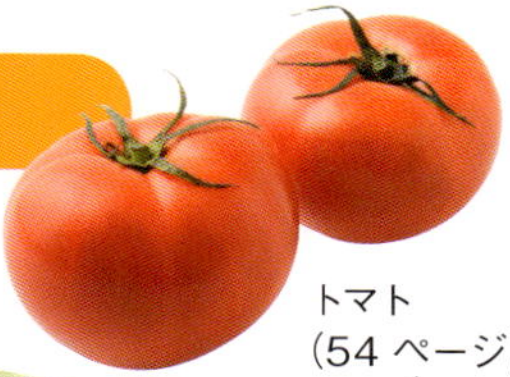
トマト
(54 ページ)

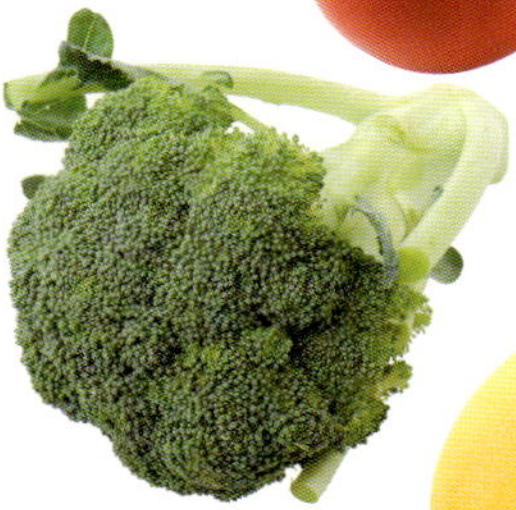
ブロッコリー
(52 ページ)

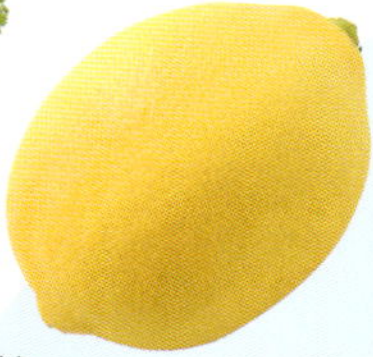
レモン
(36 ページ)

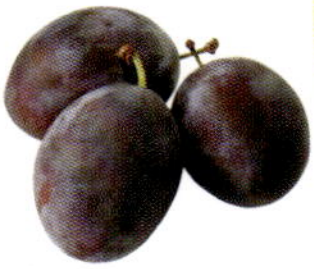
プルーン
(67 ページ)

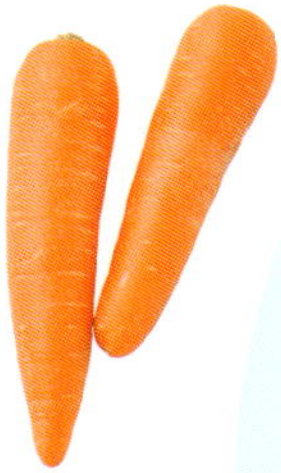
にんじん
(50 ページ)

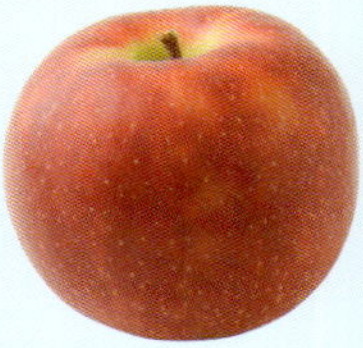
りんご
(39 ページ)

活性酸素を消去するのは抗酸化物質。ビタミンA、ビタミンC、ビタミンE、ファイトケミカルなど、抗酸化作用の強い栄養素を多く含むものをとろう。

腸内環境を整える食べ物

腸内環境をよくすると免疫力も高まる。腸内の善玉菌のエサとなる乳酸菌やオリゴ糖を含むヨーグルトのほか、食物繊維を含む食べ物をとろう。

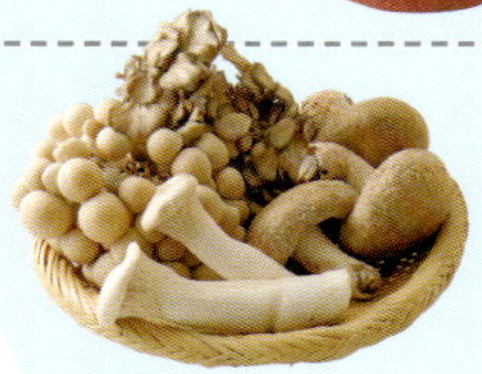
きのこ (88 ページ)

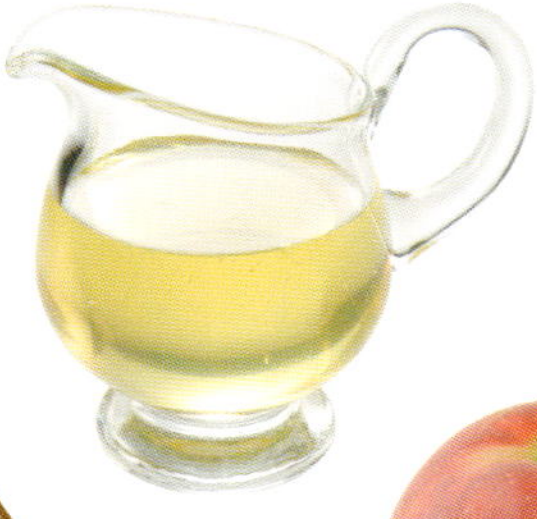
はちみつ
(37 ページ)

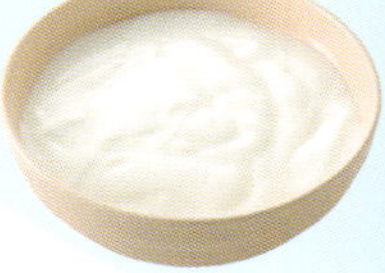
ヨーグルト
(38 ページ)

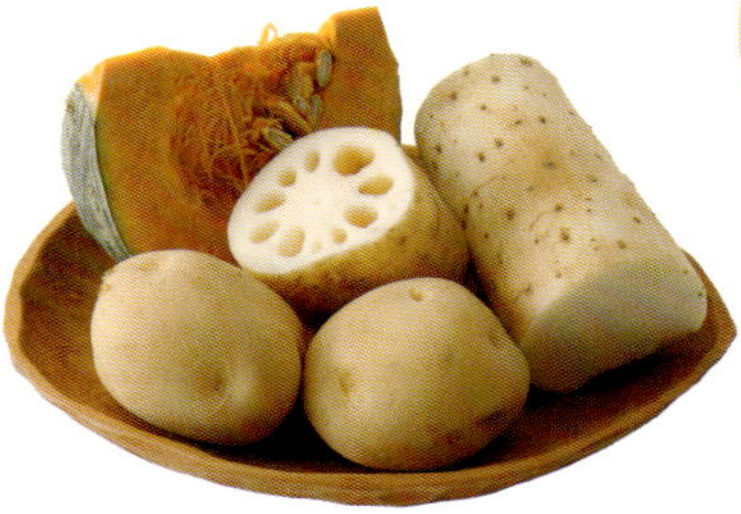
いも類など
(92 ページ)

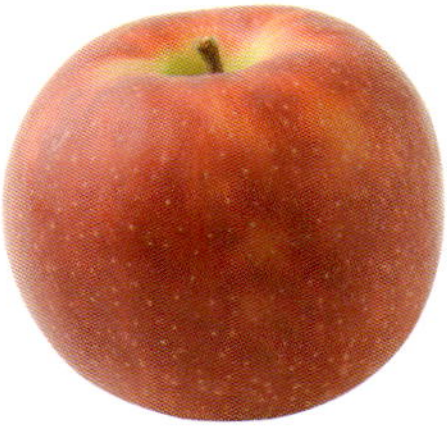
りんご
(39 ページ)

野菜の栄養量が低下している！

日本食品標準成分表によると、野菜に含まれる栄養量は、1950年に調べた数値と、2000年に調べた数値ではかなり減ってしまっていることがわかっています。

特にビタミンCの減少が目立ち、ほうれん草は100g中に含まれる分量が150mgから35mgと23%に減ってしまっています。にんじんのβカロテンにいたっては4,050μgから760μgと、19%まで減少しています。にんじん小1本が約100gなので、1950年のにんじん1本分と同量のβカロテンを、2000年のにんじんでとろうとすると5本以上食べなければならないのです。

この原因には、ハウス栽培などで旬の時期と関係なく、1年中作物が出荷されていることが関係しています。作物に含まれる栄養素は、収穫時期によってかなり異なります。

例えば、ほうれん草100gに含まれるビタミンCの分量は、もっとも多く含まれる2月、旬の時期には73mg、もっとも少ない7月は9mgで、旬の時期の8分の1程度しかありません。

旬の野菜を選んで食べるようにすれば、それだけで栄養素を効率よくとれるでしょう。たくさん流通しているので、価格もほかの季節より安く、一石二鳥です。

1950年と2000年の野菜の栄養量の比較

100gあたりの含有量

食品名	栄養素	1950年	2000年
ほうれん草	ビタミンC（mg）	150	35（23%）
	鉄（mg）	13	2（15%）
にんじん	ビタミンA（レチノール当量）（μg）	4,050	760（19%）
	ビタミンC（mg）	10	4（40%）
キャベツ	ビタミンC（mg）	80	41（51%）
春菊	ビタミンC（mg）	50	19（38%）
	鉄（mg）	9	1.7（19%）
セロリ	ビタミンC（mg）	30	7（23%）
アスパラガス	ビタミンB_2（mg）	0.3	0.15（50%）
玉ねぎ	カルシウム（mg）	40	21（53%）

「日本食品標準成分表五訂版」を基に作成

第5章

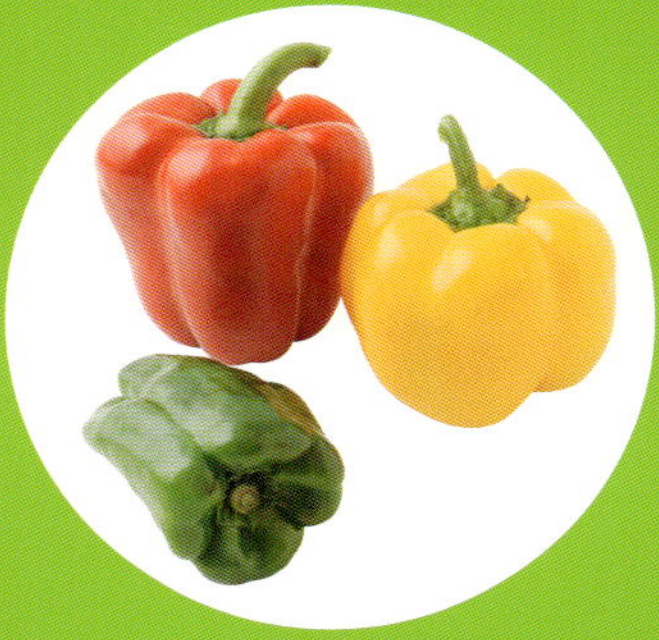

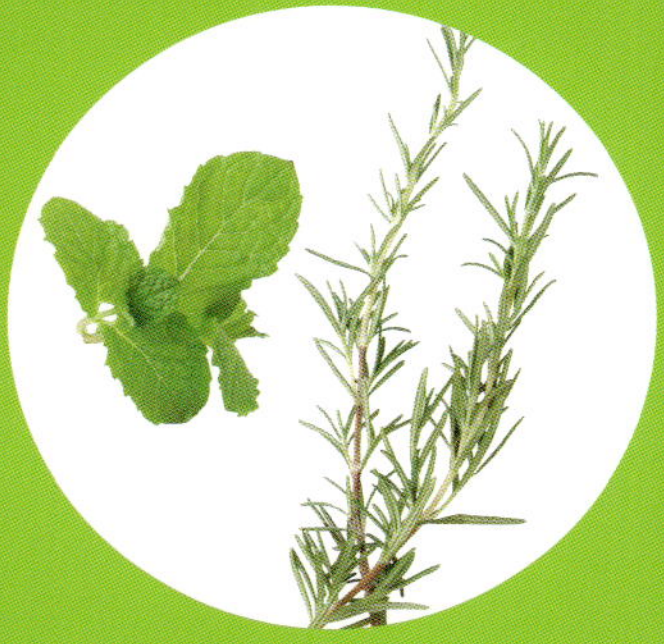

治療効果を高める
〝がんに勝つ食材〟

がん抑制効果がある食べ物はほかにもある

さまざまな食べ物にがん抑制効果がある

がんに効くと言われている食べ物はたくさんあります。本書では比較的手に入れやすく、動物実験などのデータがあるもの、おいしく食べられるものという条件を満たす食べ物を紹介しています。

第3章ではジュースでとりたい野菜ベスト5、第4章ではスープでとりたい食材ベスト11をご紹介しました。

これらは、がんの抑制効果が特に期待でき、価格的にも手頃で、毎日食べられるものばかりです。毎日の献立をたてるときに、あまりたくさんの種類を購入しようとすると、かえって大変だったり、調理するのがめんどうだったりするので、本書では、使いやすい、そして、がんの抑制効果があるものを厳選して紹介しています。

もちろん、第3章、第4章で紹介した食べ物以外にも、がんに効くと言われ、動物実験などで効果が認められているものがいろいろあります。ここでは、そのなかでも特におすすめの食材を紹介しましょう。

がん対策におすすめの飲み物

ジュースやスープで水分補給はできているかもしれませんが、夏場や汗をかいたときには、水がわりに緑茶、紅茶、コーヒー、ココアなどがんに効くものを飲みましょう。

緑茶は胃がんをはじめ、さまざまながんの予防効果があると言われています。特に胃がんに対する効果は顕著で、緑茶をたくさん飲む地域では胃がんの発生率が低いという研究結果があります。

また、最近の研究でコーヒーに含まれているクロロゲン酸には、強力な抗酸化作用があり、活性酸素を消去してがんの予防・改善、免疫力のアップに役立つことが判明しています。

がんに勝つ食材その①
ピーマン・パプリカ

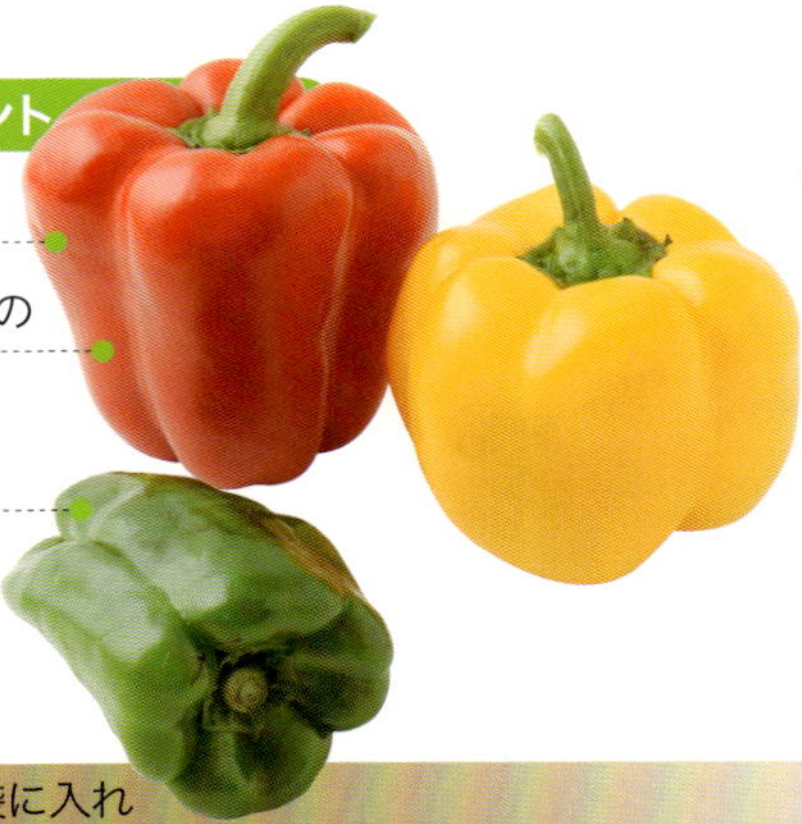

選ぶときのポイント

- 色が濃いもの
- ハリとツヤがあるもの
- ヘタの切り口が新鮮なもの

密封できる保存袋に入れて冷蔵庫へ。1か月程度もつが栄養素は減るので早めに使ったほうがよい

ココがすごい!

- 免疫力を高める
- 赤パプリカ(赤ピーマン)にはがんを抑制する成分が含まれている
- 加熱調理してもビタミンCが失われにくい

基本データ

旬は夏(7～8月)。年中出回っているが旬のものは、ほかの季節に比べてビタミンCが2倍近くになっている

ハウス栽培よりも路地(屋外)で育ったもののほうが栄養価が高い

がんに効く栄養素

ビタミンC(183ページ)

カプサンチン(123ページ)

豊富なβカロテンが免疫力をアップする

ピーマンやパプリカには抗酸化作用の強いβカロテン、ビタミンC、ビタミンEが豊富に含まれています。βカロテンの含有量はピーマンの色によって異なり、100g中の量は、ピーマンは400μg、黄パプリカは160μg、赤パプリカ(赤ピーマン)は940μgと、赤パプリカが突出しています。

赤パプリカには、このほかにも発がんを抑制する、カプサンチンという赤い色素成分が含まれています。マウスの実験で強力な発がん抑制作用が確認されています。

少し苦味やにおいがあるので、ジュースには向きませんが、加熱してもビタミンが失われにくいのでスープに入れたり、炒めたりして食べましょう。

油といっしょに食べると栄養素の吸収率が高くなるので、炒めものがおすすめです。

がん に勝つ食材 その❷ ほうれん草

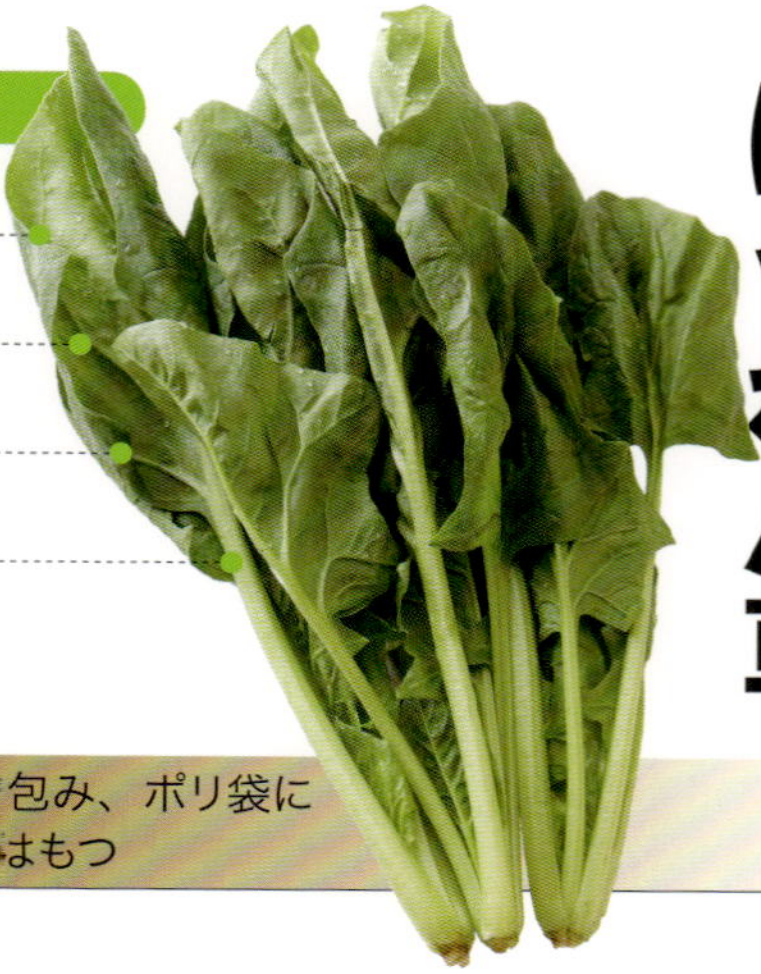

選ぶときのポイント

- 葉の緑色が濃いもの
- 根が赤いもの
- 茎が太くしっかりしている
- 葉脈が発達していない

濡らしたキッチンペーパーで包み、ポリ袋に入れて冷蔵庫へ。2～3日はもつ

ココがすごい!

- がんを抑制するルテインを含む
- がん細胞を死滅させる
- 免疫力を高める

免疫力を高め発がんを抑制する

健康によいとされる緑黄色野菜の代表ですが、最近、がん予防にも効果があることがわかっています。京都府立医科大学の西野輔翼特任教授の研究により、ほうれん草に含まれているルテインには、マウスの実験で発がんを抑制する作用があることが明らかになりました。

ほかにも独立行政法人食品総合研究所が、さまざまな野菜のがん予防効果を調べた結果、ほうれん草の働きがもっとも強く、乳がんや肺がん、肝臓がんの細胞を死滅させることがわかりました。

免疫力を高めるβカロテンやビタミンCも豊富です。

最近のほうれん草はアクが少ないのでジュースにもできますが、あまりたくさんとると、シュウ酸による尿路結石発生のリスクが高くなります。下ゆでして食べるほうが安心です。

基本データ

旬は冬(11～2月)。品種改良が進み1年中収穫できるようになったが、気温が低い時期にとれるもののほうが栄養価は高い

ハウス栽培や水耕栽培よりも、外で栽培した露地もののほうが栄養価が高い

がんに効く栄養素

βカロテン（184ページ）
ルテイン（185ページ）

がんに勝つ食材 その3
大根

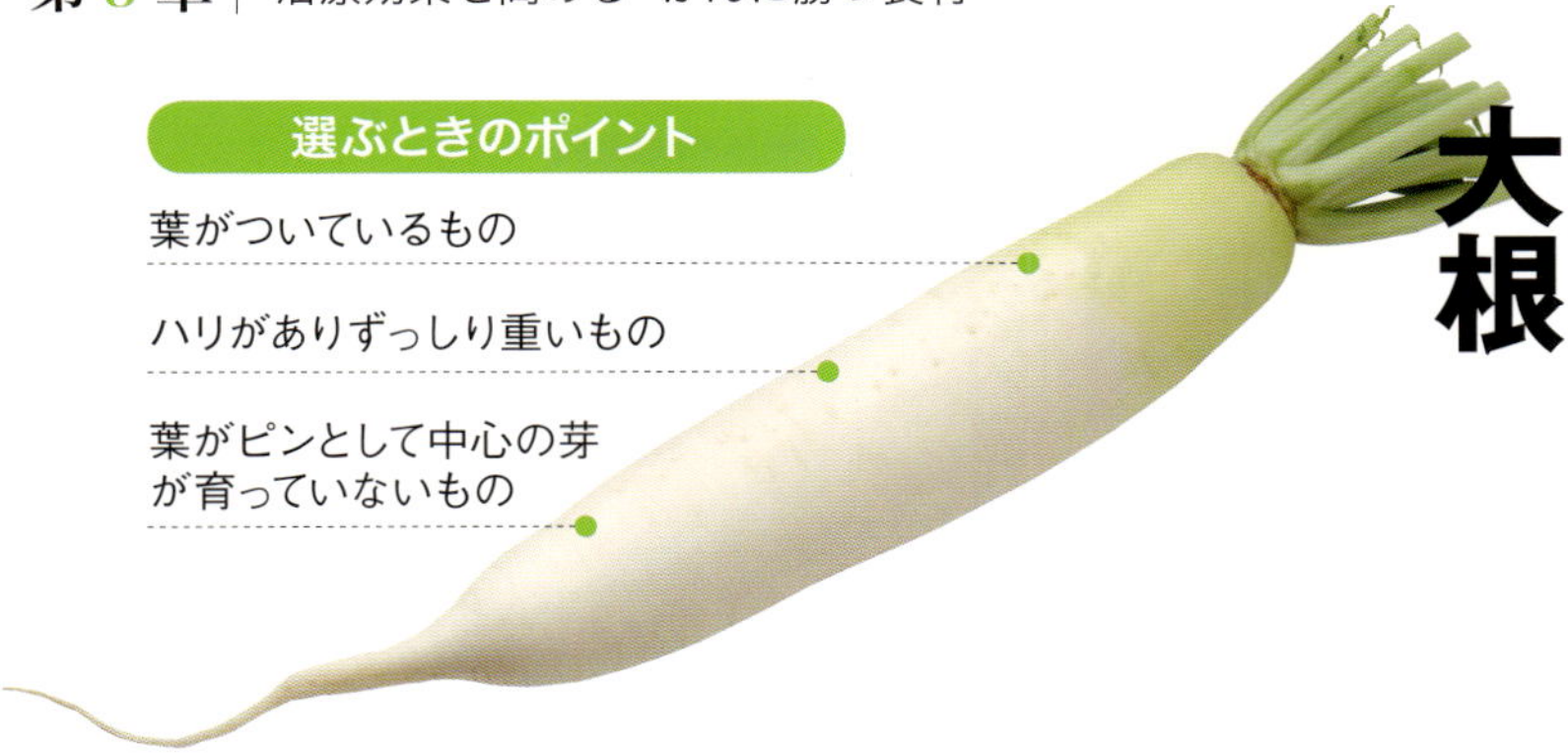
選ぶときのポイント
葉がついているもの
ハリがありずっしり重いもの
葉がピンとして中心の芽が育っていないもの

葉を切り落とし、根は濡らした新聞紙に包み冷蔵庫へ。葉は濡らしたペーパータオルで包み、ポリ袋に入れて冷蔵庫へ

ココがすごい!

- 肝臓の解毒機能を高める
- 白血球を活性化させてがん細胞を攻撃する
- 発がん物質を消去する

基本データ

旬は冬から春(12～3月)。産地を変えれば1年中手に入る

根だけでなく葉にもがん予防に効く栄養素が含まれている。葉も根も全部使いきろう

がんに効く栄養素

イソチオシアネート（180ページ）
オキシダーゼ（125ページ）
βカロテン（184ページ）
ビタミンC（183ページ）

肝臓の解毒機能を高め発がんを抑制する

大根の根に含まれる辛味成分はイソチオシアネートというイオウ化合物で、がんの発生を抑制する作用があります。イソチオシアネートは、辛味の強い大根ほど多く含まれています。

ほかにも、帝京大学薬学部の山崎正利名誉教授の研究により、大根の根をすりつぶした上澄み液には、白血球を活性化させるTNFという腫瘍壊死因子を増加させる作用があることがわかりました。マウスの実験では、大根の根の上澄み液に強力な抗がん作用があることを示す結果が出ています。

また、大根の根に含まれるオキシダーゼという消化酵素には、魚の焦げた部分に含まれる発がん物質を消去する働きがあります。加熱すると失われるので、大根おろしなどにして食べましょう。

葉にもがんに効くβカロテン、ビタミンCなどが豊富です。

がんに勝つ食材 その❹

かぶ

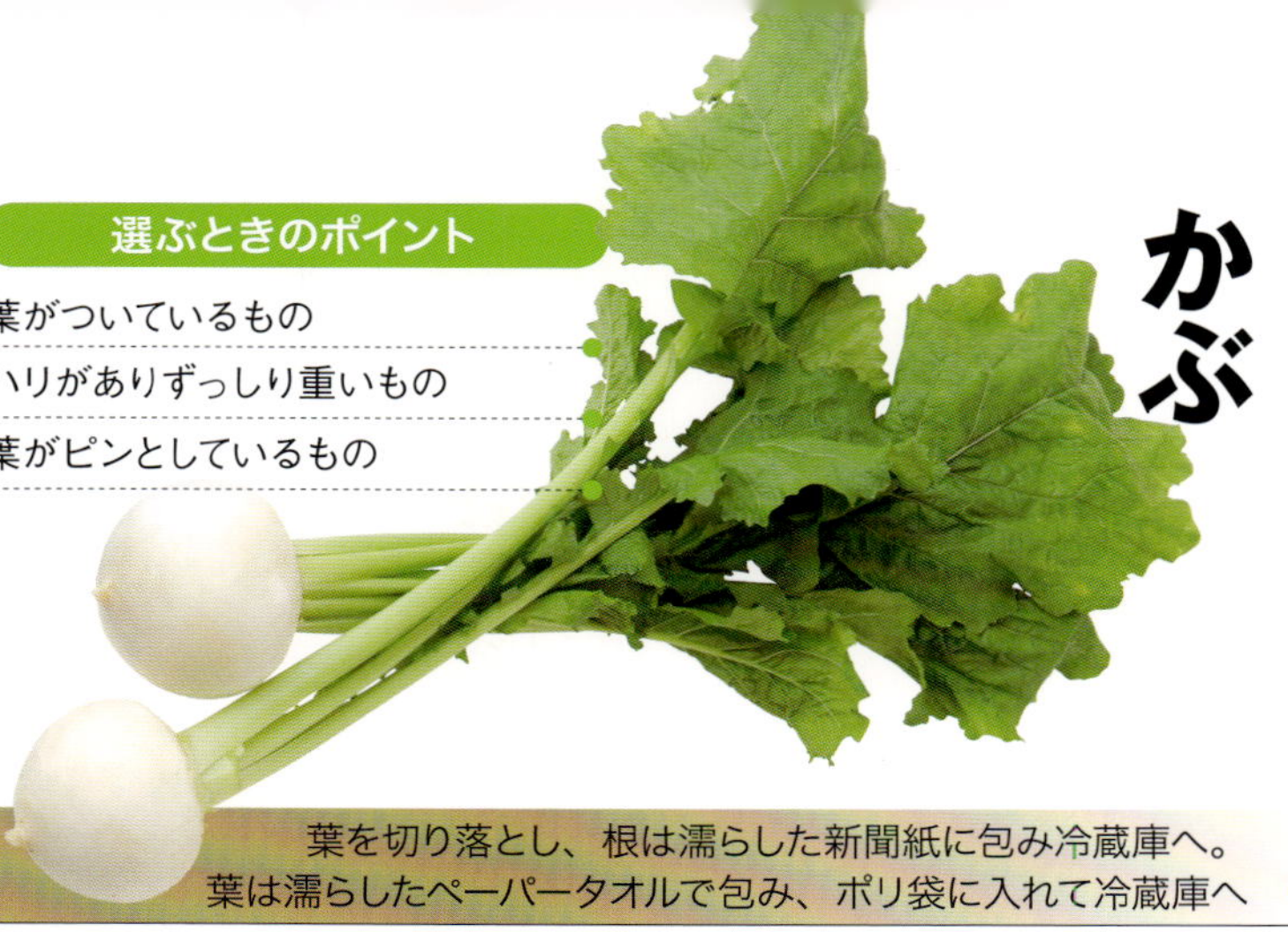

選ぶときのポイント

- 葉がついているもの
- ハリがありずっしり重いもの
- 葉がピンとしているもの

葉を切り落とし、根は濡らした新聞紙に包み冷蔵庫へ。
葉は濡らしたペーパータオルで包み、ポリ袋に入れて冷蔵庫へ

ココがすごい!

- 肝臓の解毒機能を高める
- 免疫力を高める
- 体内のミネラルバランスを正常にする

基本データ

旬は冬から春(12～3月)。産地を変えれば1年中手に入る
根だけでなく葉にもがん予防に効く栄養素が含まれている。葉も根も全部使いきろう

がんに効く栄養素

グルコシノレート
(181ページ)
βカロテン(184ページ)
ビタミンC(183ページ)
カリウム(181ページ)

動物実験でがん抑制効果が認められた

かぶの根に含まれているグルコシノレートは、加熱すると肝臓の解毒機能を高めると言われています。動物実験で発がんを抑制する効果があったという報告もあります。加熱したほうが抗がん作用は期待できるので、スープなどにして食べるといいでしょう。

もうひとつ、かぶのよい点は丸ごと使えるということです。

クセがなく食べやすいかぶは葉、根ともにビタミンCが豊富に含まれています。ビタミンCには強い抗酸化作用があり、免疫力を高めてがん予防に働きます。根は生でサラダにしてもいいですし、ジュースにしてもおいしく、活用したい食材のひとつです。

体内のミネラルバランスを正常にするカリウムも多く含んでいます。食物繊維も多く、腸内環境の改善に役立ちます。旬の時期には積極的にとりましょう。

がんに勝つ食材 その5 セロリ

選ぶときのポイント

- 香りが強いもの
- 葉の緑が濃いもの
- 茎が太く丸みがあり、縦のスジがはっきりしている

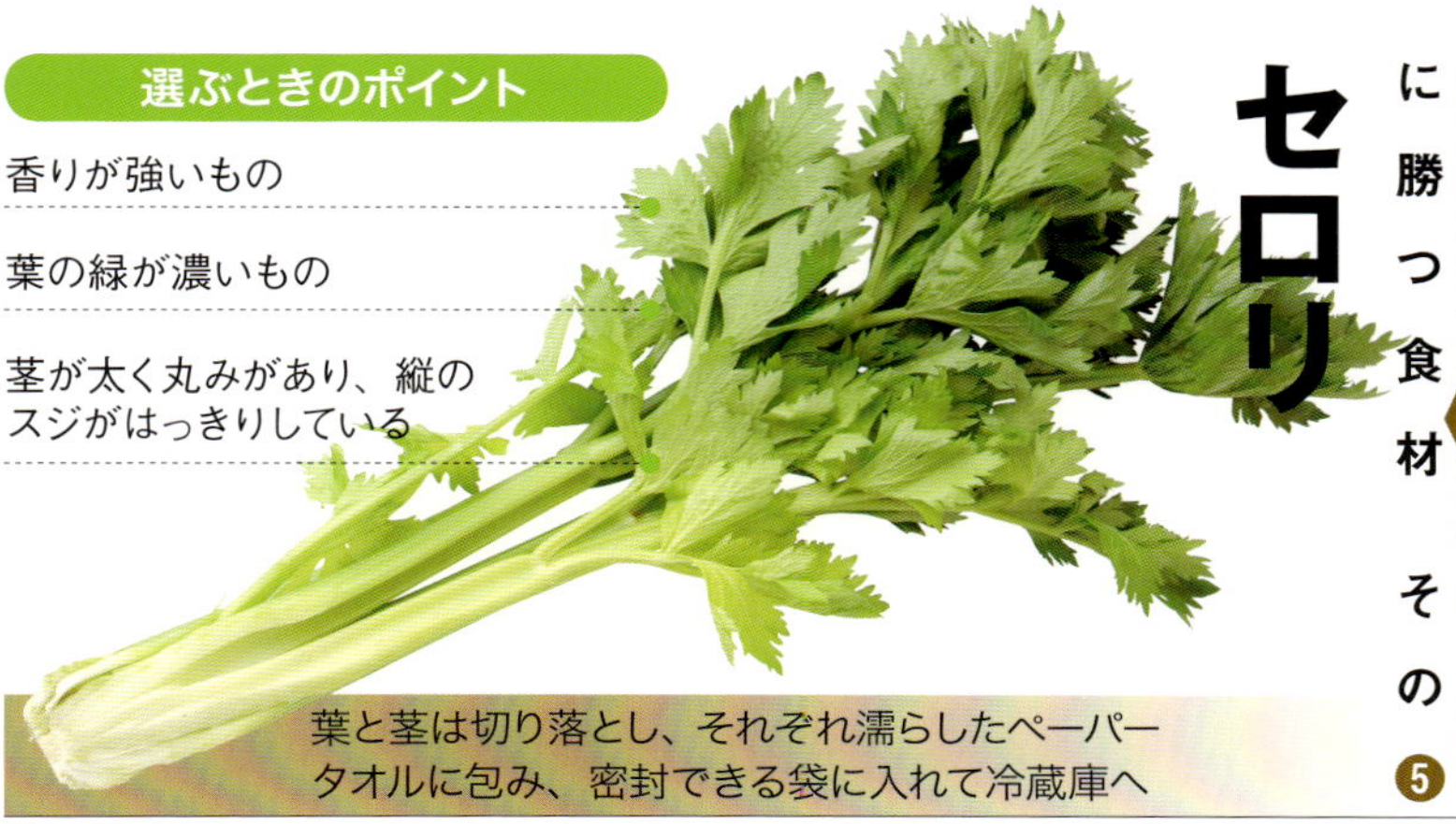

葉と茎は切り落とし、それぞれ濡らしたペーパータオルに包み、密封できる袋に入れて冷蔵庫へ

ココがすごい!

- 免疫力を高める
- ミネラルバランスを正常にする
- 生でも加熱してもおいしい

香り成分には抗がん作用もある

セロリにはアピインという芳香成分が含まれています。アピインにはがん予防に効く、イライラした気持ちを落ち着かせる、食欲を高めるといった作用があります。

ビタミンCも比較的多く、また緑色が濃いものには、βカロテンが多く含まれています。βカロテンやビタミンCは抗酸化作用が非常に強く、がん予防に働く栄養素です。

緑色が濃く、香りが強いものはグリーンセロリです。茎も緑色をしていてひと株で売られていることが多いようです。ただし、一般に流通しているのは茎が白いコーネルセロリ(写真)がほとんどです。

独特の香りはありますが、生でもおいしいのでジュースに向いています。スープに入れて煮込んでもいいでしょう。生でも加熱してもおいしく食べられるのは、セロリの魅力のひとつです。

基本データ

旬は冬から春(11～5月)。香り成分には抗がん作用のほか、精神を鎮めたり、食欲を増進させる作用がある

がんに効く栄養素

βカロテン（184ページ）
ビタミンC（183ページ）

がんに勝つ食材 その❻
ハーブ

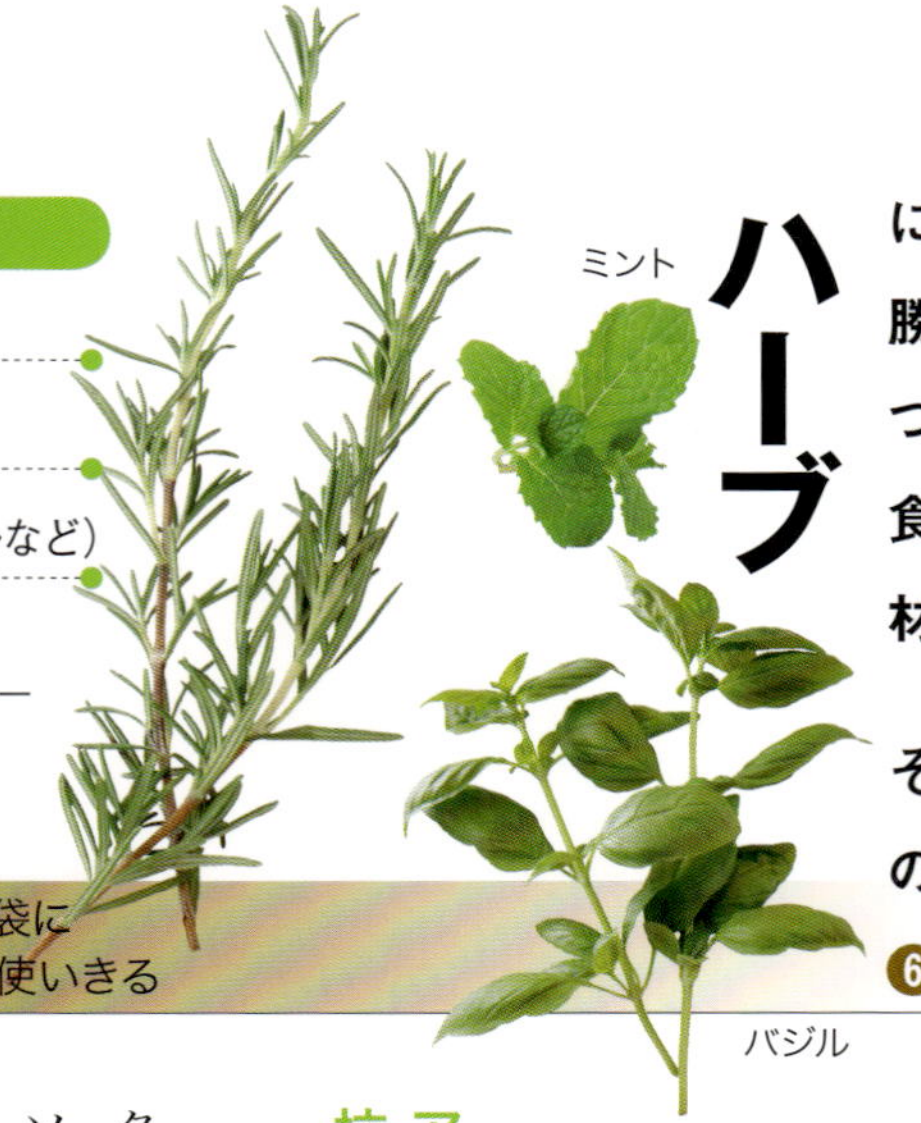

選ぶときのポイント

- 香りが強いもの
- 葉がしゃきっとしているもの
- 緑色が濃いもの(ミント・バジルなど)

濡らした新聞紙で包み、ポリ袋に入れて冷蔵庫で保存。早めに使いきる

ココがすごい!

- 免疫力を高める
- 抗酸化物質が活性酸素を消去する
- 香り成分ががんを抑制する

基本データ

バジル、ミントは夏。ローズマリーは秋

料理の香りづけに利用される。がんによる症状の緩和を目的として、精油を用いたアロマセラピー(芳香療法)を取り入れている医療機関もある

がんに効く栄養素

テルペン類(128ページ)

アメリカでは抗がん作用が認められている

バジル、ミント、ローズマリー、タイム、セージ、オレガノなどシソ科のハーブは、抗酸化作用が強く、活性酸素を消去します。アメリカ国立がん研究所がまとめた、がん予防効果のある食べ物一覧にも掲載されています。

がん予防に効くのは、これらのハーブに含まれている芳香成分のなかでも、特にテルペン類によると考えられています。テルペン類には、体内で炎症を発生させ発がんを促す酵素であるシクロオキシゲナーゼ2(COX2)を抑制する作用があるとされています。

京都府立医科大学の西野輔翼特任教授が行ったマウスの実験では、しそに含まれるテルペン類(オレアノール酸)のがん抑制効果が確認されています。

ハーブの抗がん作用については、ほかにも研究が続けられています。

がんに勝つ食材その⑦ しょうが

選ぶときのポイント

白い新しょうがよりも褐色の根しょうがのほうが薬効が高い

ツヤとハリのあるもの

表面がなめらかなもの

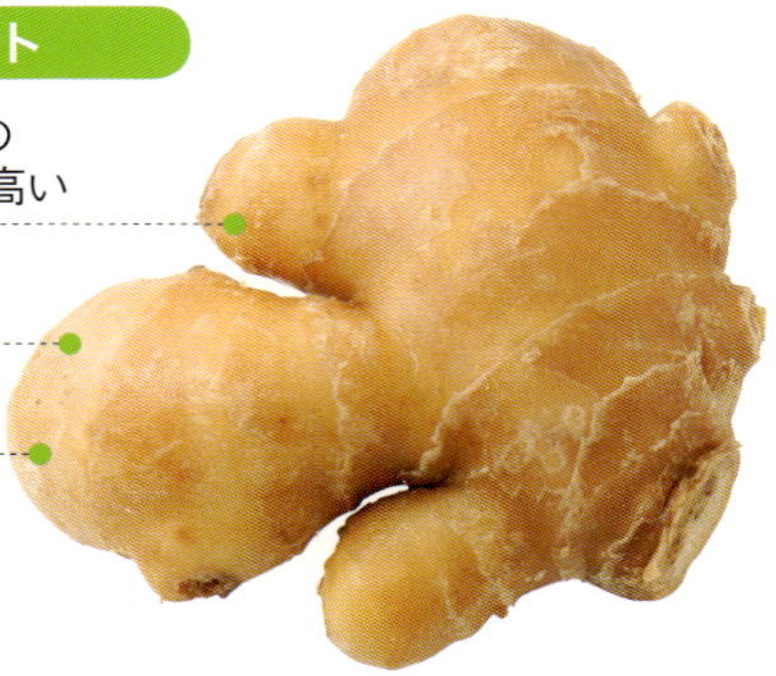

根しょうがは新聞紙に包んで風通しのよいところで保存。かなり日持ちする。新しょうがは早めに使いきる

ココがすごい!

- 免疫力を高める
- 発がん物質を抑制する
- 炎症を抑える
- 血管を拡張させて血流をよくする

基本データ

根しょうが(新しょうがを乾燥させて1年後に出荷するしょうが)は1年中出回っている。新しょうがの旬は夏(6～8月)

皮に有効成分が多いので、無農薬のものを皮ごと使うとよい

がんに効く栄養素

ジンゲロール(182ページ)

ショウガオール(182ページ)

漢方では薬として古くから用いられている

しょうがの健康効果は非常に高く、日本でも「からだを温める作用」が非常によく知られていて人気です。体温が1度下がると、免疫力は最大で30％低下すると言われているので、体温を上昇させるしょうがは免疫力を高める野菜の代表と言っていいでしょう。

さらに、しょうがの辛味成分であるショウガオールやジンゲロールには強い抗酸化作用があり、活性酸素を消去しますが、発がん物質を抑制する働きもあります。

体内で、炎症を発生させ発がんを促す酵素、シクロオキシゲナーゼ2（ＣＯＸ２）は、プロスタグランディンE_2という発がん物質をつくります。ショウガオールやジンゲロールは、ＣＯＸ２がプロスタグランディンE_2をつくるのを抑える強い抗炎症作用があるので、これらががん予防に効いていると考えられています。

がん に勝つ食材 その❽

緑茶

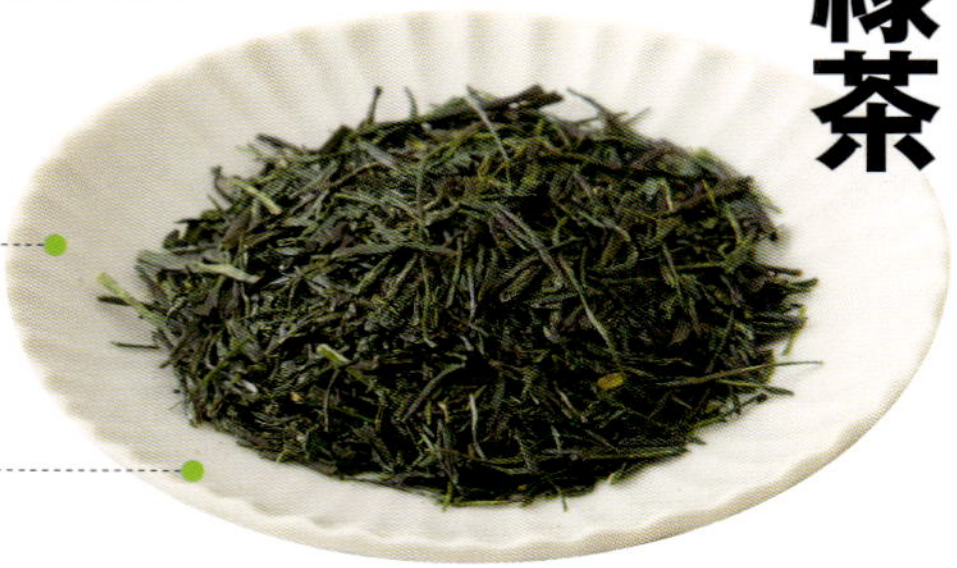

選ぶときのポイント

- 鮮度がよいもの（パック詰めではなく、はかり売りしていて回転がよい店で少量ずつ購入する）
- 香料やアミノ酸など食品添加物が入っていないもの

直射日光や湿度の高いところを避け、密閉して涼しいところで保存。梅雨どきや夏は冷蔵庫で保存したほうがいい。早めに使いきる

ココがすごい!

- 発がんを抑制する
- ピロリ菌を抑制して胃がんを予防する
- 腸内環境を整える

基本データ

新茶の旬は春から夏。品種によってずれがある

ペットボトルの緑茶よりも、茶葉を抽出した緑茶のほうが有効成分が多い

長時間放置した緑茶は、雑菌が繁殖していることがあるので飲まないほうがよい

がんに効く栄養素

カテキン（180ページ）

さまざまながんに対する抑制作用が認められた

殺菌作用が非常に強く、健康にいいとされている緑茶に、発がんを予防する作用があることが明らかになりました。緑茶に含まれるカテキンに発がん物質を抑制する、突然変異を起こした細胞を正常な細胞に戻す、細胞のがん化を抑制するなどさまざまな作用があることが明らかになっています。静岡県立大学の原征彦客員教授の研究では、ラットやマウスの実験で、緑茶に含まれているカテキンが、食道がん、十二指腸がん、胃がん、乳がん、大腸がん、肺がん、肝臓がん、小腸がん、皮膚がんに有効であることが確認されています。

ほかに、カテキンには胃潰瘍や胃がんの原因となるピロリ菌を抑制する作用があります。実際に、緑茶をたくさん飲む地域では胃がんの発症率が低いという報告があります。

がんに勝つ食材　その9　紅茶

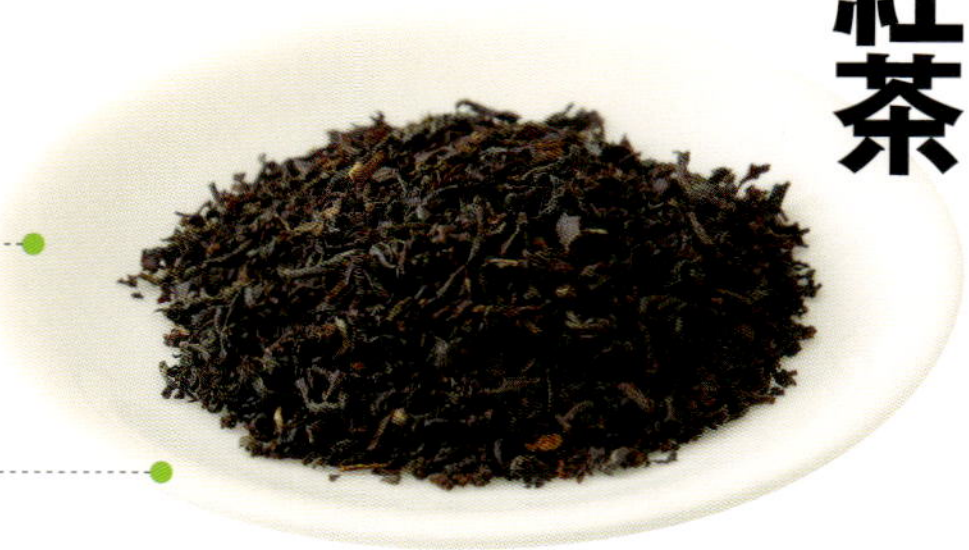

選ぶときのポイント

鮮度がよいもの（パック詰めではなく、はかり売りしていて回転がよい店で少量ずつ購入する）

香料や保存料など食品添加物が入っていないもの

直射日光や湿度の高いところを避け、密閉して涼しいところで保存。梅雨どきや夏は冷蔵庫で保存したほうがいい。早めに使いきる

ココがすごい!

- 抗酸化作用が非常に強く活性酸素を消去する
- 発がんを抑制する
- 免疫力を高める

緑茶と同程度の抗がん作用がある

紅茶は緑茶を発酵させたものです。緑茶を発酵させると、カテキンはテアフラビン、テアフルビジンなど、茶褐色の色素成分に変化します。どちらも抗酸化作用が強いポリフェノールで、活性酸素を消去してくれます。

静岡県立大学薬学部の中村好志客員教授が緑茶、紅茶、ウーロン茶、黒茶の発がんを抑制する作用を調べたところ、緑茶と紅茶は同程度の抗がん作用があることがわかりました。成分はまだはっきりしていませんが、紅茶に含まれる物質のなかに、抗がん作用が非常に強いものがあると考えられています。

マウスの実験では、大腸がん、小腸がん、胃がんに対する抑制効果が認められています。

茶葉は時間がたつと風味がとんでしまうので、こまめに購入して新鮮なうちに使いきりましょう。

基本データ

旬は特になし

理想は有機栽培されたものがよい

ペットボトルの紅茶よりも、茶葉を抽出した紅茶のほうが有効成分が多い

がんに効く栄養素

テアフラビン
（131ページ）

テアフルビジン
（131ページ）

がん に勝つ食材 その⑩ コーヒー

選ぶときのポイント

- 有機栽培されたもの
- 風味がよいもの
- 豆で購入し、購入するときに挽いてもらうとよい
- 挽いたものは少量ずつ購入する

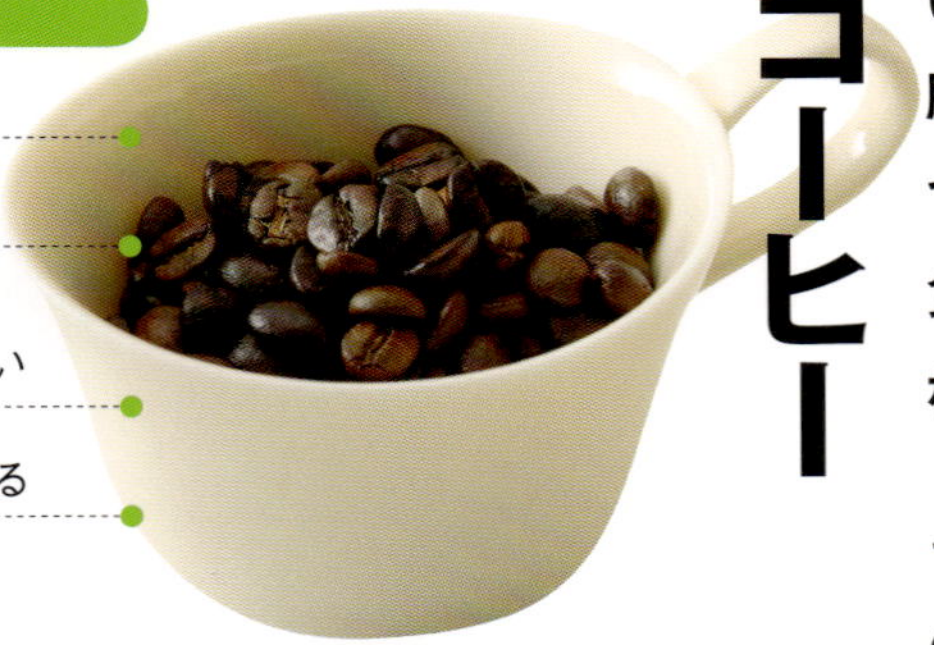

10度以下で保存すれば味や香りが長持ちする。梅雨どきや夏は冷蔵庫で保存。1週間以内に使いきったほうが安心

ココがすごい!

- がんの発生を抑制する
- がんの増殖や浸潤を抑制する
- 強い抗酸化作用があり活性酸素を消去する

基本データ

旬は特になし
理想は有機栽培されたもの
缶コーヒーよりも自分でいれたほうが薬効は高い
パック詰めではなく、はかり売りしていて回転がよい店で少量ずつ購入する

がんに効く栄養素

クロロゲン酸
(181ページ)

日にコーヒーを3杯以上飲むとよい

コーヒーの抗がん作用は以前から注目されています。コーヒーを1日に3杯以上飲む人は、飲まない人に比べて、がんの発生率が約半分に抑えられるという報告があるほどです。

コーヒーに含まれているクロロゲン酸には、強い抗酸化作用があり、活性酸素を消去します。さらに動物実験で、結腸がん、肝臓がん、舌がんの発生が抑えられることがわかっています。

東京農工大学の矢ヶ崎一三教授によると、コーヒーにはがんの増殖や浸潤(がんがほかの細胞に広がること)を抑制する効果があるそうです。

クロロゲン酸は熱に弱く、焙煎するときにかなり失われてしまうのが難点です。深煎りの豆よりも浅煎りの豆のほうがクロロゲン酸を多く含んでいるので、浅煎りのコーヒーがおすすめです。

がんに勝つ食材 その⑪ ココア

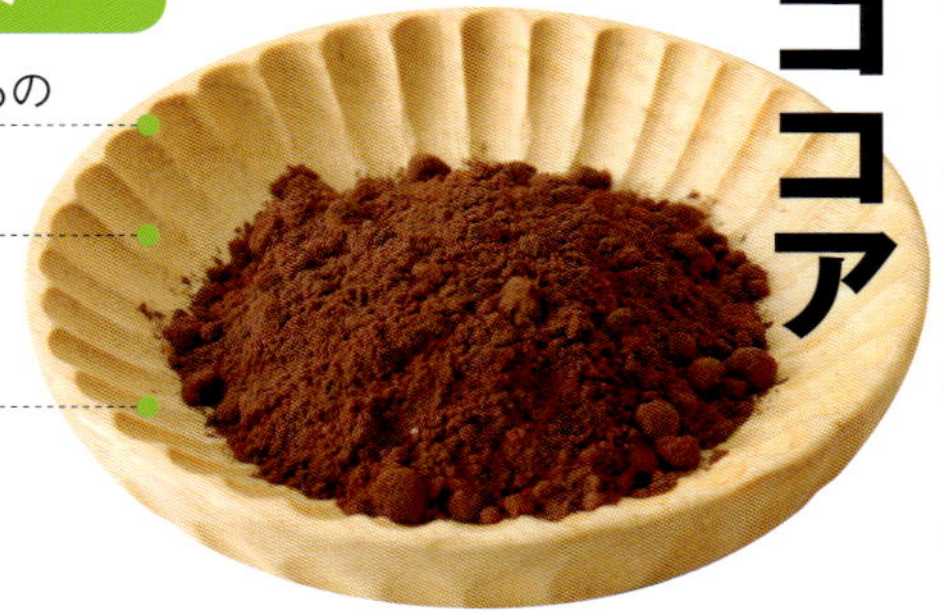

選ぶときのポイント

- カカオマスの含有量が多いもの
- 脂肪分が少ないもの
- 砂糖や香料などが添加されていないもの

直射日光や湿度の高いところを避け、密閉して涼しいところで保存。梅雨どきや夏は冷蔵庫で保存したほうがいい

ココがすごい!

- 細胞のがん化を抑制する
- さまざまながんを抑制するという研究結果がある
- 強い抗酸化作用があり、活性酸素を消去する

基本データ

旬は特になし
理想は有機栽培されたもの
パック詰めではなく、はかり売りしていて回転がよい店で少量ずつ購入する

がんに効く栄養素

カカオポリフェノール
(133ページ)

はっきりしたデータはないがさまざまながんを予防する

ココアに含まれている抗酸化物質は、カカオポリフェノールと呼ばれ、強い抗酸化作用があることで知られています。

肉や魚に含まれる発がん物質を抑制することは、サルモネラ菌を使った実験で確認されています。

ラットの実験では、乳腺がんの発生率が低下したり、膵臓がんの前がん病変(がんの前段階にあたる異常な細胞)が抑制されたり、多臓器がんを発生させたときにも生存率が高くなったりと、さまざまな抗がん効果が認められています。詳しいメカニズムはまだわかっていませんが、ココアに含まれる抗酸化物質による効果だと考えられています。

品質表示を確認して、カカオが多く含まれた製品を選び、購入するようにしましょう。脂肪や砂糖、香料が添加されているものはおすすめできません。

がん別 がん抑制効果のある食事と食べ方

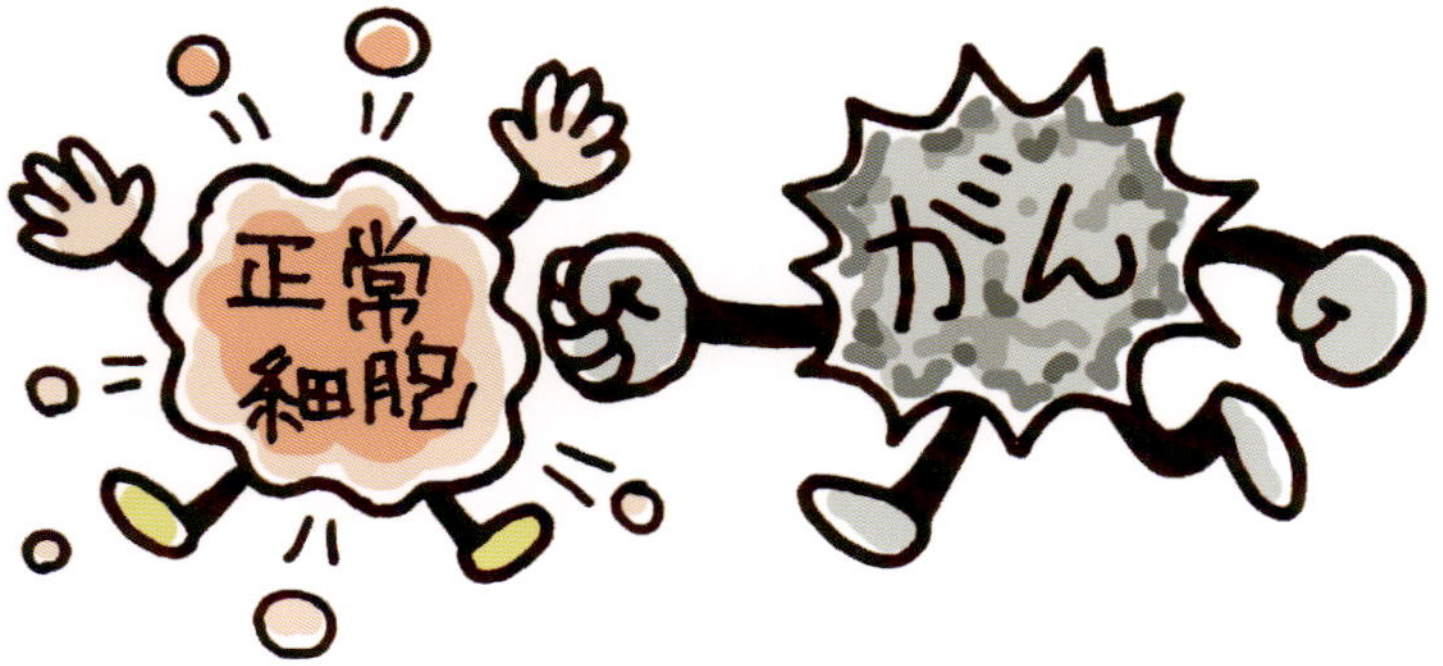

がんの種類によって リスクが高い食べ物が違う

がん（悪性腫瘍）とは、遺伝子の突然変異によって細胞が異常な増殖を繰り返す細胞です。

増殖のスピードは症状や人によって異なり、爆発的に広がることもあれば、ゆるやかに進行することもあります。がん細胞のおそろしさは、周囲の正常な細胞に浸潤（広がっていくこと）したり、遠くの臓器に転移しながら全身に広がり、最悪の場合は死に至らしめるところです。

通常、がんは胃にできれば胃がん、大腸にできれば大腸がん、食道にできれば食道がんなど、最初にできた臓器の名前で呼ばれます。また、もともとがんが発生した臓器のがんを原発がん、別の臓器に転移したがんは転移がん、一度取り除いたがんが再発した場合は再発がんと呼ばれます。

がん細胞はもともと発生した場所（臓器）によって性質が異なります。さらに、発がんリスクも臓器によって異なります。

そのため、がん別のリスクやがん抑制効果が高い食べ物を知っておくことも大切です。

ここでは主ながんごとのリスクや予防・改善に役立つ食事と食べ方を紹介します。

胃がん

多量の塩分が胃粘膜を傷つけ
ピロリ菌の増殖がリスクを高める

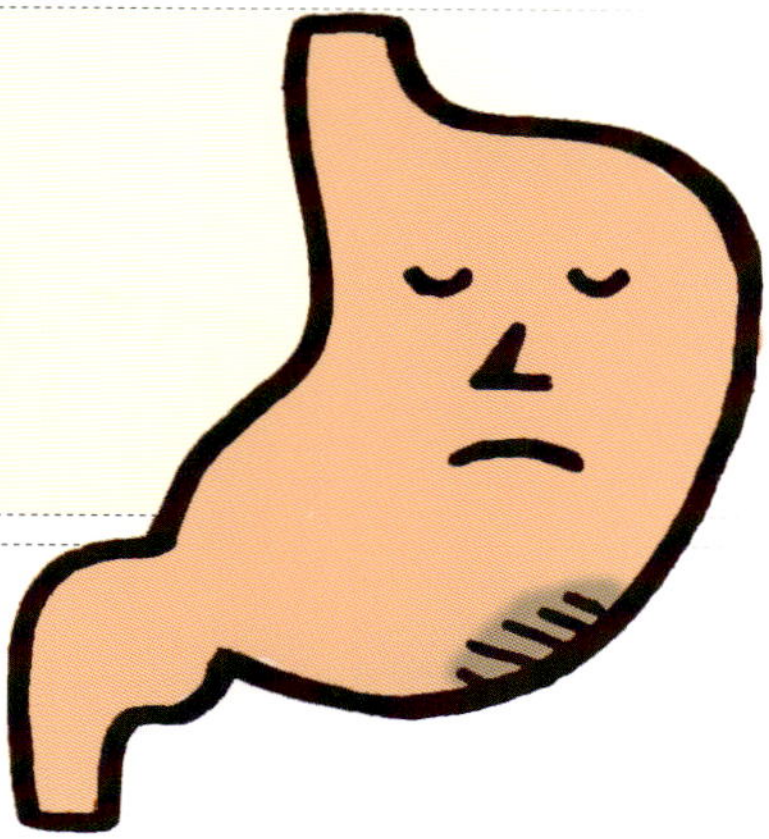

かぎりなく無塩に。緑茶やヨーグルトを食べよう

かつては日本人のがんの第1位を占めていましたが、最近は減少傾向にあります。胃がんの全がんに対する罹患率は、１９８０年代には男性37％、女性25％でしたが、２００６年には男性20％、女性13％まで減少しています。それでも患者数自体は多く、男性では第1位、女性でも第3位のがんとなっているので、決して少なくなったわけではありません。日本人が胃がんを発症する確率はまだ高いと言っていいでしょう。

胃がんのリスクを高めるものは、過剰な塩分摂取とピロリ菌です。塩分をとりすぎると胃粘膜が傷つきやすくなり、そこにピロリ菌が増殖して胃がんを引き起こすと考えられています。

ピロリ菌は強酸性である胃の内部で生き延びることができる細菌です。日本人はピロリ菌に感染している割合が高いので、ピロリ菌に感染しているか調べ、必要があれば除菌治療を受けることをおすすめします。消化器内科などで気軽に受けられます。

ヨーグルト（38ページ参照）のなかには、ピロリ菌を抑制するものがあります。それらを食べるのもおすすめです。緑茶（１３０ページ参照）のカテキンは胃粘膜を保護して胃がんの発症を抑えると考えられています。緑茶をたくさん飲む地域は、胃がんを発症する割合が全国平均の半分以下という調査結果も出ています。

大腸がん

腸内環境がポイント
悪玉菌が増殖するとリスクが高まる

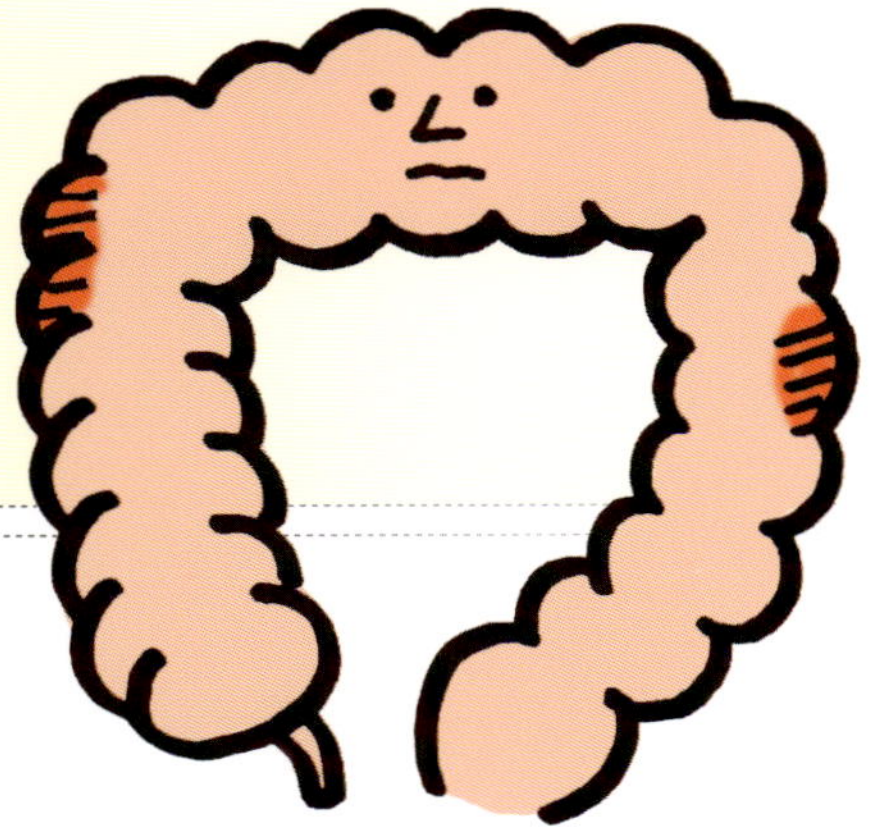

肉をたくさん食べるとリスクが高くなる

大腸がんはもともと日本人には少なかったがんでしたが、食生活が欧米化して、肉の摂取量が増えたことで増加したと考えられています。

アメリカの研究では毎日肉を食べる人の大腸がん発生率は、週に1回しか肉を食べない人の約2倍という結果が出ています。

動物性食品をたくさん食べることによって、幹細胞での代謝が活発になって高まった酵素活性が、発がんを促します。さらに、動物性たんぱく質を消化するために膵液や胆汁の分泌が過剰となることも、大腸がんの原因のひとつと考えられています。

野菜と果物ヨーグルトをとろう

デザイナーフーズ計画(179ページ参照)では、大腸がんの約70%は食事の改善によってよくなると述べられています。

大腸がんの予防には、水溶性食物繊維のペクチンを多く含む、りんごやいちじくがおすすめです。トマトが大腸がんの発生を抑制するという報告もあります。

腸内の善玉菌を増やす乳酸菌を含むヨーグルトも毎日とりましょう。ヨーグルトをとると腸内環境が改善されて免疫力が高まります。大腸がんだけでなく、ほかのがん予防にも効果的です。

フコイダンやアルギン酸を含む海藻もおすすめです。

食道がん

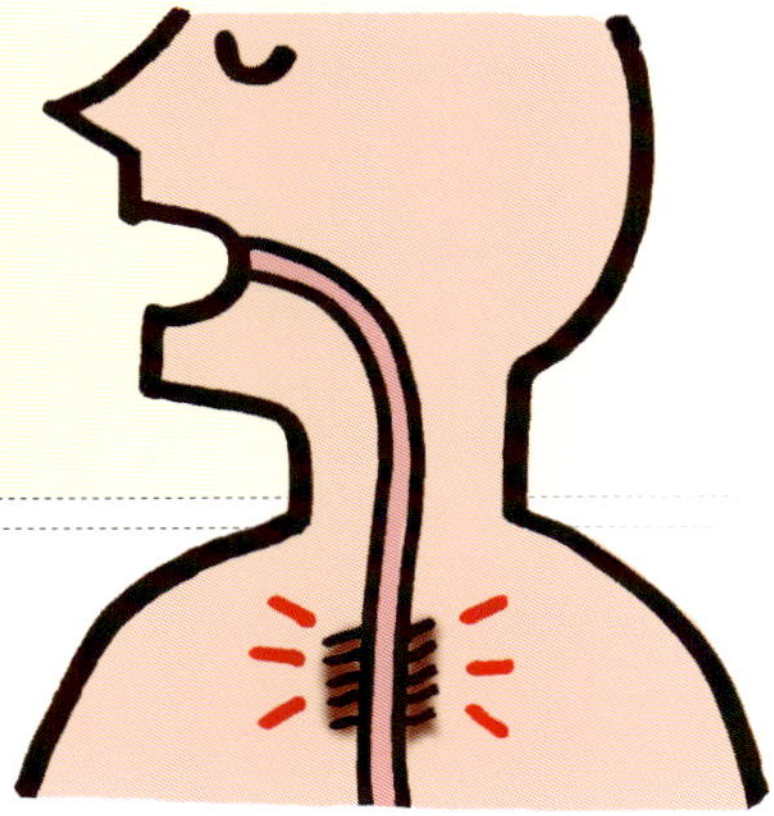

アルコール度数の高い酒と喫煙が
発症のリスクを高める

禁煙・禁酒でリスクが低下する

食道はアルコールや喫煙の影響を受けやすい臓器です。故・中山恒明教授(中山がん研究所の設立者で食道外科の権威)によると、食道がんの患者さんはブランデーやウイスキーなどアルコール度数の高い酒を飲み、タバコを吸っているケースが多かったそうです。

食道がんの最大の危険因子は飲酒と喫煙と言われるほどです。つまり、禁酒・禁煙するだけで食道がんのリスクはかなり減らせると言っていいでしょう。

粘膜を保護する緑黄色野菜をとる

粘膜を保護し、強化するには皮膚の新陳代謝を促すビタミンAがおすすめです。

緑黄色野菜に含まれるβカロテンは、体内で必要なだけビタミンAに変わります。さらに、強い抗酸化作用があるので、がんの要因となる活性酸素を消去して、がんを抑制する作用もあります。予防・改善におすすめの食べ物と言っていいでしょう。

もうひとつすすめているのが鮭(78ページ参照)です。鮭は白身魚なのですが、アスタキサンチンという赤い色素成分を含んでいるので赤い身をしています。アスタキサンチンには強い抗酸化作用があり、発がんを抑制します。

私の患者さんのなかには、鮭を毎日少量ずつ食べ、半年で食道がんが完治した方がおられます。

肝臓がん

肝炎ウイルスによる
リスクが非常に高い

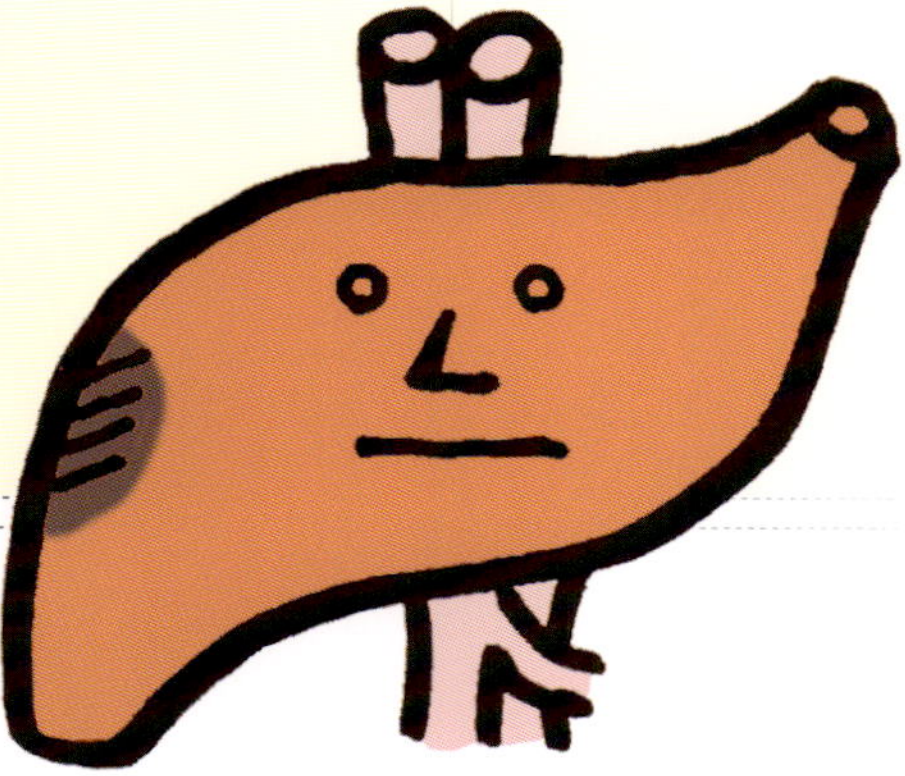

がんにはウイルスが原因のものもある

肝臓がんのもっとも大きな要因はB型とC型の肝炎ウイルスです。ウイルスによって肝臓に慢性的な炎症が起こり、やがて肝硬変、肝臓がんに進むケースが多いとされています。ウイルスに感染していても、肝炎を発症していない場合は、健康保菌者（無症候性キャリア）と呼ばれます。日常生活を送るにはほとんど影響はありませんが、将来ウイルス性肝炎を発症するリスクはゼロではないので、定期的に検査を受けるようにしましょう。

適切な治療を受け野菜や果物をたくさんとる

ウイルスによる慢性肝炎は、インターフェロンによる治療が有効です。適切な治療を受けるためにも、定期的に受診しましょう。

肝臓がんには、大量の野菜・果物ジュースと、動物性たんぱく質・脂質の制限、ビタミンB_1（玄米／76ページ参照）の摂取が効果的と言われています。済陽式食事療法でも、肝臓がんの治癒率は高い割合を維持しています。

小松菜（56ページ参照）もおすすめです。ドイツのチューリンゲン大学の研究で、小松菜に含まれるグルタチオンを、肝臓がんの患者に投与したところ数名が改善したという報告があります。

ほかに、しじみ（79ページ参照）も古くから肝機能を高める食べ物としてよく知られています。

膵臓がん

予後のよくないがんだが
レモンの摂取で効果が出ている

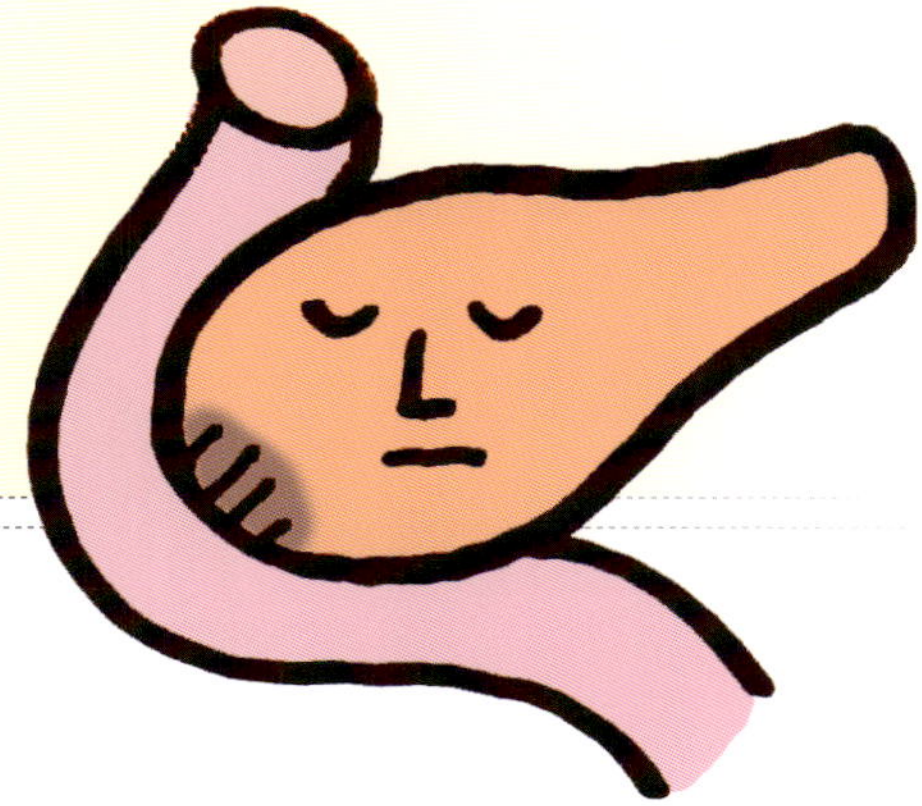

見つけにくく治りにくい がんのなかでも深刻

膵臓がんは、これまでは予後のよくないがんの代表でした。胃の後ろにあるため、超音波検査などではわかりにくく、自覚症状もほとんどないため、気がついたときには手遅れ、ということが少なくないのです。治療後の5年生存率は2〜3割程度で、もっとも治療が困難ながんとされています。

ところが、済陽式食事療法を実践された患者さんに、進行した膵臓がんを克服する方が出てきて、私自身もとても驚きました。

進行した膵臓がんを克服された方に共通していたのが、レモンを多くとっていたことです。基本は1日に2個とるよう指導していますが、膵臓がんが消えた患者さんは1日に3〜6個もとっていました。これに気がついてから、膵臓がんの患者さんにレモンを多くとるようお伝えしたところ、治癒・改善する方が増えてきています。

もうひとつ、膵臓がん対策におすすめするものが大根です。大根の根にはでんぷん、たんぱく質、脂質の消化を助ける消化酵素が豊富に含まれています。膵臓はたんぱく質や脂質の消化酵素を必要に応じて分泌するので、大根をたくさんとることで膵臓の負担が減るのかもしれません。大根の消化酵素は加熱すると失われるので、なるべく生でとるようにしましょう。

大根の根には消化酵素のほかに、がんを抑制するイソチオシアネートが多く含まれています。

肺がん

喫煙がもっとも大きなリスク要因
男性では発症率が高いがん

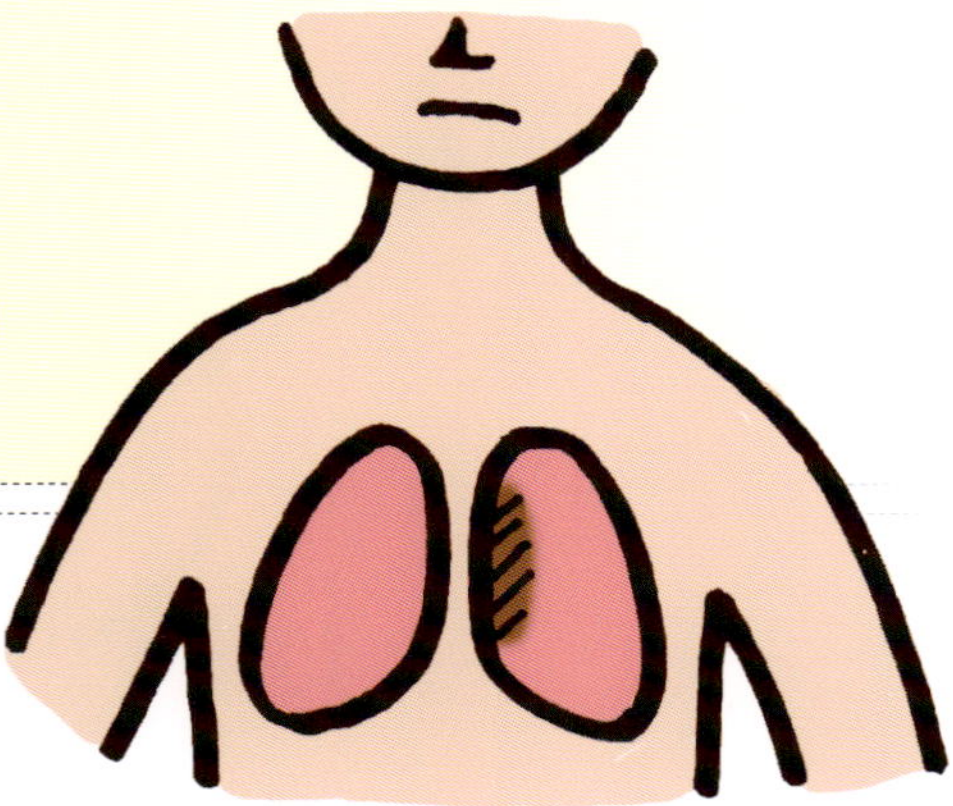

喫煙は、肺がんだけでなくすべてのがんの原因に

タバコには２００種類以上の有害物質が含まれていて、そのなかには発がん物質もあります。現在ではタバコが、がんの大きなリスク要因となることは誰でも知っているでしょう。がん予防・改善には禁煙が基本です。

アメリカではタバコとがんの関係が明確になり、消費者からタバコメーカーが訴えられています。なかには、賠償金を支払ったケースもあるそうです。日本ではそこまで顕著ではありませんが、タバコとがんの関係は広く認知され、禁煙が広がっています。そのかいあって男性の喫煙率が年々低下しているのは喜ばしいことです。

硫化アリルを含む食べ物が肺がん予防・改善に効果的

肺がんの予防・改善には長ねぎ、玉ねぎ、にんにくなどに含まれる硫化アリル(１８５ページ参照)が有効です。なかでも、にんにく(86ページ参照)はさまざまな研究によって、肺がんに対する有効性が明らかになっています。

ほかに、明治薬科大学の奥山徹教授(当時)の研究により、らっきょうに肺がんを抑制する作用があることが明らかになりました。

らっきょうは1日5粒程度食べるとよいと言われています。らっきょうは、らっきょう漬けで食べるのが一般的ですが、漬けるときに塩を使っているので、塩抜きしてから食べるようにしましょう。

前立腺がん

増加傾向にあるがん
食生活が大きく関係している

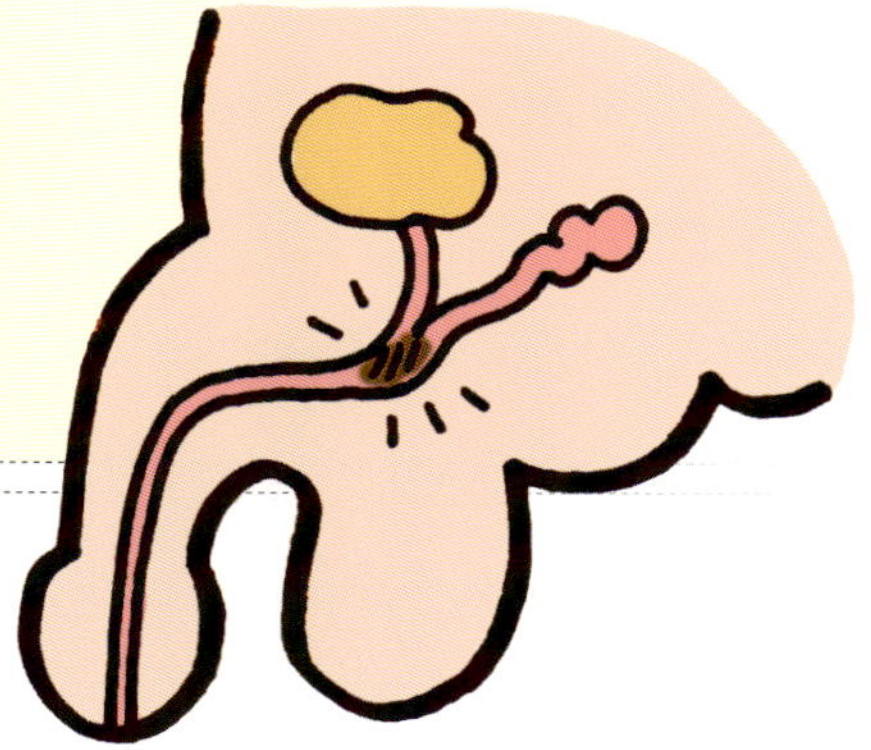

生殖器のがんは ホルモンバランスがカギ

高齢になるほど発症率が高くなるがんです。食事の影響を受けやすいとされていて、予後が比較的よいがんとして知られています。

男性ホルモンの影響でがん細胞が増殖すると考えられています。

京都大学の家森幸雄名誉教授の研究で、大豆に含まれるイソフラボンに、前立腺がんを抑制する作用があることが明らかになりました。大豆製品をとるようにした前立腺がんの患者さんの約半数で、がんの進行が抑えられたという報告があります。また、1日に豆腐を2丁以上食べると8割の前立腺がんが抑制されたという結果も出ているので、その効果には驚きを隠せません。

トマトの抗酸化作用が さまざまながんを予防する

トマトに含まれる赤い色素成分であるリコピンは、前立腺がんの予防・改善に役立ちます。これは2001年にハーバード大学とアメリカ国立がん研究所の共同研究で明らかになりました。

ドイツのデュッセルドルフ大学の研究では、トマトジュースを毎日飲み、週に2~3回トマトを食べると、前立腺がんのリスクを半分にできると報告されています。

トマトは前立腺がん以外にも、さまざまながんを予防・改善する効果があることが、世界各地の研究からわかっています。毎日、積極的に食べるようにしましょう。

乳がん

牛乳の摂取が発症を高める!?
30～40代での発症が多いがん

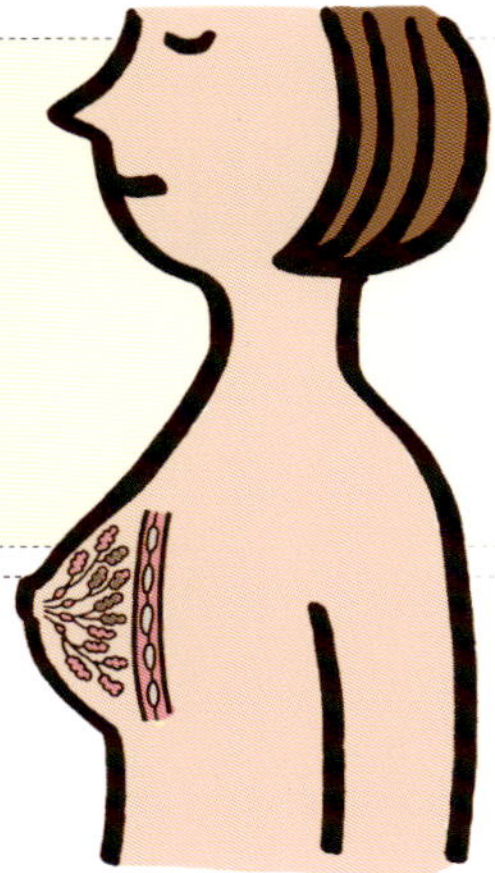

最近増加しているがん 発症年齢の若年化も問題

食生活の欧米化とともに増えたがんのひとつです。動物性たんぱく質・脂肪の過剰摂取が関係していると言われています。

スウェーデンでの研究によると全エネルギー摂取量に対する脂肪の割合を、10％上げただけで再発率が4～8倍に跳ね上がったそうなので、食事がいかに影響しているかがわかります。

最近は、発症年齢が30～40代がもっとも多く、若年化していることも問題視されています。この背景に、効率よく牛乳をとるために産後すぐの乳牛からしぼる生産システムの影響という声があります。産後すぐの牛の乳には女性ホルモンが多く含まれていて、これが発がんを促すのではないかと言われています。そのため、乳がんの患者さんに対しては牛乳を飲まないよう指導しています。

また、京都大学の家森幸男名誉教授は、大豆に含まれているイソフラボン成分が乳がんの発生を半分以下に抑えると報告しています。

大量の野菜・果物ジュースも効果的です。アメリカで発売された『Cancer Battle Plan』という本には、1日14回ジュースを飲んで、全身に転移した乳がんが半年で寛解(症状が落ち着いた状態)した経緯がまとめられています。私の患者さんでは、プルーンエキスを1日に100㎖、半年間ずっと飲み続けたら直径2㎝のがんが消えたという方が3名おられます。

卵巣がん

農産物に使われている農薬が
発症リスクを上げている

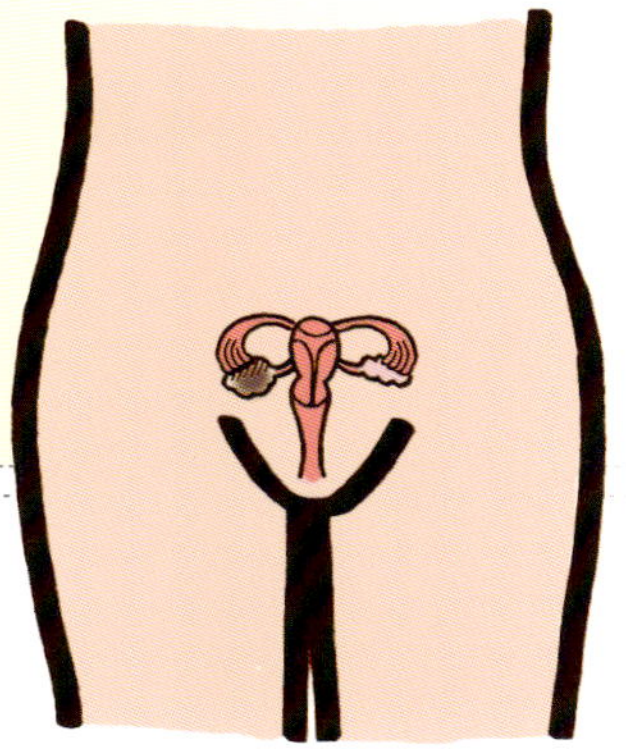

無農薬・自然栽培の野菜や果物がおすすめ

卵巣がんの要因はまだはっきりわかっていませんが、欧米では農薬が関係しているのではないかと言われています。

２００８年に『未来への食卓』という映画がフランスで製作されました。フランスのある村で、子宮がんと農薬についての関係に着目し、学校給食で無農薬・有機栽培野菜を使うようになった経過が紹介されています。この映画では、卵巣がんや不妊症の改善には無農薬食材を食べたほうがよい、と結論づけています。

ほかに、アメリカの調査で、カリフォルニア州のロマリンダ地区（動物性食品を控えて菜食主義をすすめる、セブンスデー・アドベンチスト教会の街）では、卵巣がんや子宮がんの発症率がアメリカ全体の平均の半分以下という結果が出ています。

卵巣がんの原因は、〝コレ〞という決定的なものはまだ明らかになっていませんが、出産経験のない女性、子宮内膜症や多嚢胞性卵巣症候群の女性がなりやすいと言われています。思い当たる人は、日頃から予防を心がけましょう。

済陽式食事療法を実践された患者さんでは、大量の野菜・果物ジュースが治療効果を高めていることがわかります。

大量の野菜・果物ジュースはがん食事療法の基本です。卵巣がんにかぎらず、がんの予防・改善効果が期待できます。

悪性リンパ腫

発見しにくいがんなので
治療効果が上がりにくいケースが多い

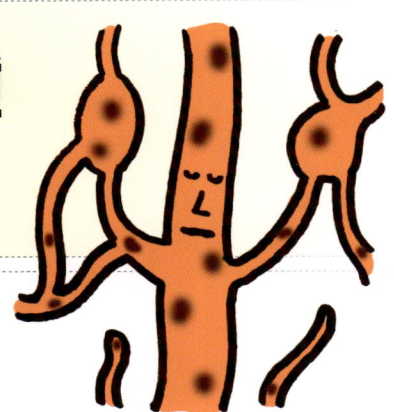

原因はよくわかっていない血液のがん

悪性リンパ腫とは血液のがんです。初期症状は疲労感程度なので気づくのが遅く、発見しにくいがんと言われています。

一般的には、ある程度進行してしまうと、抗がん剤が効きにくく、化学療法による生存期間の延長が難しいがんとされています。

悪性リンパ種で済陽式食事療法を実践した症例は、これまでに15例ありますが、そのうち13例で改善・治癒がみられました。

ゲルソン療法の継承者であるシャルロット・ゲルソンさんの著書でも、食事療法で悪性リンパ種が改善した例が多数あると紹介されています。

大量の野菜・果物ジュースとレモンがおすすめ

私のこれまでの経験から、やはり大量の野菜・果物ジュースが奏功しているのではないかと感じています。また、レモンの大量摂取（1日に2〜5個）も有効なのではないかと思っています。

野菜・果物ジュースのなかでも青汁*をおすすめしている理由は、青汁に含まれている成分のなかに遺伝子を修復する作用があるからです。血液のがんである悪性リンパ種には、遺伝子の修復を促す青汁が有効と言えるでしょう。

青汁にはがんを促進する活性酸素を消去する、抗酸化物質も多く含まれているので、その意味でもがん予防に働きます。

＊青汁は栄養素の損失が少ない瞬間冷凍されたものかフリーズドライ製法のものがよい

第6章

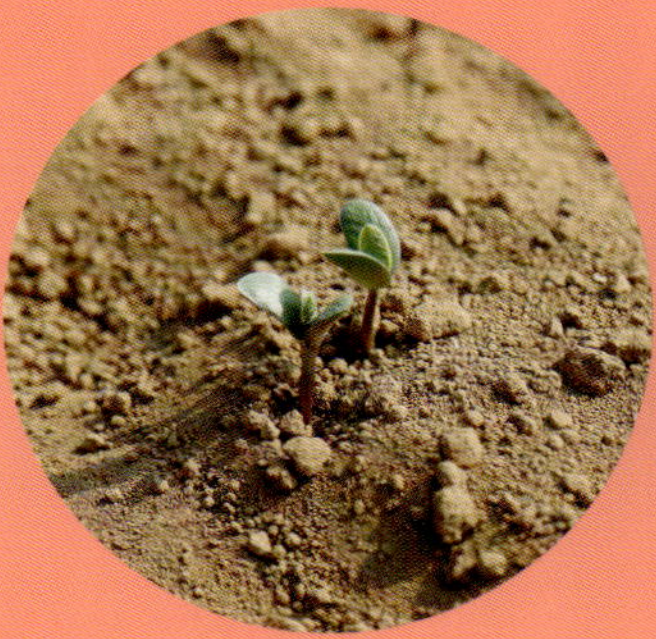

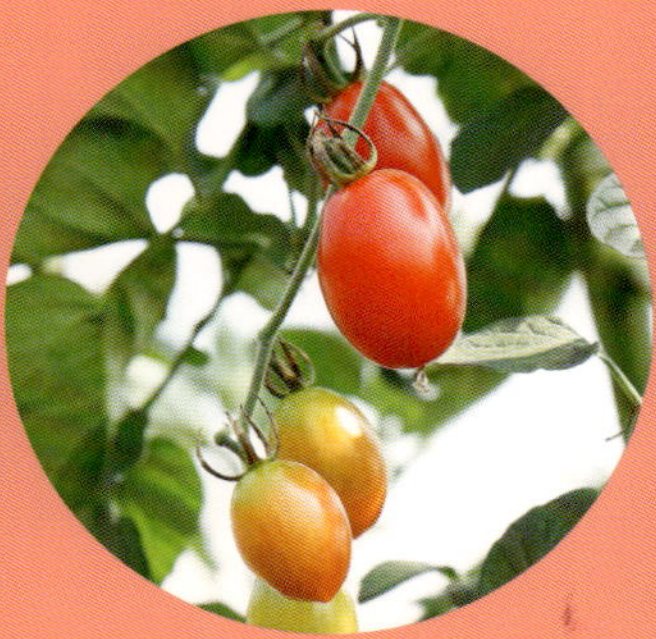

済陽式食事療法を確実に実践するためのポイント

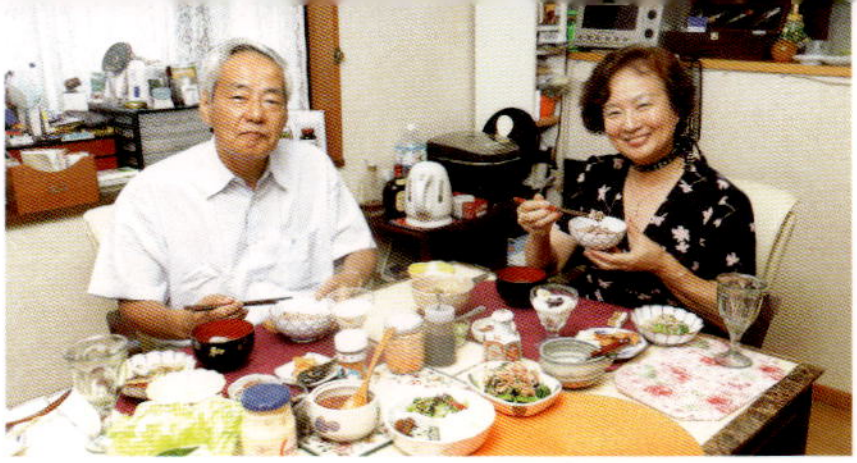

どんなに忙しくても朝食は〝笑顔で楽しく〟いただきます

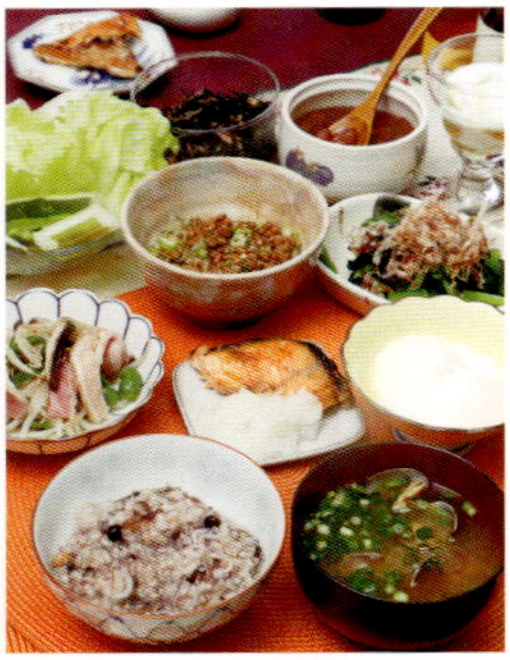

千賀子さんの手作り料理。栄養バランスはもちろん、品質にこだわったものばかり

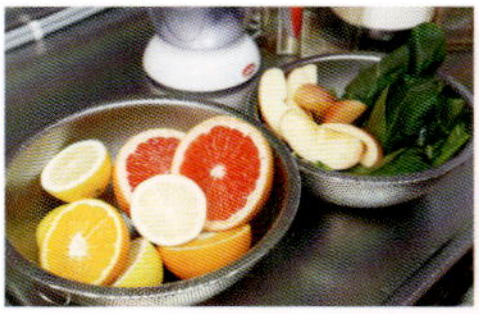

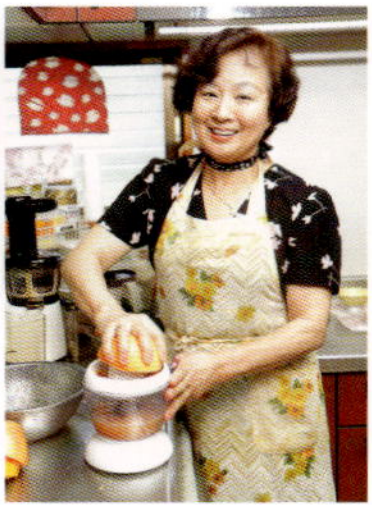

しぼりたての生ジュースは20年前から欠かさず毎日。ジュースの材料は柑橘類に季節の野菜をプラス

朝食がパワーの源！ 済陽家の食卓

どんなに忙しくても朝食はしっかり食べる

医師には体力が必要です。がんという難しい病気の治療では、患者さんの生命力をサポートするためにも、診察している医師が元気でなければなりません。そのために、自分自身も健康でなければと思っています。

私の元気の源は妻の千賀子が毎日つくってくれる食事です。

私の1日は朝4～5時に始まります。朝食前に少し休憩を入れますが、クリニックに出ると休んでいる時間はありません。診察はもちろん、取材対応、原稿の執筆、校正のチェックなど、やるべきことがたくさんあります。夜20時頃まで休む時間はほとんどありません。忙しいときには昼食をとる時間もないほどです。

そこで、朝食はしっかり食べるようにしています。生ジュースはもちろん、卵2個、納豆、玄米ごはん（雑穀がゆ）、あさりやしじみなど貝類のみそ汁、焼き鮭、野菜炒め、サラダ、お浸し、ひじきの煮物、煮豆、ヨーグルトなどを少しずつ食べます。

これだけ食べれば、昼食を軽くしても夜までがんばれます。まさしく私の元気の源が、朝食には詰まっているのです。

■済陽医師の1日のスケジュール

AM 4:00 5:00	起床 原稿執筆・校正チェックなど
AM 6:30	入浴（シャワーではなく必ず湯船につかる） 朝食までひと休み
AM 7:30	朝食（千賀子さんは6時から朝食の準備）
AM 8:30	出勤
AM 9:00	診察
PM 14:00	午前中の診察終了（診察が長引いて昼食がとれないことも……）
PM 15:00 18:00	診察 取材・打ち合わせなど
PM ～19:30頃	クリニックを退出（もっと遅くなる日も……）
PM 20:00頃	夕食
PM 21:00	就寝

■千賀子さんは朝6時から朝食の準備

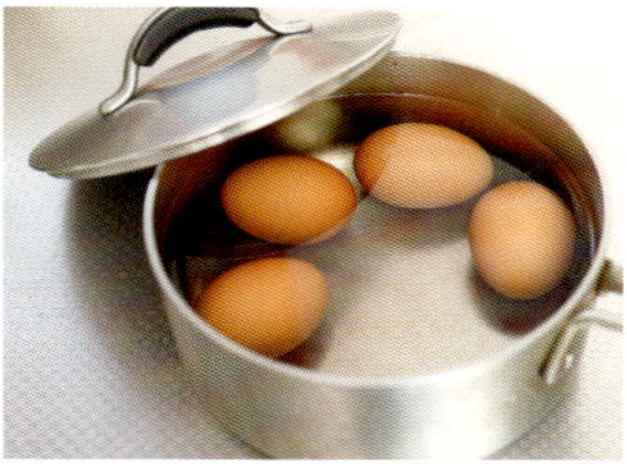

まず最初に生卵と熱湯を厚手の鍋に入れ、1cmほどずらして蓋をする。20分後には温泉卵のできあがり（写真）

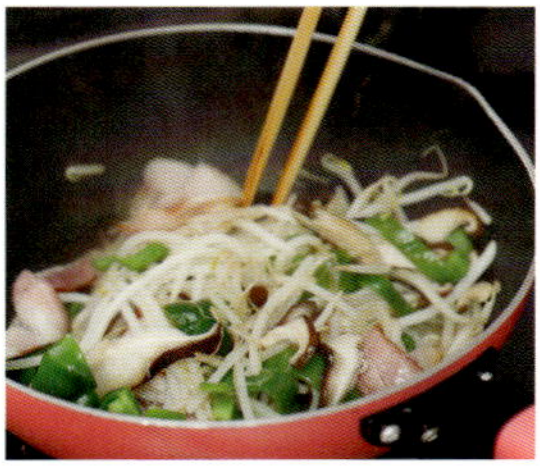

旬の野菜やきのこを使った野菜炒め

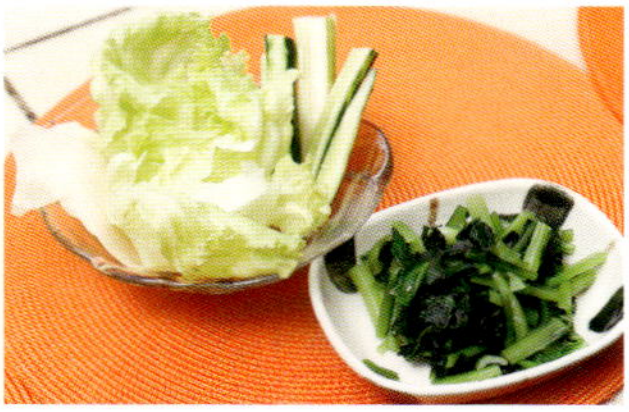

生野菜のサラダ、青菜のお浸しなども定番メニュー

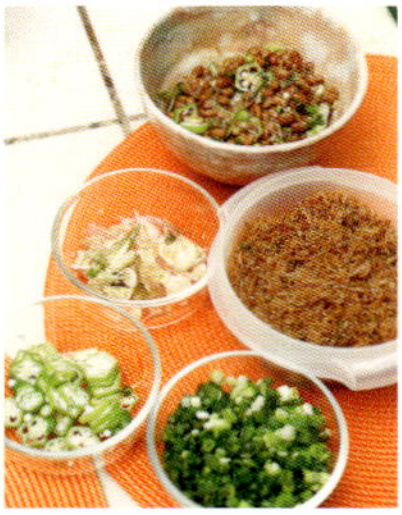

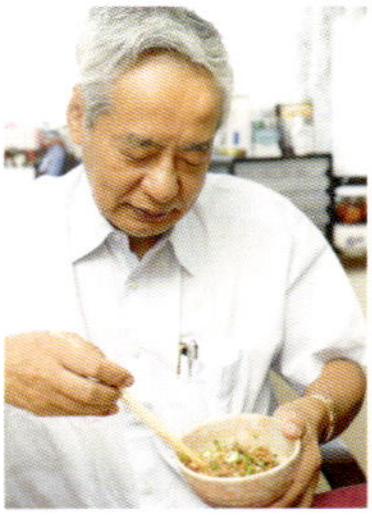

薬味たっぷりの納豆は毎日必須。納豆を混ぜるのは済陽医師の役割

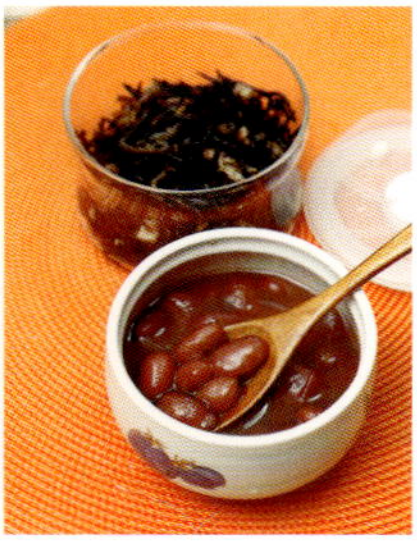

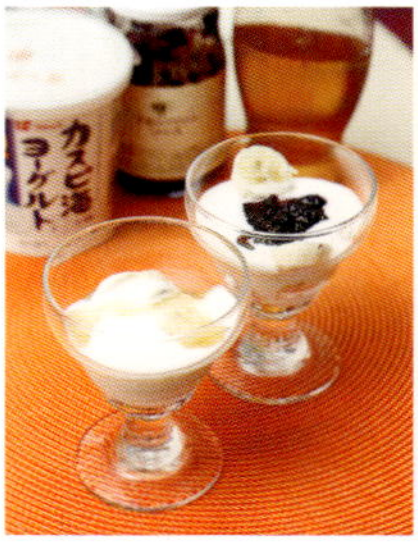

煮豆、ひじきの煮物など常備菜も充実。週末にまとめてつくる。ヨーグルトは毎朝必ず食べる

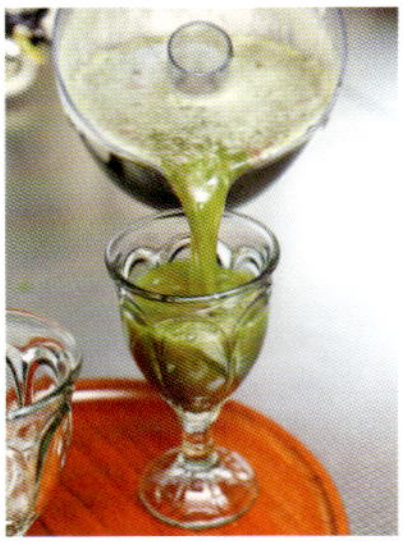

生ジュースはしぼりたてをすぐに飲む

朝食のこだわりポイント!

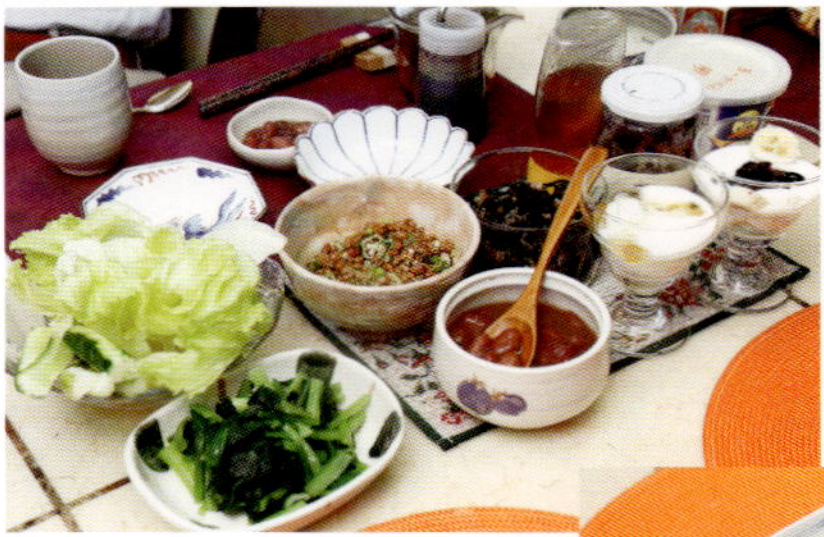

テーブルいっぱいに並ぶ、済陽医師の体調を考えた愛情のこもった手作り料理

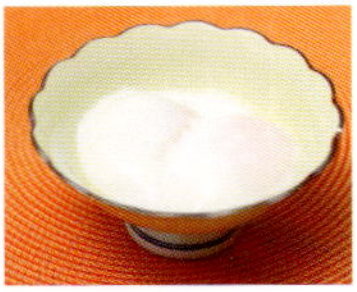

温泉卵は1日2個。コレステロールもまったく問題ない

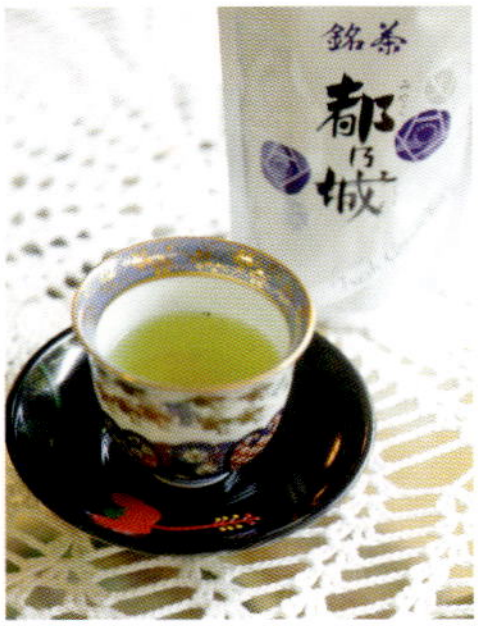

胃がん予防に効く緑茶。産地と味と品質にこだわった茶葉で

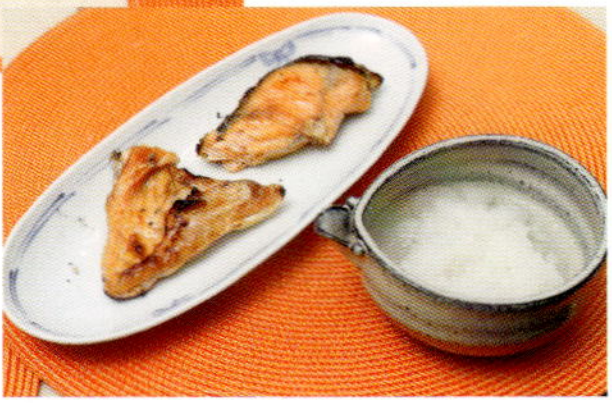

鮭も定番メニューのひとつ。ひとりぶんは1/2切れで十分

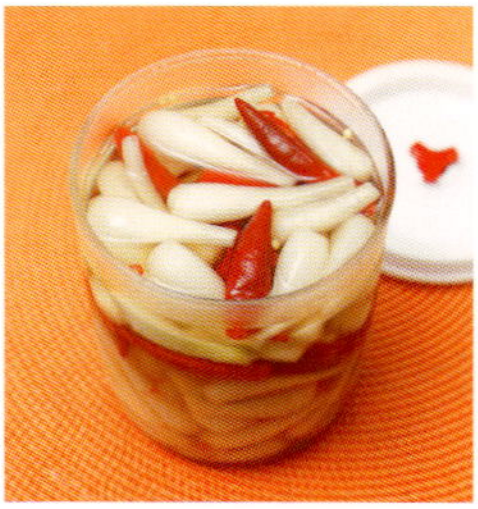

らっきょうは自宅で漬けたもの。毎年10kg漬ける

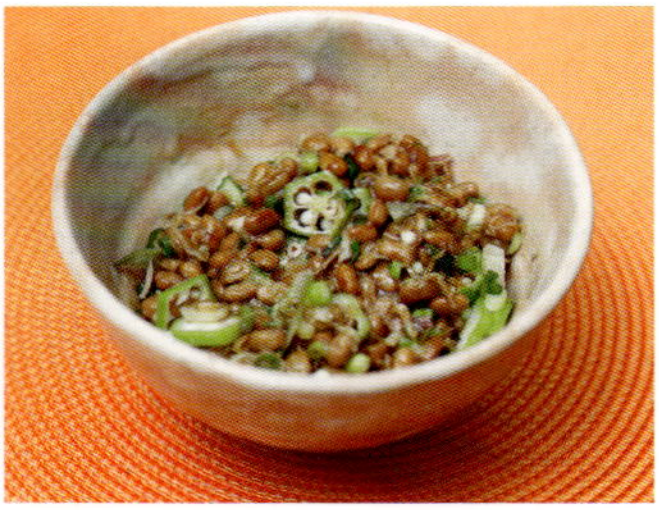

納豆にはねぎ、オクラ、みょうが、ちりめんじゃこなど薬味をたっぷり加える

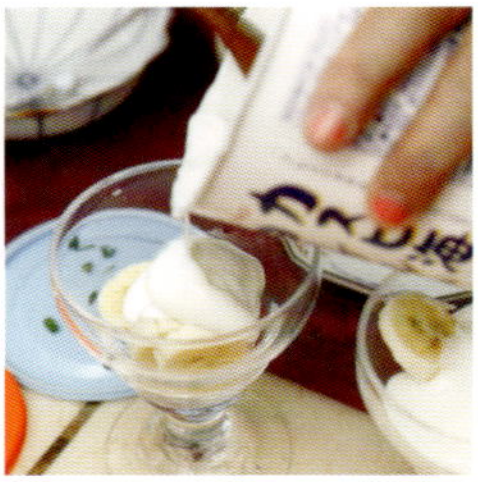

カスピ海ヨーグルトとバナナ。済陽医師は、マヌカはちみつ、千賀子さんはブルーベリーソースを添える

野菜、海藻、魚介類を中心とした食事

メニューの基本にあるのは、もちろん済陽式食事療法の基本原則です。塩分を控え、牛肉や豚肉は週1〜2回程度にし、メインのおかずは魚介類を中心に、豆腐や納豆を毎日とります。

もちろん、野菜や果物はたっぷりと。朝のジュースはひとりぶんの材料でレモン2個、グレープフルーツ1個、オレンジ1個、りんご1個に季節の野菜を加えます。小松菜が多いのですが、にんじん、キャベツなどもよく使います。

ジュースは私が食事療法の研究を始める前から、もう25年近く続いています。私の元気の源です。

前日にケンカをしても、妻は朝

食をしっかりつくってくれます。毎日のジュースも欠かさず続けてくれて、妻には感謝しています。朝食をしっかり食べているから、患者さんと向き合う気力や体力がわいてくるのだと思います。

帰宅するまではフル回転　夕食がくつろぎタイム

自宅を出ると、分刻みのスケジュールが始まります。診察は予定の時間をすぎることが多く、昼休みにまでずれ込んでしまうこともあります。患者さんからの質問にひとつひとつ答えていると、どうしても診察時間が長くなってしまうのです。そのため、昼食は果物とヨーグルトなど、手軽にとれるものですませています。

夕食はなるべく自宅で食べています。枝豆、冷や奴、エシャロット、ナッツなどをつまみながら、ビールや焼酎などで晩酌を楽しんでから、食事をゆっくりとります。メニューは野菜や魚介類がたっぷりとれる鍋ものが多いですね。水炊きや湯豆腐などの鍋もののほか、じゃがいも、にんじん、ごぼうなどの煮ものが並びます。

昼食は…

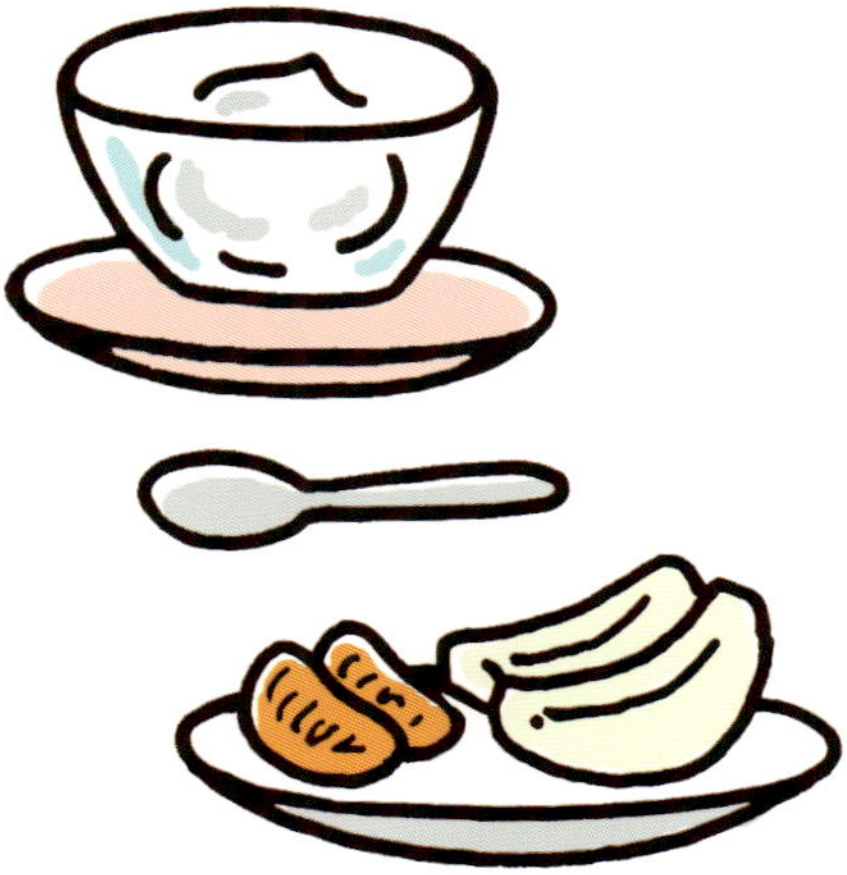

果物、ヨーグルトなどですませることが多い。時間があるときは、近くの喫茶店で軽食をとることも

夕食は…

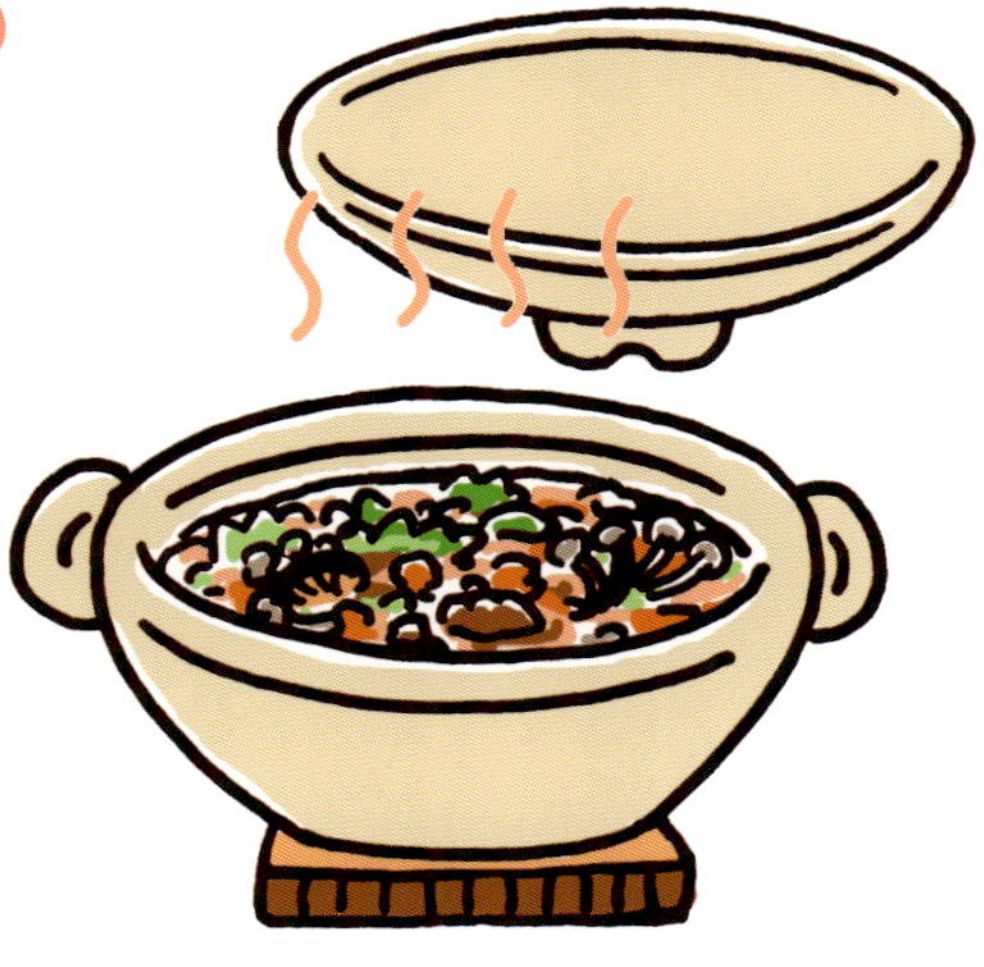

適度にアルコールを楽しみ、野菜や豆腐、魚介類たっぷりの鍋をいただく。食後は、早めに就寝する

済陽家の食卓

自然な食べ物がいちばん理想的

理想は自然な食べ物　縄文食の基本とは

済陽式食事療法には〝縄文食〟を取り入れています。縄文食とは、文字通り縄文時代の食事のことです。魚介類や海藻を中心として、雑穀、木の実、果実など、自分たちで採集したものを、自分たちが食べて安全を確認していたのです。身近な食材で飢えや寒さをしのぎ、命をつないでいました。

長年、食事と病気との関係を研究し、長寿で健康な人に共通する食習慣や、最新の栄養学研究の結果をまとめたところ、縄文食との共通点が多いことに気づき、驚かされました。日本が長寿国なのは、伝統的な日本食が縄文食が基本となっているからだということに改めて気がついたのです。

食べていいもの、悪いものの判断は、本来は、からだや頭、本能でわかっているはずです。その情報は何千年も前から遺伝子に蓄積されてきているのですから。そして、本能に従って正しい食事をとっていれば、重大な病気にかからず天寿をまっとうできるのではないか、そう考えています。

自然でない食べ物があふれる現代社会

縄文時代晩期に米づくりは始まっていたとも言われますが、いまほど日本全国に広まっておらず、十分な収穫もありませんでした。当時口にしていた食べ物は、自然界でとれるものばかりです。獣肉や魚など狩りの必要があるものは、そう頻繁にはとれなかったでしょう。貝類、海藻、雑穀、木の実、果実などは、それぞれよくとれる時期、旬の季節に、メインの食材となっていたようです。

ただ、現代には本来の意味での自然な食べ物が減ってしまっています。そのため、正しい食事がとりにくい時代となっています。済陽式食事療法は現代で実践できる縄文食だと考えています。

自然な食べ物はつながっている

自然界ではお互いに助け合いながら生かされている。人間が土をつくって野菜を育て、野菜や穀類が家畜の飼料となり、家畜のふん尿が野菜の肥料となり、土に戻るような循環が理想

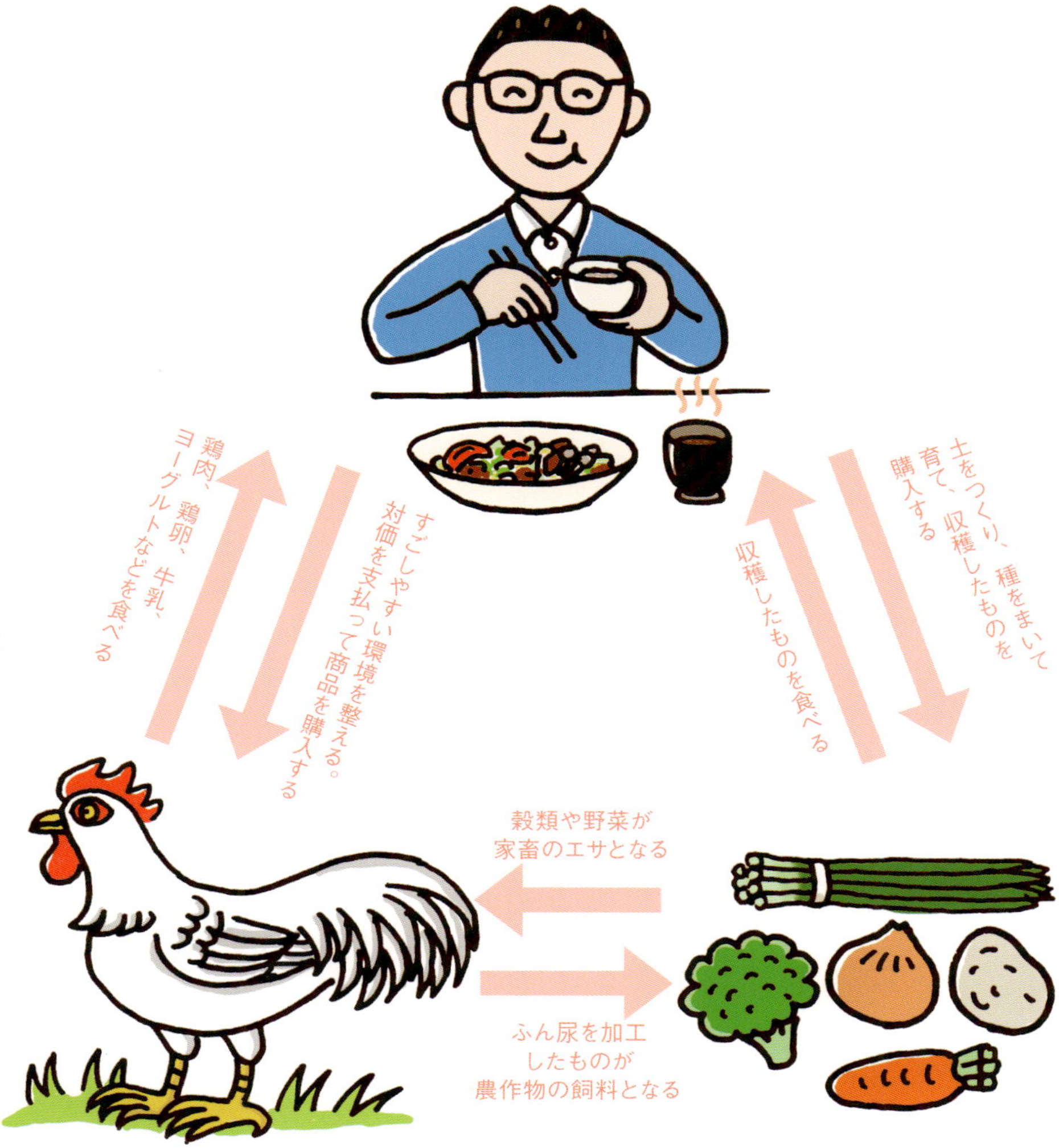
鶏肉、鶏卵、牛乳、
ヨーグルトなどを食べる
すごしやすい環境を整える。
対価を支払って商品を購入する
土をつくり、種をまいて
育て、収穫したものを
購入する
収穫したものを食べる
穀類や野菜が
家畜のエサとなる
ふん尿を加工
したものが
農作物の飼料となる

こうした、自然にとれる食材を中心とした食生活を送っていた時代は、それほど遠い昔のことではありません。

冷蔵庫が普及して食品が保存できるようになるまでは、基本的に食べ物は長期間保存できませんでした。その時期にとれるものを調理して、くさる前に食べる生活が当たり前でした。作物がとれない冬場は塩を使った保存食や、発酵食、乾物などを活用して乗りきってきたのです。

ところが、経済の成長とともに私たちの生活はがらりと変わりました。冷蔵庫の普及、スーパーマーケットの登場、流通手段の発達などによって、食品の保存、長距離の移送が可能になりました。遠くの産地でとれるものが手に入り、いつでも、どこでも、季節に関係なく食材が流通し、保存のきく加工食品が開発されて、弁当や総菜、インスタント食品など便利な商品がどんどん増えています。

調理しなくても加工された食べ物が手軽に手に入り、欲しいものはいつでも簡単に購入できるようになって、生活はとても便利になりました。保存のために塩分を多量に使う必要がなくなり、胃がんのリスクも減っています。しかし、その一方で新たな食の弊害がもたらされていることを忘れてはなりません。

日本の野菜には旬がなくなった

まずひとつには、野菜や果物の旬が感じられなくなりました。育てやすいように品種改良がなされたり、水耕栽培、促成栽培など栽培技術が進歩したり、ほとんどの野菜が一年中いつでも手に入るようになっています。

一見いいことのように感じますが、自然な姿ではありません。人

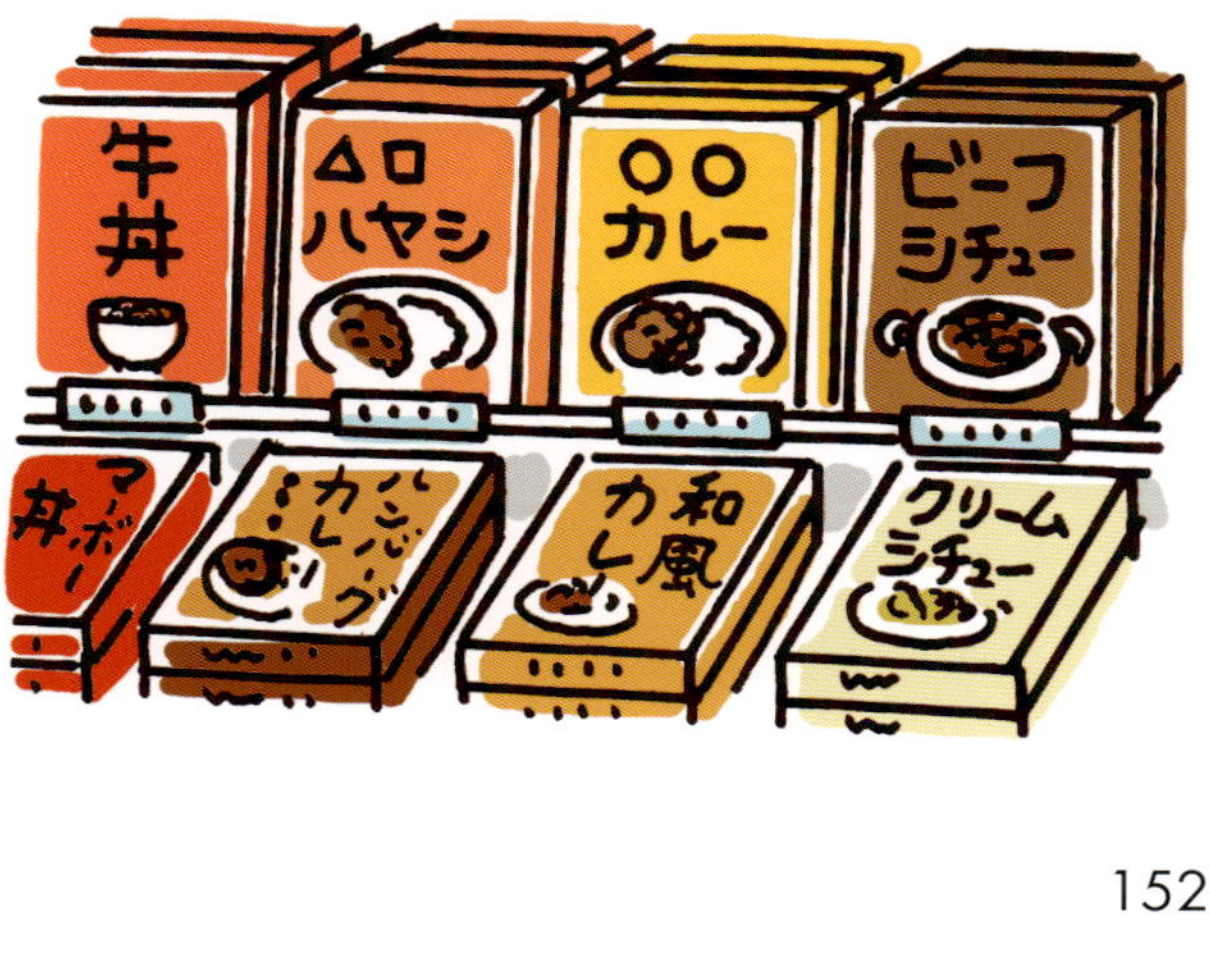

千賀子さんの選び方・保存方法！

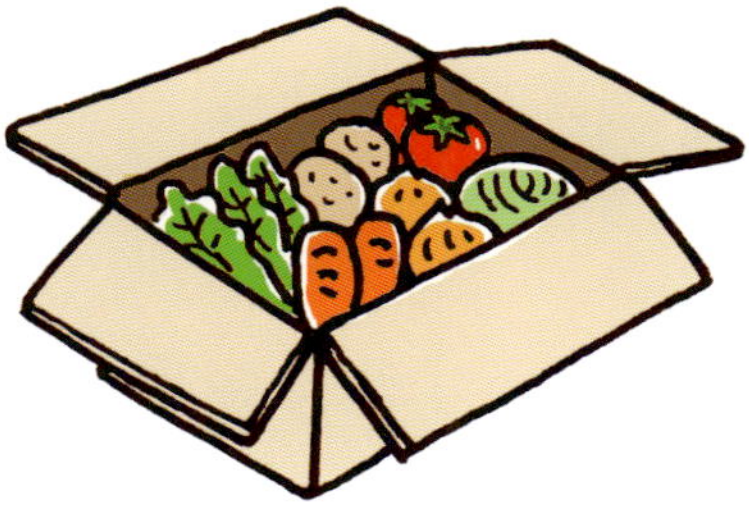

1週間に購入するものリスト

- 鶏肉、卵
- 牛肉、牛乳
- 豚肉、ベーコン
- しじみ
- あさり
- ほたて
- いか
- うなぎの蒲焼き
- 豆腐
- 納豆
- なす
- きゅうり
- にんじん
- ほうれん草
- 小松菜
- 玉ねぎ
- じゃがいも
- 小ねぎ
- わかめ
- トマトジュース
- ブルーベリーソース
- マヨネーズなど調味料
- オリーブ油、ごま油
- 酢やパックだしなど

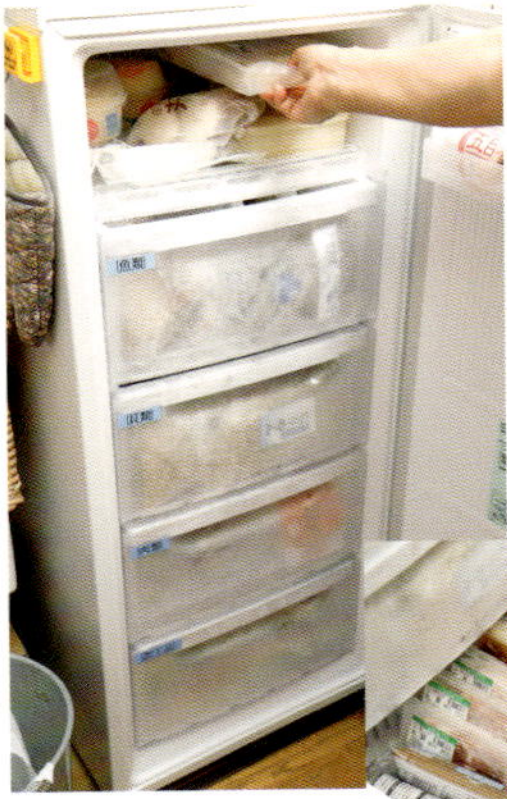

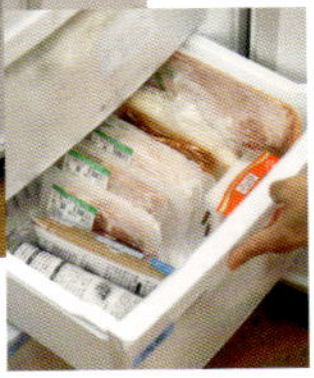

冷凍庫はフル活用。つくり置きした餃子、肉や魚も冷凍保存して1週間以内に使いきる

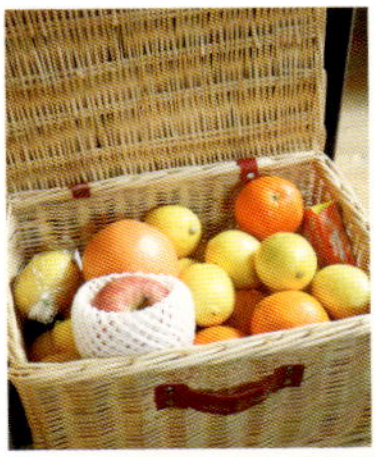

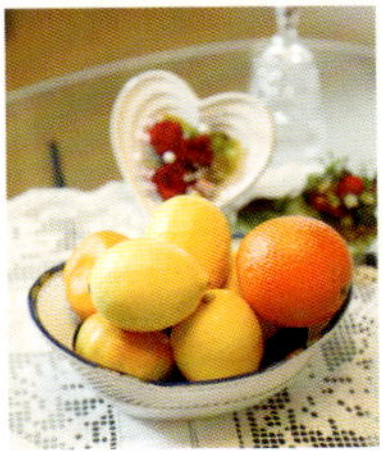

果物は常温保存。風通しのいい場所に置くほか、リビングに飾ることも

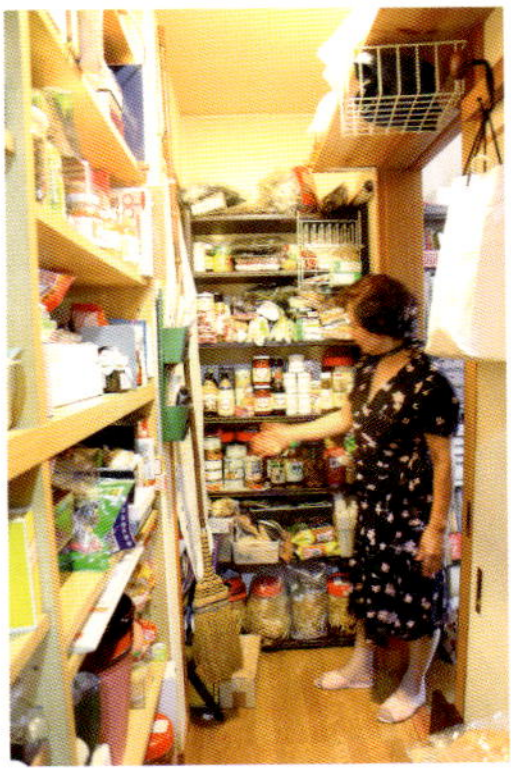

らっきょう、缶詰、乾物など日持ちするものは食料貯蔵庫コーナーにまとめて保存

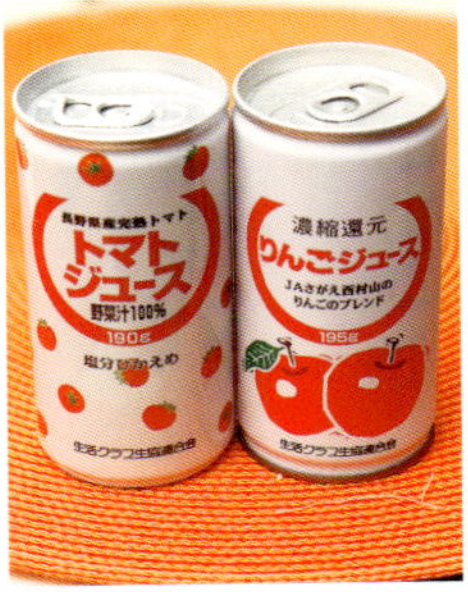

風呂あがりには市販のトマトジュース（完熟）を毎日飲む。市販品もうまく活用

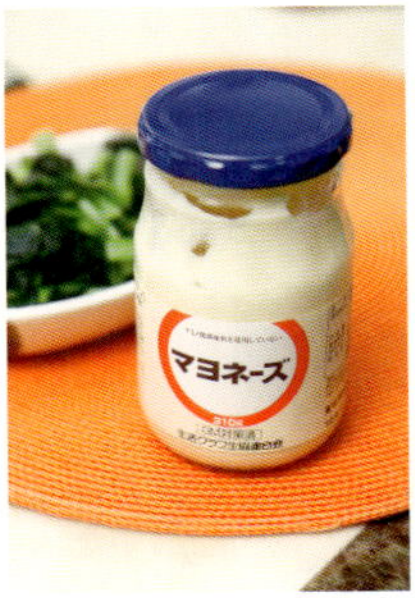

マヨネーズ、しょうゆ、みそなど調味料も厳選

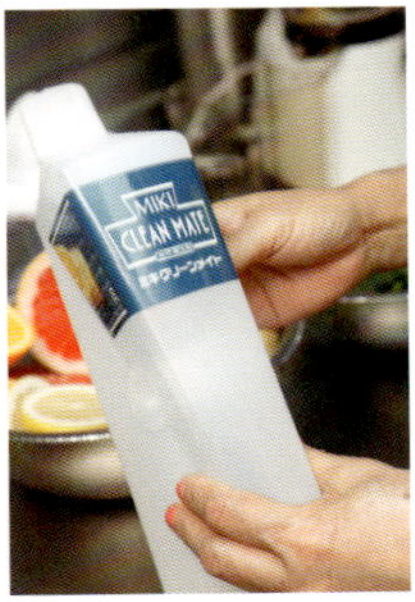

洗剤はりんごやレモンなど食べ物も洗えるものを利用

生産情報をチェック

安心・安全な野菜とは?

取材協力／さんぶ野菜ネットワーク

野菜づくりは土つくりから

安心・安全な野菜をつくるためには、まず土が健全でなければなりません。通常は、効率よく野菜をつくるためには、農薬を使います。大規模栽培をしている農家では、種をまくときに農薬もいっしょに散布します。発芽する前に除草剤をまく農家もあるそうです。

農薬を使わないと、雑草が生える、害虫がつく、病気になりやすいなど育てる手間がかかります。

生産効率をあげるためには農薬を使ったほうがいいのですが、生物を殺す農薬は人体への影響がまったくないとは言えません。かつて使用していた農薬のなかには、発がん性や催奇形性(胎児への悪影響)があると指摘され、使用禁止となったものもあります。

日本では一定の基準が定められていますが、それでも一般に流通している野菜や果物の30〜40%に農薬が残留しています。中国やアメリカなど日本とは基準が違う国では、発がん性のある農薬が使用されているものもあります。安心・安全な野菜を選びたいのであれば、農薬や化学肥料をまったく使わない自然農法の野菜や、有機ＪＡＳ認定を受けた野菜を選んだほうが安心です。

化学肥料の使用が土をやせさせている

野菜の栽培に農薬が欠かせなくなってきた理由のひとつに、化学肥料の使用によって、土がやせてしまったことがあります。

化学肥料が人体に悪影響を及ぼすわけではありませんが、継続して使っていると、エサ不足のため土の中の微生物が減少し、やせてかたい土地となってしまいます。

土がやせてしまうと植物が根をしっかり張れず、栄養を十分吸収できないため育ちが悪く、栄養価の低い野菜となってしまうのです。

さんぶ野菜ネットワークの取り組み

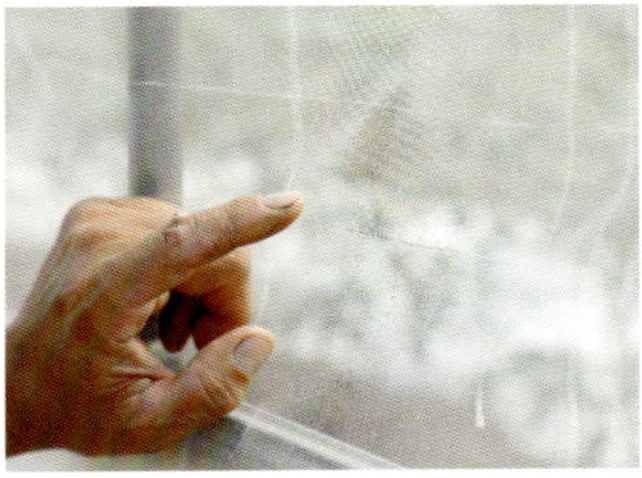

害虫が入らないよう0.6㎜のこまかな網を使用。空気は流れるのでハウス内の温度上昇を防げる

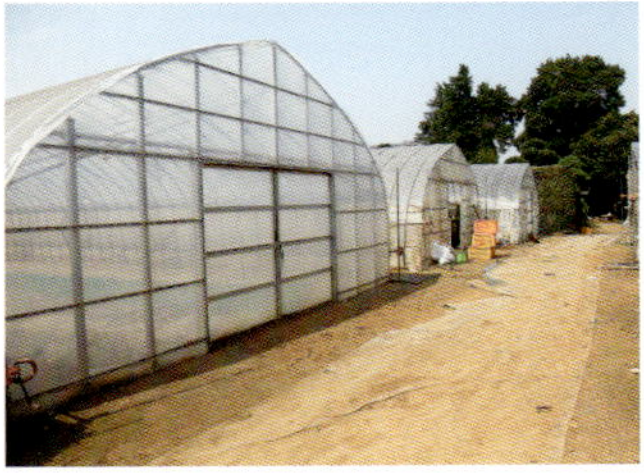

害虫から作物を守るためハウスで栽培する。室内の温度が上昇しすぎないよう上部に遮光剤を塗布

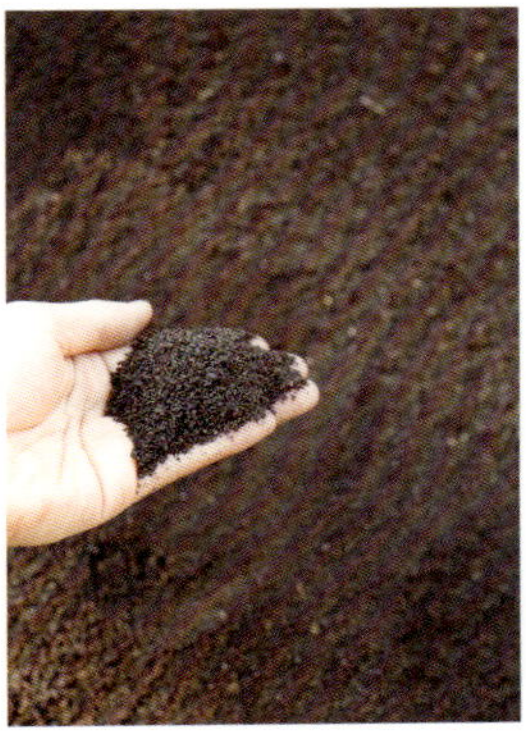

コーヒーかす、もみ殻、わらなどを発酵させた有機質肥料を使って、微生物の多い豊かな土をつくる

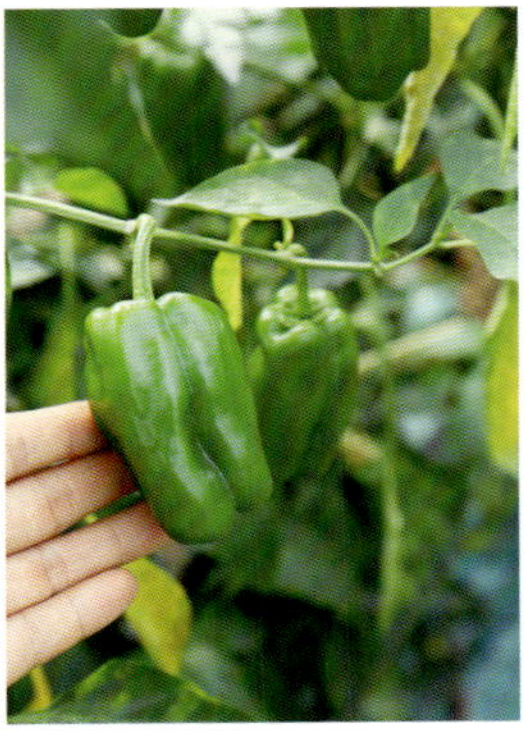

害虫の天敵（スワルスキーカブリダニなど）を放ち、害虫を駆除してもらう

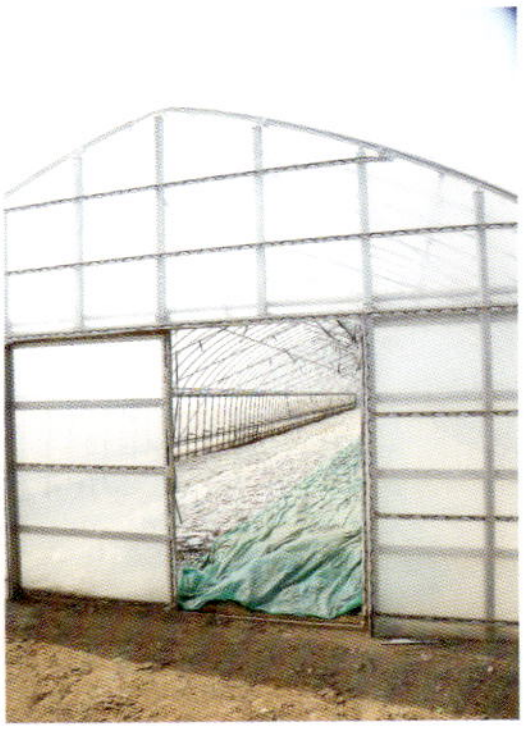

夏は高温を利用して土壌を殺菌。害虫の卵や雑草の種に効果的。春は米ぬかをまいて発酵させ、土地の温度を上昇させる

さんぶ野菜ネットワークの5つの原則

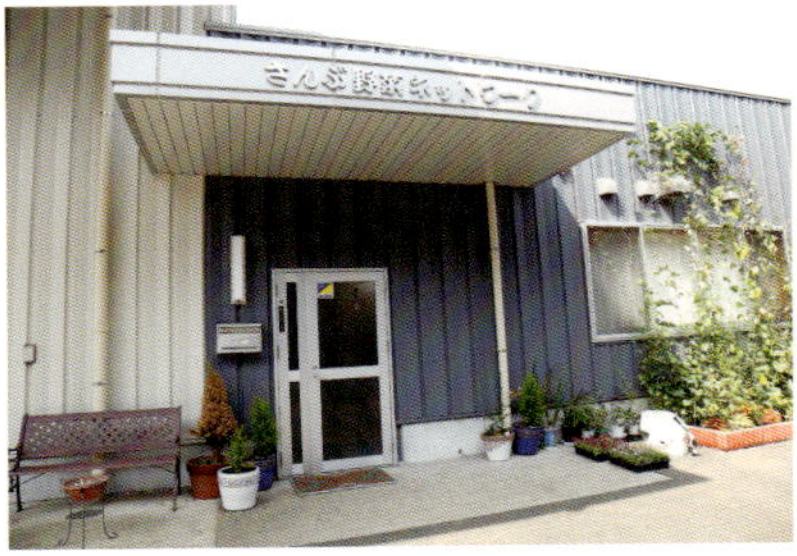

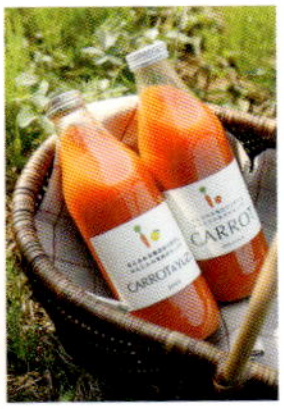

25年以上前から有機栽培に取り組む。2008年には有機農業の分野で農林水産大臣賞を受賞。さんぶの原料を使ったオリジナル商品も開発。にんじんジュースが人気。問い合わせ先は162ページ参照

1. 土壌消毒剤・除草剤を使用しない
2. 化学肥料を使わず、堆肥・緑肥作物による土作りを重視する
3. 特定の品目に偏らない作づけをし、輪作体系を重視する
4. 取り組む耕地を明確に特定し、登録する
5. 「いのち」に直結した食べ物を供給することを常に意識し、消費者と顔の見える関係づくりを目指す

安心・安全な鶏肉・卵とは?

取材協力/三崎養鶏場「三浦地鶏」

卵が低価格な理由は徹底したコスト削減にある

卵は「物価の優等生」と呼ばれるほど、価格が上昇していない食品です。その背景には、昭和30年代に「ケージ飼育」が導入されたことで、効率的な生産が可能になったことがあります。

それまでは、鶏は鶏舎内を自由に動き回り、自然に近い状態で育てる「平飼い」が主流でした。卵の需要が増えたこともあり、30㎝四方の小さなケージに鶏を入れ、少ない面積で多数の鶏を飼い、大量の卵がとれる「ケージ飼育」が増えていったのです。

人間は運動していないと体力や免疫力が落ちて、病気にかかりやすくなります。鶏も同じで、狭いケージに閉じ込められると、病気を発症しやすくなります。病気を予防するために、鶏のエサには抗生物質などの飼料添加物が加えられています。産卵中や出荷される1週間前からは使用が禁止されていますが、ヒナの頃からずっと抗生物質入りのエサを食べてきたのですから、抗生物質の影響については判断に迷います。

健康な鶏の産む卵が安心・安全な卵

本来なら、鶏の卵は、ヒナがふ化するための栄養がたっぷりつまっているはずです。元気に育った鶏の卵には、ヒナのための栄養が十分でしょうが、抗生物質入りのエサを食べさせられ、狭いケージの中に閉じ込められた鶏の産む卵は自然に近い環境で育った鶏の卵とは違うのではないでしょうか。

また、最近はビタミンEなどの栄養素をエサに添加して、卵の栄養を強化しているものもあります。添加しているものが、自然由来の成分であれば問題ないのですが、化学合成された添加物を加えているのであればあまりおすすめできません。

三浦地鶏の取り組み

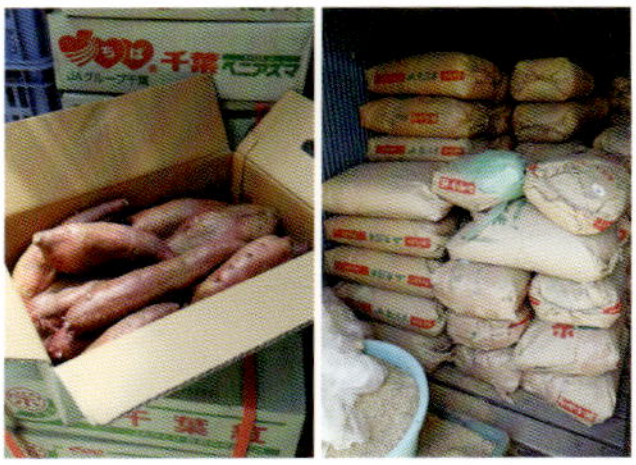

成鶏のメインのエサは国産米。おやつにはふかしたさつまいもを与える

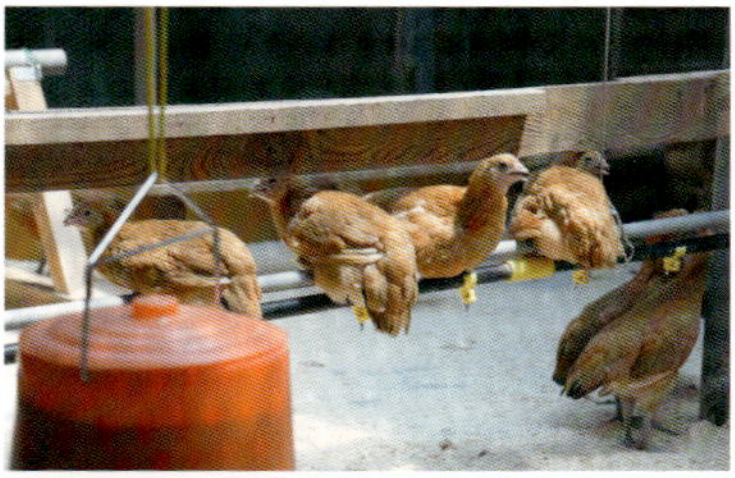

ヒナから愛情を込めて育てる。平飼いの場合、土地が限られているので飼育数は一定以上にしない

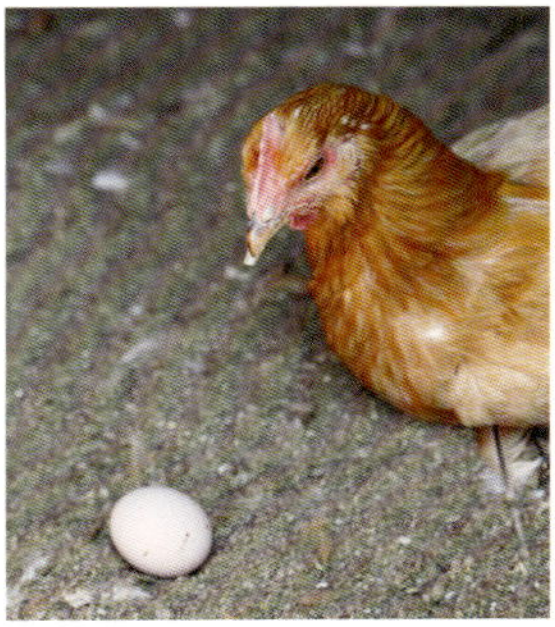

自然な状態で産んだ卵を収穫

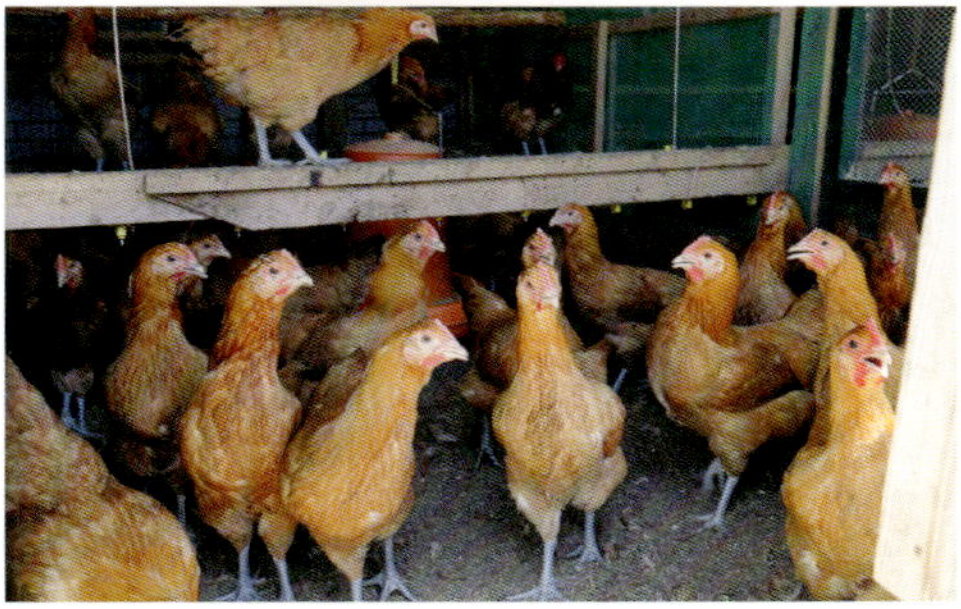

$1m^2$ に3～5羽程度の広さで飼育している。地鶏の飼育基準は $1m^2$ に10羽以下なのでかなり余裕がある

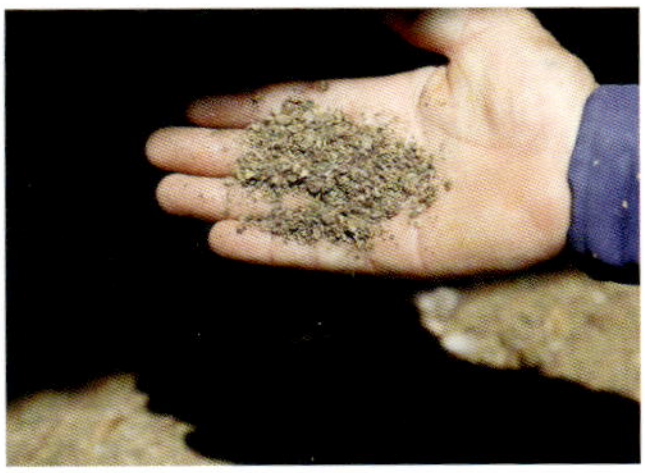

地面はチップを敷いてサラサラな状態。衛生管理はもちろん鶏にも快適

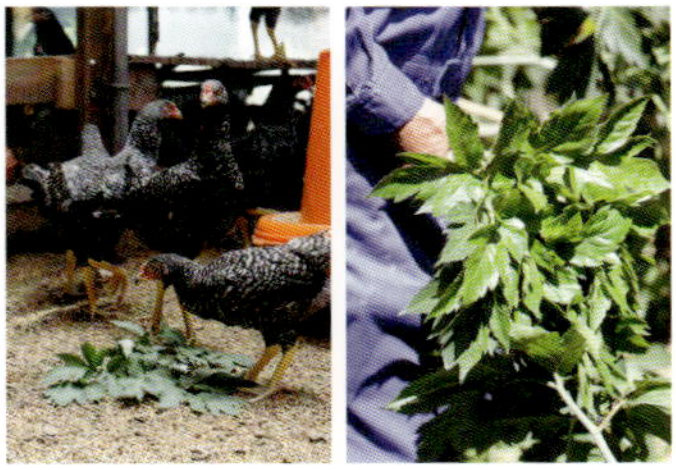

鶏舎の周囲に自生しているあしたばは栄養満点で、がんにも効く野菜。鶏のエサとして活用

三浦地鶏のこだわりポイント

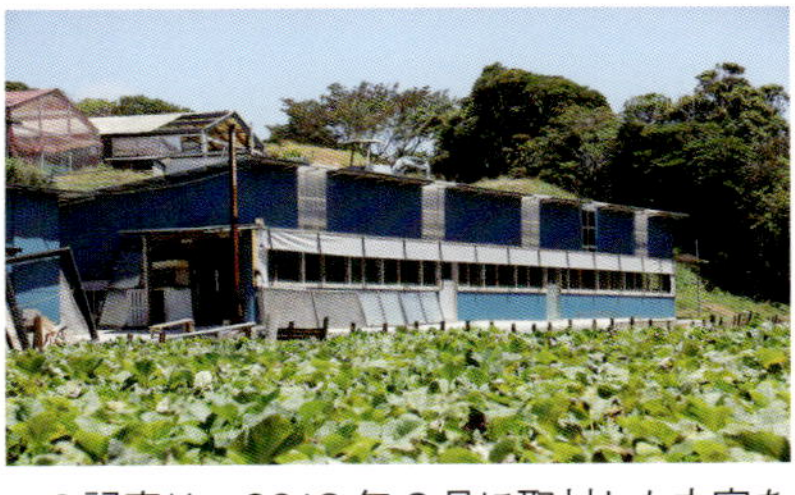

この記事は、2012年8月に取材した内容を基にまとめています

1. ケージに詰め込まず広いスペースでの平飼い
2. 成鶏は国産のエサの比率を高めている。米のほかさつまいもやあしたばなど、ビタミン、ミネラルたっぷり
3. 1羽1羽愛情を込めて育てる。生育から140～150日とじっくり育てて出荷
4. 元気な鶏が産む卵はコクがあっておいしい

安心・安全な牛乳・乳製品とは？

取材協力／磯沼ミルクファーム

何を食べ、どんな環境で育ったかが大切

同じ牛からしぼったミルクも、その日の体調によって味が違うそうです。母牛が子牛を育てるために出すミルク。人間で言えば母乳です。母牛が健康で、体力に余裕がないとおいしい牛乳はとれません。母牛の血液状態が悪ければ、ミルクの質も低下します。血液状態をよくするためにはどうすればいいのか――その答えはとてもシンプルです。質のいいエサを与え、放牧で適度にからだを動かせる、ストレスのない環境で牛を育てれば、おいしいミルクがとれます。

最近は、大規模経営をする酪農家が増えています。生産量を高めるために、エアコン完備の狭い小屋で、栄養バランスが調整されたエサを食べたいだけ食べさせ、母牛の能力最大限のミルクがとれるように管理しているところもあります。快適な環境だと感じるかもしれませんが、人間が同じようにすごしていると、運動不足と肥満で病気になってしまうでしょう。牛にとってもいい環境とは言えません。牧草地に放されて、食べたいときに好きなものを食べ、休みたいときに休み、ミルクは出したいときに出す。これが牛にとってストレスの少ない環境です。

こうした飼い方は大規模になるほど管理が難しくなります。ある程度の広さがあり、管理できる範囲内の頭数を飼っている牧場の牛乳がおすすめだと言えます。

また、何を食べさせているかにも注意が必要です。国産の飼料は高価なので、輸入飼料頼りになりがちです。２００７年のデータによると、酪農の飼料自給率は32・8％（北海道52・9％、都府県14・2％）です。アメリカ産の飼料は遺伝子組み換え作物が使われているので安全性が心配です。なるべく、国産飼料を食べさせている牧場の牛乳やヨーグルトを選びましょう。

磯沼ミルクファームの取り組み

ストレスのない環境ですごす牛の表情はやさしく、やわらかい

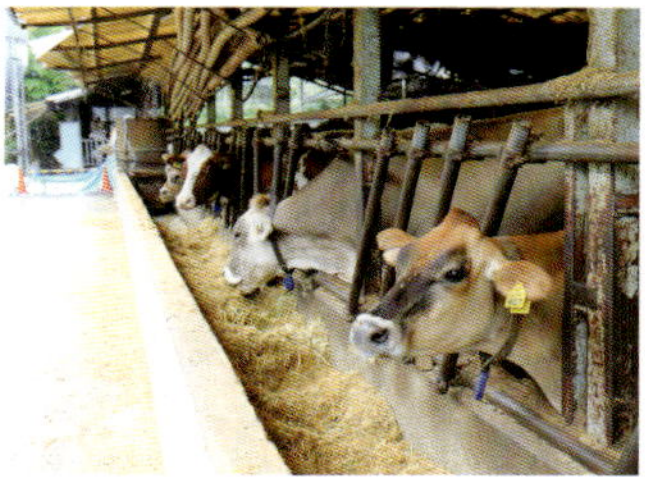

市街地のなかでも牛が運動できる放牧地は必須。順番に放して運動させる

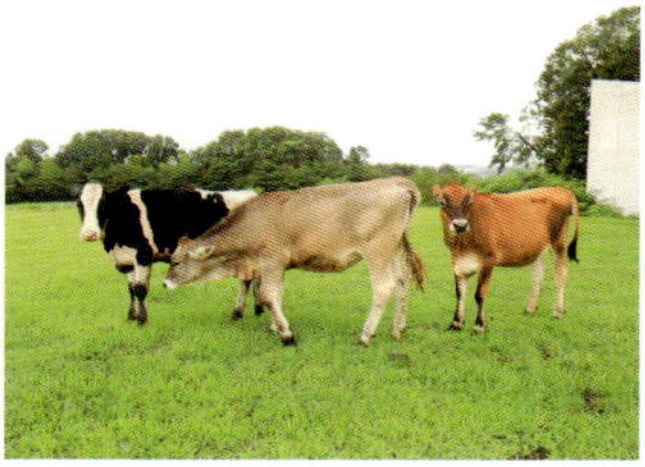

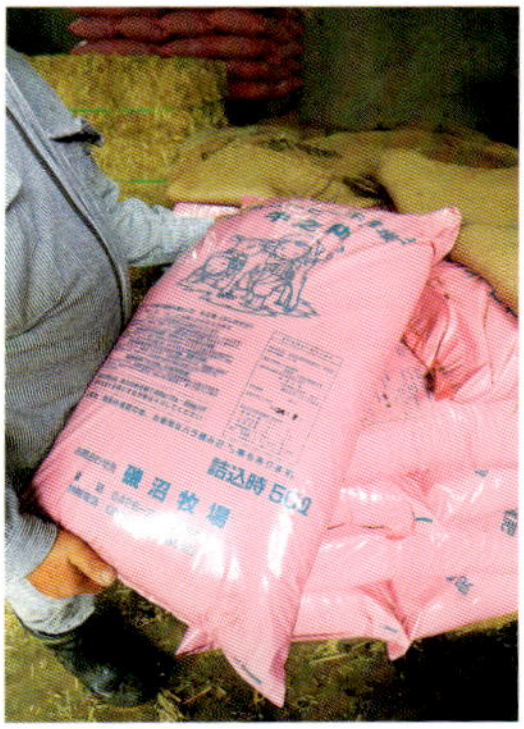

牛のふん尿が混ざった土は加工処理し、肥料として販売。有機肥料となる。家庭菜園などに人気

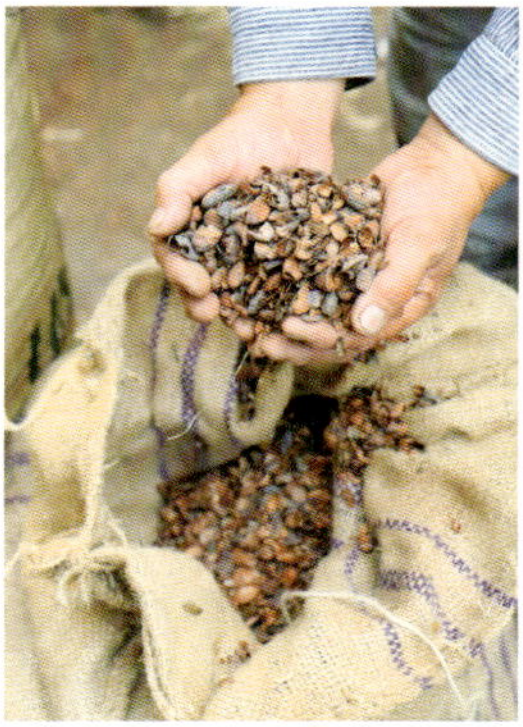

地面にはにおい対策のためにコーヒーのかすやココアの殻を利用。香りがよく、乾燥しているので、牛にもストレスがかからない

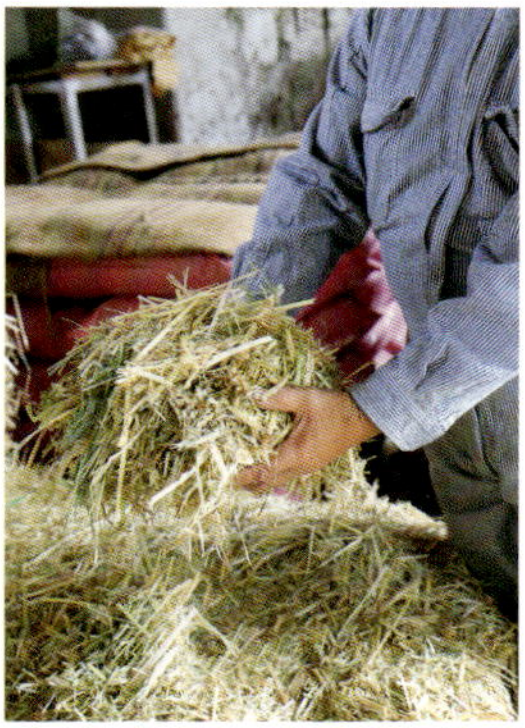

飼料はビールをしぼったあとの麦、干し草を混ぜて発酵させたもの。すべて国産のものを使用

磯沼ミルクファームのこだわり

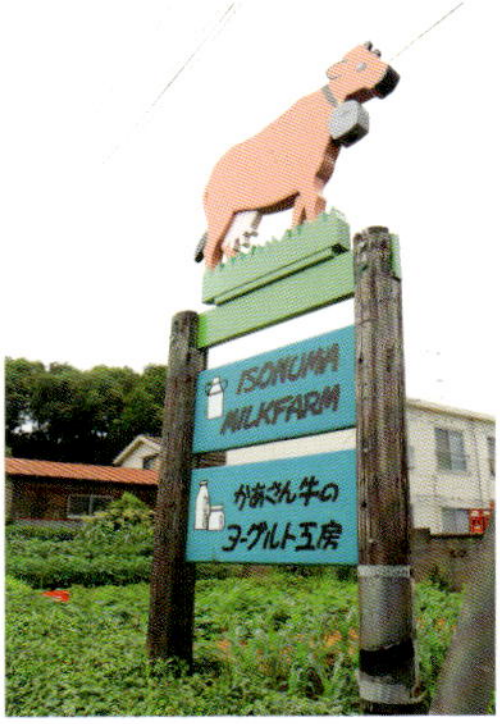

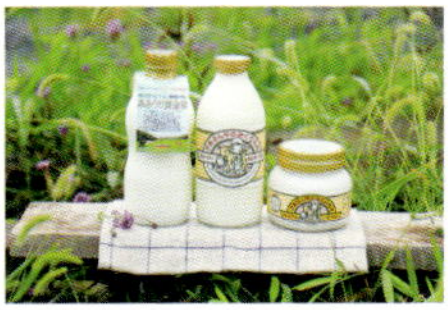

八王子という街に近い場所で14代目となる現在まで酪農を続けている。プレミアムヨーグルトは原料となるミルクをしぼった母牛の名前入り。問い合わせ先は163ページ参照

❶牛がのびのびと育つ環境をつくる

❷飼料は国産のもの。牧草は敷地内で刈って、牛がいつでも好きなときに食べられるようにしている

❸市街地にあるのでにおい対策が大きな課題。衛生的な環境を維持できるので牛にもよい環境を保てる

❹乳牛は長ければ10年以上のつきあいとなる。できるだけ健康にすごせるよう配慮する

おすすめの生産者グループ紹介

野菜、果物、家畜の生産はつくり手によって育つ環境が異なります。いい環境で、手をかけられて育った作物や家畜は、質のいいものに育ちます。最近は、インターネットで生産環境を公開している生産者が増えてきました。自信を持って育てている生産者であれば、積極的に情報を開示できます。スーパーマーケットなどでも、生産者の詳しい情報を明記し、追跡できるシステムが取り入れられてきています。

そうした生産者は全国各地にどんどん増えています。今回取材に協力いただいた3か所のほか、いくつか紹介します。

野菜を購入するときは…

17年以上有機野菜に取り組む

■さんぶ野菜ネットワーク

- ●野菜の宅配便あり。小セット（6～7品）2,100円、大セット（10～13品）2,700円
- ●にんじんの大量購入も可能（12～2月）

■問い合わせ先
住所：千葉県山武市埴谷1881-1
HP：www.sanbu-yasai-net.or.tv/
TEL：0475-89-0590
FAX：0475-89-3055

野菜はもちろんハーブの種類も豊富

■海老原ファーム

- ●野菜の宅配便あり。野菜ボックス小3,000円、野菜ボックス大5,000円
- ●フレッシュハーブティーの購入も可能

■問い合わせ先
住所：栃木県下野市田中534
HP：ebivege.com
TEL：0285-48-0838
FAX：0285-48-0983
Email：ebivege@gmail.com

厳選した食材を適正価格で販売する

■生活クラブ

- ●21都道府県に32の生協がある。加入すると組合員価格で購入できる
- ●グループ購入や、一部地域では個別配送（自宅に届く）、店舗（デポー）で購入が可能

■問い合わせ先
住所：東京都新宿区新宿6-24-20　5階（生活クラブ連合会）
HP：www.seikatsuclub.coop/
TEL：03-5285-1771
FAX：03-5285-1837

知多半島で自然栽培に取り組む農場

■ホリスティックファーム

- ●会員になると宅配が可能。お手軽BOX（5～8品）2,000円（送料750円）、ハーブ・野菜BOX（8～12品）3,000円（送料750円）

■問い合わせ先
HP：holistic-farm.com
Email：info@holistic-farm.com

有機野菜とにんじんジュースの通販

■おーがにっくがーでん

- ●有機野菜のインターネット販売を行う
- ●有機にんじんの大量購入が可能。日本各地の産地から取り寄せるので1年中購入可能

■問い合わせ先
住所：千葉県八街市八街へ199-205（自然農法販売協同機構）
HP：www.shizennoho.com/
TEL：043-310-7539
Email：og@shizennoho.com

卵を購入するときは…

天然の飼料で育った能登地鶏の卵

■能登地鶏

- 1日400個限定。インターネットでの購入が可能
- インターネット購入が可能。卵30個入り2,200円、50個入り3,000円など

■問い合わせ先

住所：石川県鳳珠郡能登町字布浦コ字21-1（能登鳥の里（株）サンライフ）
HP：www.torinosato.com/
TEL：0120-2345-72
Email：seibi@aioros.ocn.ne.jp

平飼い有精卵のほか有機JAS野菜も生産

■陽光ファーム21

- 購入は電話で問い合わせ。有精卵10個入り630円、30個入り2,100円（化粧箱）など。野菜と卵の定期購入も可
- 農薬や化学肥料を一切使っていない有機JAS野菜、カモ農法米の販売も行う

■問い合わせ先

住所：奈良県宇陀市榛原区栗谷108
HP：www.yoko-farm21.co.jp/
TEL：0120-4580-21
FAX：0745-82-2757

ヨーグルトを購入するときは…

どの牛からとった牛乳かまでわかる

■磯沼ミルクファーム

- 毎週2回、200本限定の牛乳「みるくの黄金律（900㎖）」840円、1頭のジャージー牛のミルクでつくった「プレミアムヨーグルト（500㎖）」1,150円（インターネット購入の場合は1,208円）

■問い合わせ先

住所：東京都八王子市小比企町1625
HP：isonuma-farm.com/
TEL：042-637-6086
FAX：042-637-6186
Mail：milk@isonuma-farm.com

パスチャライズ牛乳製法にこだわる

■木次乳業有限会社

- 細菌学者パスツールが考案した、牛乳の栄養成分や風味を損なわない殺菌法で牛乳を生産
- インターネット購入が可能。ノンホモ牛乳（900㎖）651円、プレーンヨーグルト（500g）326円、飲むヨーグルト（りんご・ぶどう各500㎖）315円

■問い合わせ先

住所：島根県雲南市木次町東日登228-2
HP：www.kisuki-milk.co.jp
TEL：0854-42-0445
FAX：0854-42-0400
Mail：info@kisuki-milk.co.jp

北海道の高橋牧場でとれた牛乳でつくる

■ニセコ　ミルク工房

- 新鮮な牛乳を低温殺菌し、乳酸菌を加えてゆっくり育てた飲むヨーグルトを販売
- 飲むヨーグルト（500㎖）で350円。6本セットで2,100円など

■問い合わせ先

住所：北海道虻田郡ニセコ町曽我888-1
HP：www.niseko-takahashi.jp/milkkobo
TEL：0136-44-3734
FAX：0136-55-8808

＊162、163ページは2012年10月現在の情報をもとに掲載しています
＊購入方法については各生産者にお問い合わせください

食品添加物のリスクをできるだけ避ける

安全性が確認されているが確実ではない

加工食品はなんらかの食品添加物が使われているものがほとんどです。日本で使用が認められている食品添加物は安全性が検討され、使用基準が決められていますが、なかには発がん性や、催奇形性（胎児に悪影響をもたらす）が心配されるものもあります。

リスクのある食品添加物が認められているのは、微量であれば問題ないとされているからです。トクホ（特定保健用食品）のコーラに、発がん性物質が含まれていると話題になり、「体重50kgの大人で1日16ℓ以上飲まなければ大丈夫」というコメントがメーカーから発表されました。

確かにそれほどたくさん飲む人はいないでしょう。ただ、理想は飲まない、からだに入れないほうがいいに決まっています。健康な人であれば多少の〝毒〟は免疫力で消去できるでしょうが、すでにがんを発症している人や、再発予防を気にしている人にとっては、こうしたリスクのある食べ物はできるだけ避けたほうが安心です。

意外なものに危険な添加物が入っている

発がん性の高い食品添加物の代表は、輸入レモンやグレープフルーツ、オレンジに塗布されている防かび剤です。最近は表示基準が厳しく、ＯＰＰやＴＢＺを使っている場合は表示されています。

もうひとつ危険なものが、カット野菜などに使われる漂白剤です。野菜を切ってそのままにしておくと、断面が茶色く変色します。これは抗酸化物質が酸素に触れて酸化するためです。ところが、カット野菜はどんなに時間がたっても変色しません。漂白剤を使っているからです。リスクの高い食品添加物を使ったものは、意外と身近にあります。できるだけ避けるようにしましょう。

気をつけたほうがいい食べ物

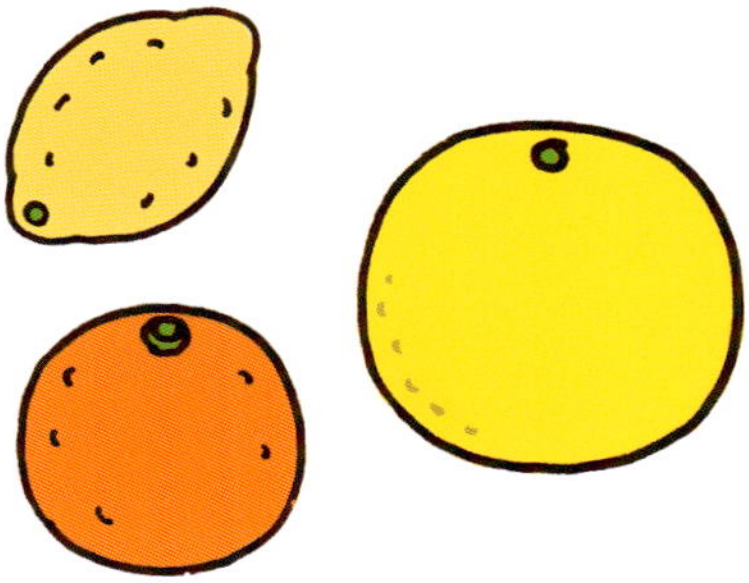

柑橘類を購入する場合は、国産を選ぶか防かび剤が使われていないものが理想

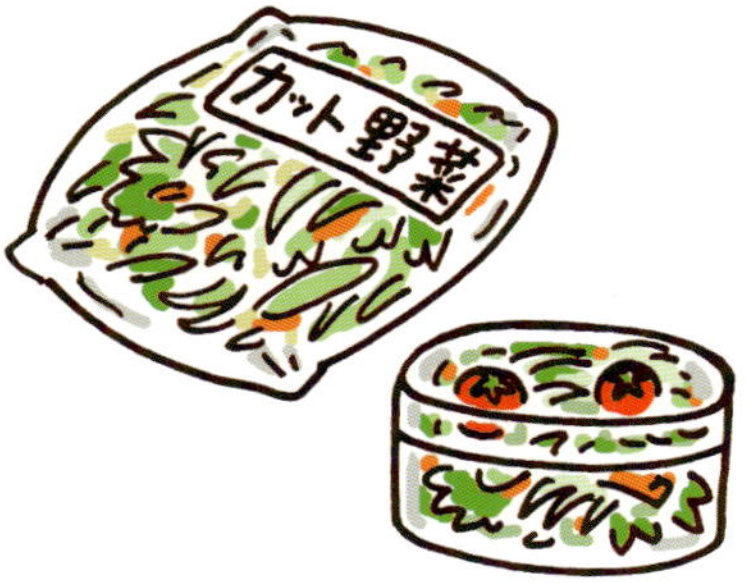

カット野菜や冷凍野菜、サラダなどカットして売られている野菜は、リスクが高い漂白剤が使われているので避ける

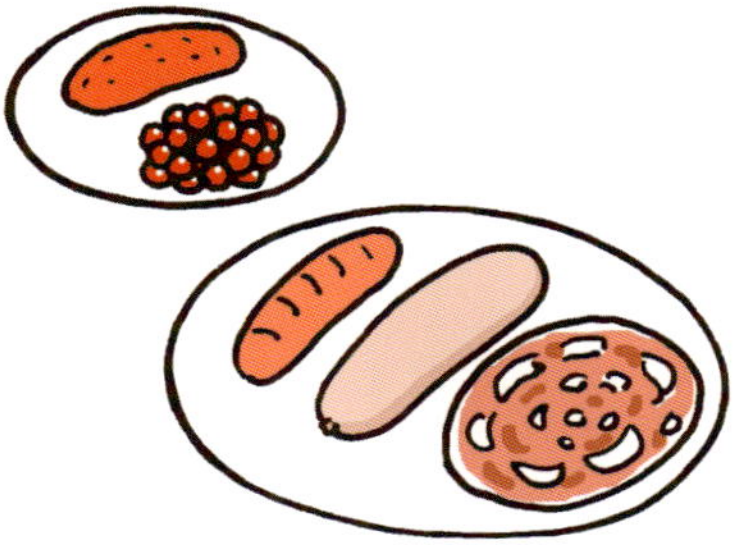

いくら、たらこ、ウインナーやソーセージ、ハムなどに使われているタール色素（赤色○号、青色○号、黄色○号など）も発がん性がある

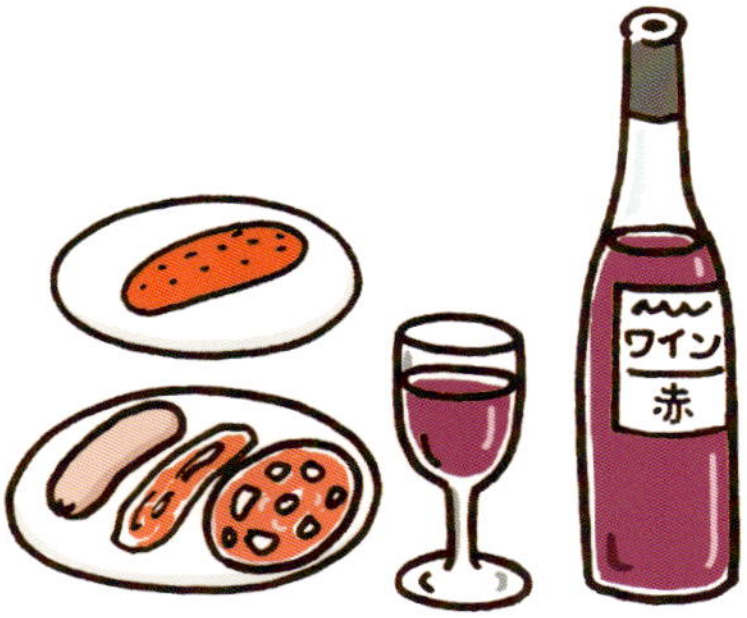

魚卵、ハム、ベーコン、ソーセージなどに使われている亜硝酸ナトリウム（発色剤）は、動物性たんぱく質と結びつくと発がんのリスクが高まる

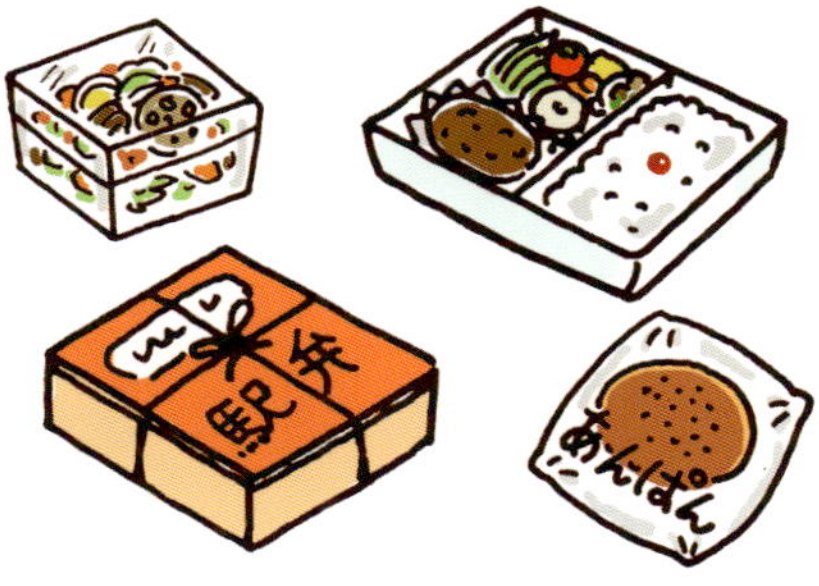

コンビニ弁当、駅弁、総菜、菓子パンなどに含まれるソルビン酸（保存料）も、発がん性が心配されている

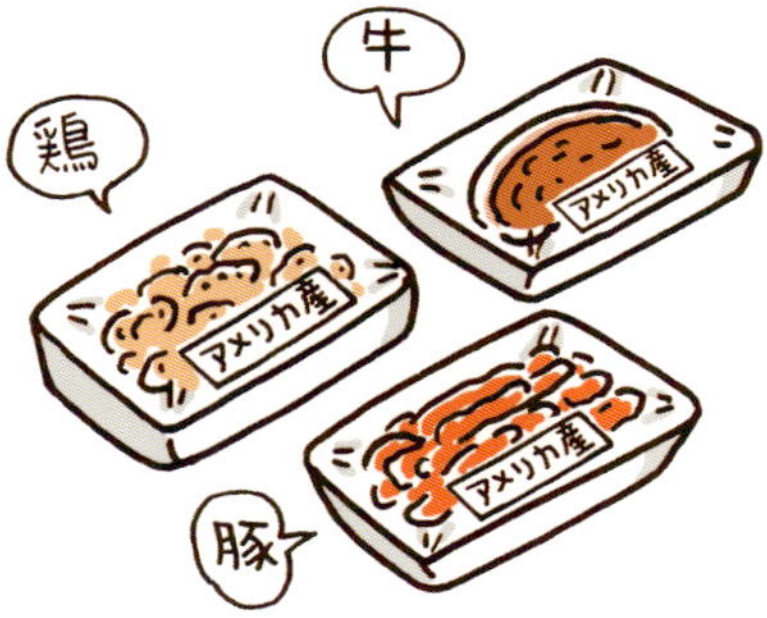

アメリカでは家畜にホルモン剤や成長促進剤の使用が認められている。これらが発がんに関係していると問題視されている

水はナチュラルミネラルウォーターが理想

治療中は水道水を避けたほうが無難

　水道水は雑菌を取り除くために次亜塩素酸が投入され、家庭の蛇口に届くときに一定の量が残るように調整されています。これは水道管内で雑菌が繁殖することを防ぐためです。

　次亜塩素酸が貯水槽に存在する不純物と反応して生じるトリハロメタンは発がん性があるので、治療中はできるだけ、ナチュラルミネラルウォーターをとるようすすめています。健康な人では害のない量であっても、がん体質を改善するために食事療法を続けている人にとっては、できるだけリスクを避けたほうが安心だからです。

　また、マンションなど集合住宅の場合は貯水槽がきちんと管理されていなかったり、古い住宅では私有地内に有害な鉛を使った古い水道管がそのまま残っていたりすることもあります。少しでもリスクを避けるためには、ナチュラルミネラルウォーターを購入して飲むようにしましょう。

地下１２０ｍ以下から採取したものが理想的

　私がおすすめしているのは、地下の水源から採取し、加熱殺菌されていないナチュラルミネラルウォーターです。できれば、１２０ｍ以下の水源から採取しているものにしましょう。それくらい深い場所にある地下水は、10年以上かけてろ過されているので、有害物質の心配がありません。さらに地層のミネラルが溶け込んだ栄養豊富な水でもあります。

　10〜30ｍ程度の地下から採取している井戸水の場合は、半年ほどしかろ過されていません。大腸菌が生きている心配があるので、必ず保健所の検査を受けてから使用するようにしてください。

　また、日本には飲用できるわき水が出ているところもあります。なかには、病気を癒やす、健康にいいといった言い伝えで有名な水もあります。自宅近くにそうしたわき水がある場合は、そこで採取した水を飲んでもいいでしょう。ただし、飲用できるかどうか管理する自治体に確認し、飲用が可能なものにかぎります。

浄水器を活用すれば不純物はろ過できる

ミネラルウォーターを購入するのは大変という人は、浄水器を活用しましょう。

活性炭、フィルター、精密ろ過膜、イオン交換樹脂など、水をろ過する方法はさまざまです。価格や取り付けにかかる手間も製品によって異なるので、インターネットや家電量販店などで調べて、希望に合うものを探して取り付けましょう。

水道水はなるべく避ける

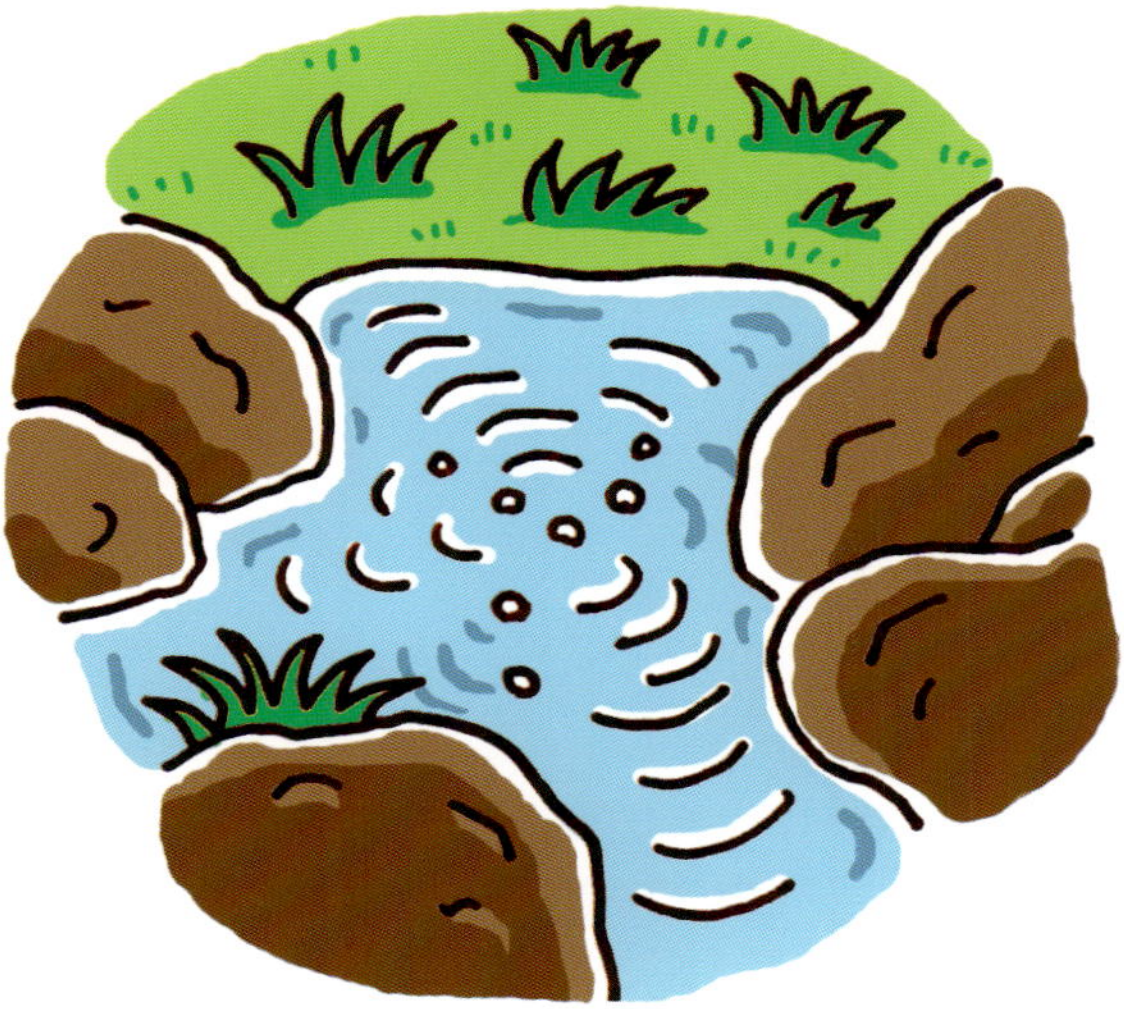

加熱殺菌していない、120m 以下にある地下水源から採取したナチュラルミネラルウォーターが理想

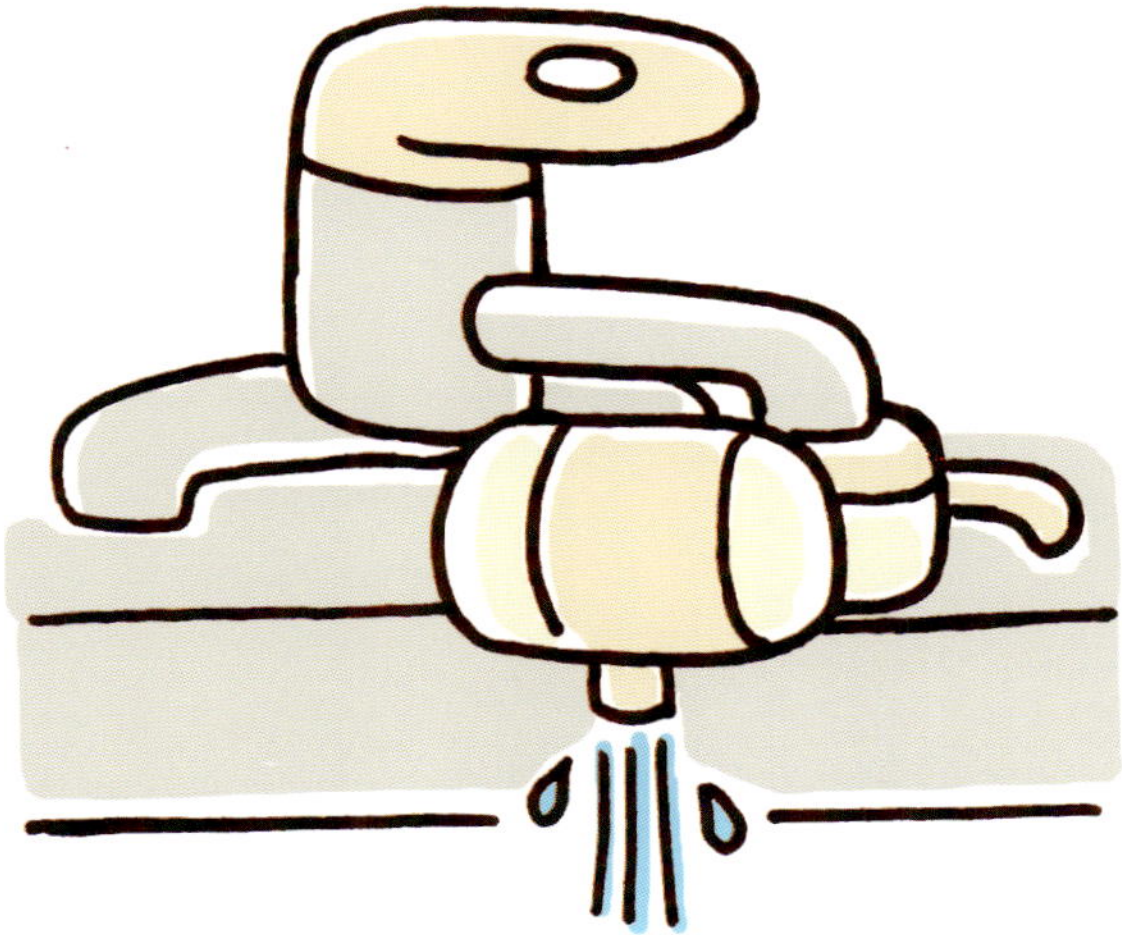

水道に浄水器を取り付けて、不純物を取り除いてもよい

外食するときに注意するポイント

工夫すれば外食でも原則を守れる

塩分をかぎりなくゼロにする。外食のときに大きな壁となるのがこの原則です。基本的に、外食メニューには塩分が多く使われています。ふつうに頼んでいると、済陽式食事療法の原則を守ることはできないでしょう。しかし、がんの治療中は一切の外食がダメとなると、現実的ではありませんし、続けられなくなってしまいます。

行きつけの店であれば、事情を説明して味つけを薄くしてもらうようお願いしてみましょう。サラダや温野菜であれば、ドレッシングをかけずに出してもらい、持参した無塩のドレッシングをかけるだけで食事療法メニューに早変わりです。小さな容器に酢やレモン果汁を入れて、無塩ドレッシングとして携帯しておくと便利です。寿司は5貫までなら、食事療法中でも食べて大丈夫です。野菜サラダやお浸しなどを添えるといいでしょう。

昼食は持参すると食事管理ができる

仕事をしている場合は、昼食を何にするかが悩みの種になるでしょう。外食はいろいろ制限が出てしまうので、できるだけ持参するようおすすめしています。

玄米おにぎり、果物、ヨーグルトのほか、トマトやきゅうりなどそのまま食べられる野菜、ゆでたとうもろこしやさつまいも、じゃがいもなどもおすすめです。

ジュースは市販品を活用しましょう。レモン果汁を加えると、効果がより高まります。

私も夜は原料にこだわった市販のトマトジュースにレモン果汁を加えて飲んでいます。おすすめはトマトジュース、にんじんジュース、青汁など原料が明確で、栄養素が失われにくい製造方法でつくられたものです。塩分が添加されていないものが理想です。

外食のときはこうしていました！
患者さんの体験談

治療に専念するため仕事は辞めたのですが、通院時など外出するときには手軽につくれるお弁当を持参しました。外食もできる範囲で利用して無理をしないようにしました。

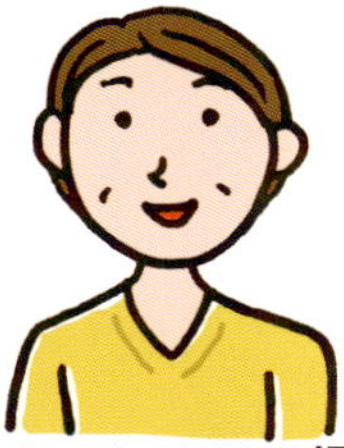

Aさん(54歳・女性)の場合

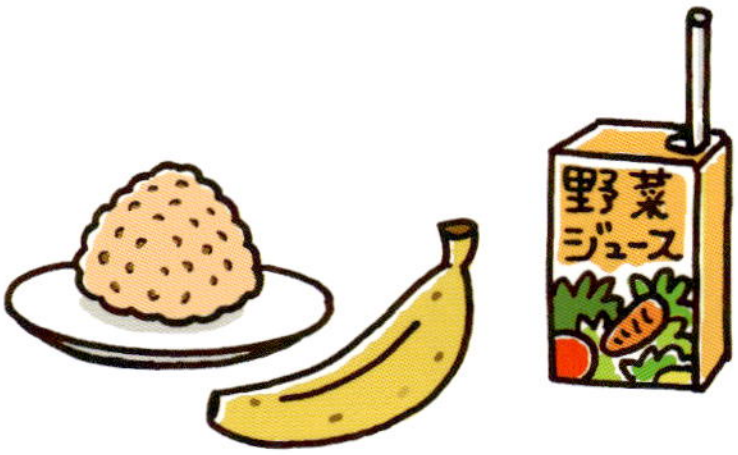

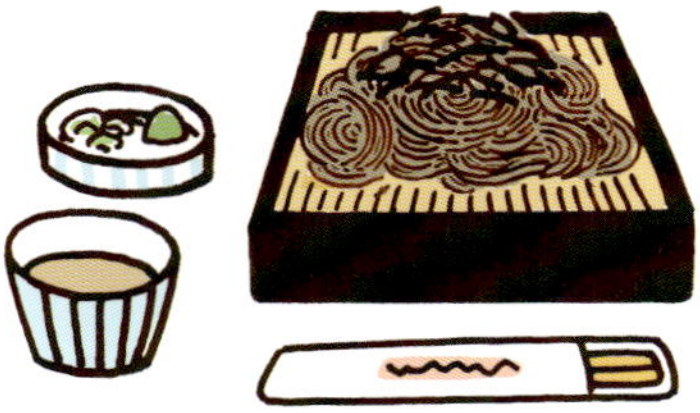

簡単お弁当

市販のにんじん野菜ジュース、玄米おにぎり(全粒粉パン・玄米もち)、ゆでたさつまいもやとうもろこし、バナナ、柿、柑橘類、ゆで卵、豆乳など

外食メニュー①

ざるそば、とろろそば、山菜そば、わかめそばなど。塩分制限があるので、つけ汁はだし汁（味つけなし）にしてもらうようお願いした

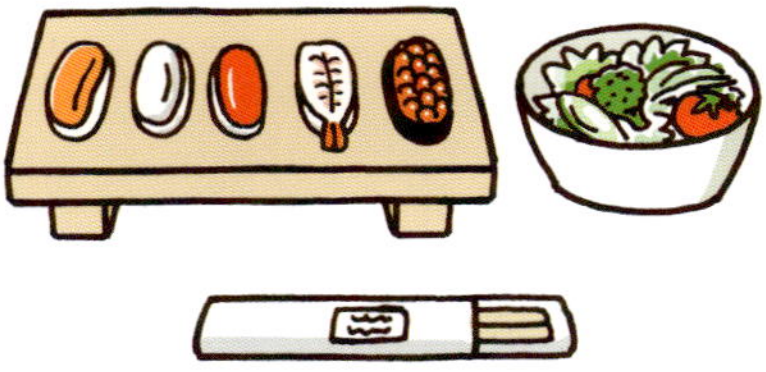

外食メニュー②

ファミリーレストランでは魚介類のサラダ、温野菜、生ジュースなどを。ドレッシングはかけないように頼むと、酢を添えてくれた店も

外食メニュー③

寿司は5貫までOKなので、寿司店も利用。野菜サラダを追加。うなぎの白焼きをわさび酢につけて食べるととてもおいしかった

主治医の理解があればやりやすい入院中の食事療法

主治医の対応によって異なる入院中の食事

　済陽式食事療法は、基本的に主治医の理解が得られた方にしか指導していません。この場合、主治医にある程度、食事療法に対する理解があるので、病室でジュースをつくったり、献立の内容を変更してもらったりと対応してもらえるケースが多いようです。

　書籍を参考にして済陽式食事療法を実践される患者さんもいらっしゃいます。その場合、必ず主治医に賛成してもらえるとはかぎりません。なかには、食事療法に否定的な医師もいるでしょう。最近は、食事療法に理解を示す医師も増えてきているので、きちんと治療を受けながら食事療法が続けられる医師（医療施設）を探すことをおすすめします。

　しかし、なかには病院食は家族に食べてもらい、家族がつくってくれた食事を食べていた患者さんもおられました。ただ、やはり本来は病院に相談して対応してもらうほうが理想的です

ジュースは市販品を活用しよう

　家族が自宅でつくって持参したジュースを飲んでいたという患者さんが多かったのですが、親身になって協力してくれるご家族がいる患者さんは、がんを克服されている方が多かったように感じています。

　一方、市販ジュースを上手に活用された方も少なくありません。

　ペットボトルの水に青汁を溶かして飲んだり、冷凍青汁をストックしておき、解凍して飲んだり、無添加・無塩のにんじんジュースを飲んだりと、それぞれ自分に合った市販ジュースを活用されています。

入院のときはこうしていました！
患者さんの体験談

抗がん剤治療はA病院で受け、食事療法の要望を聞いてもらえたB病院に転院して手術しました。

Aさん(54歳・女性)の場合

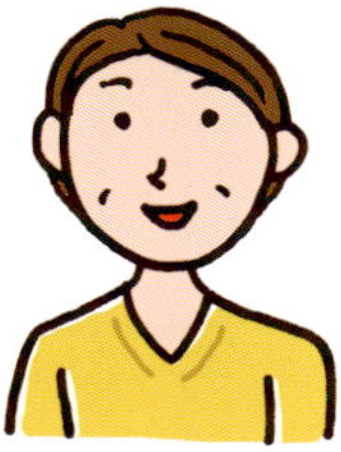

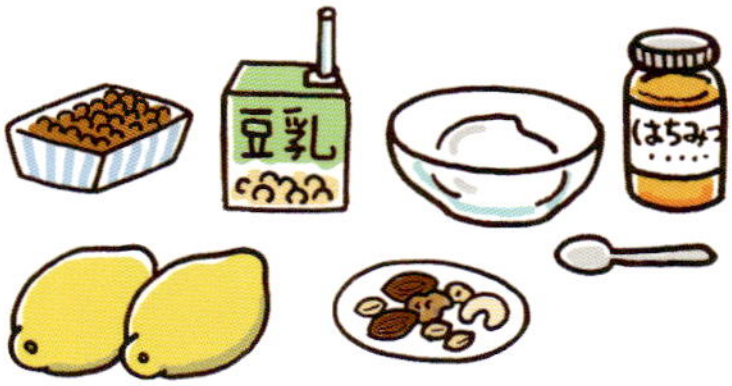

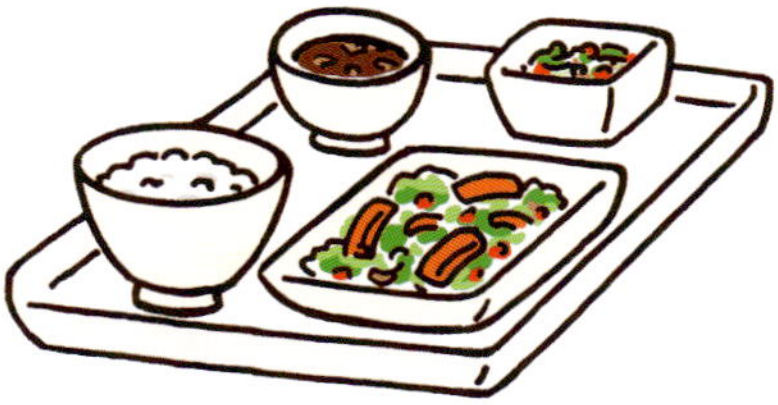

不足するものは持ち込み

納豆1日1パック、ヨーグルト300～500g、はちみつ、プルーン、ナッツ、豆乳、レモン1日2個を持ち込み、病院食に加えてとった

腎臓病食を利用

腎臓病の患者さんは塩分やたんぱく質の制限があり、済陽式食事療法と似ている。腎臓病食をベースに無塩、野菜多め、肉禁止にしてもらった

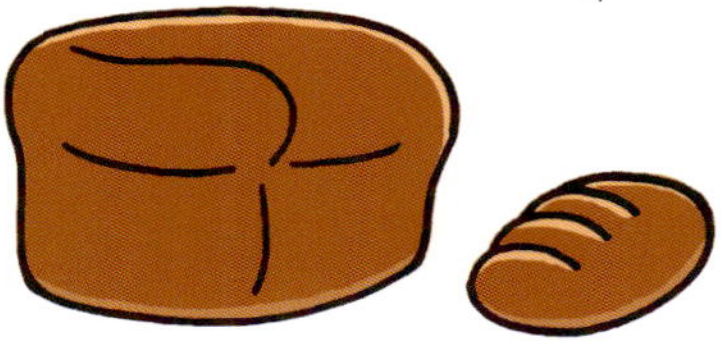

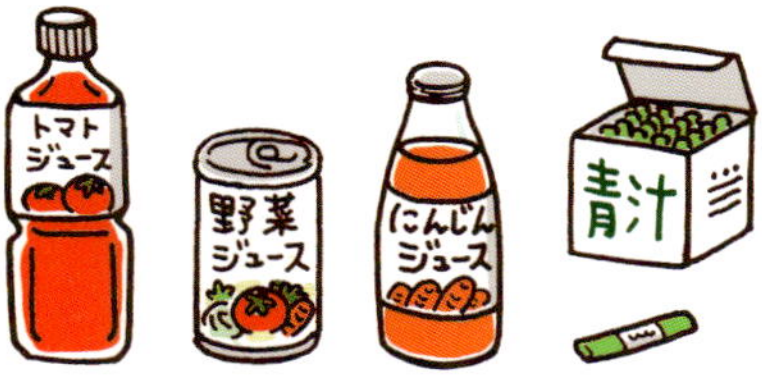

無塩パンに感動

パンが好きだったのに、治療中は塩分制限のため口にすることができなかった。入院中に無塩パンが出て感激。退院後は近くのパン店にお願いしてつくってもらった

市販ジュースを活用

無添加・無塩の市販野菜ジュースを1日に1～1.5ℓ飲んでいた。粉末青汁も活用。主治医も野菜ジュースを飲んでいる姿を見て興味を示してくれた

過度なストレスは免疫力を低下させる

ストレスは万病のもと 上手に解消しよう

がんを克服された患者さんに共通しているのが、「がんを必ず治す！」という強い気持ちをもっていることです。

がんという深刻な病気を告知されると、「治らないのではないか」「再発するのではないか」「いつまで生きられるのだろうか」など、よくないことばかり考えてしまう方もおられます。

すると、過度なストレスがたまり、免疫力が低下してがんがさらに進行してしまいかねません。

がん細胞の増殖を抑えるには免疫力のアップが不可欠です。食事で免疫力を高め、さらに心のもち方やすごし方でも免疫力をアップさせましょう。

笑うだけで免疫力が高まる

最近の研究で、「笑い」に免疫力を高める効果があることがわかってきました。すばるクリニック院長、伊丹仁郎先生の研究によると漫才などで大笑いすると、血液中のＮＫ（ナチュラル・キラー）細胞が活性化されるのだそうです。

大笑いすると、くよくよ悩んでいたことがばからしくなり、なんとなく元気になりませんか。笑いの効果はストレス解消にも影響すると考えられます。

さらに伊丹先生は、がん治療に「生きがい療法」を取り入れられています。がんの患者さんに何かしら生きがいを持ってもらい、生きる意欲を高め、治療に役立てようとするものです。

１９８７年には、がん患者さん７名とスタッフ、先生と総勢17名でアルプスの最高峰であるモンブラン登山に挑戦されました。モンブランは標高４８１０ｍ、富士山よりも高い山です。健康な人でも体力的、精神的にきつい登山となります。それを体力が低下しているがんの患者さんといっしょに登るのですから、想像を絶する計画です。

結局、7名のうち3名の患者さんが頂上への登頂に成功し、5名の方はいまでも元気にすごされているそうです。

何かを成し遂げようとする強い意志の力には、私たちが想像する以上の力が潜んでいて、がんの克服に役立つのでしょう。

笑うことは、楽しい映画やテレビを観たり、落語を聞けばすぐにできます。毎日ニコニコしてすごすだけで免疫力が高まるのですから、笑顔を心がけてみてはいかがでしょう。

生きがいは人によってさまざまです。仕事が生きがいであれば仕事をがんばり、趣味を楽しんでもいいでしょう。コレというものが見つかるといいですね。

免疫力アップには…

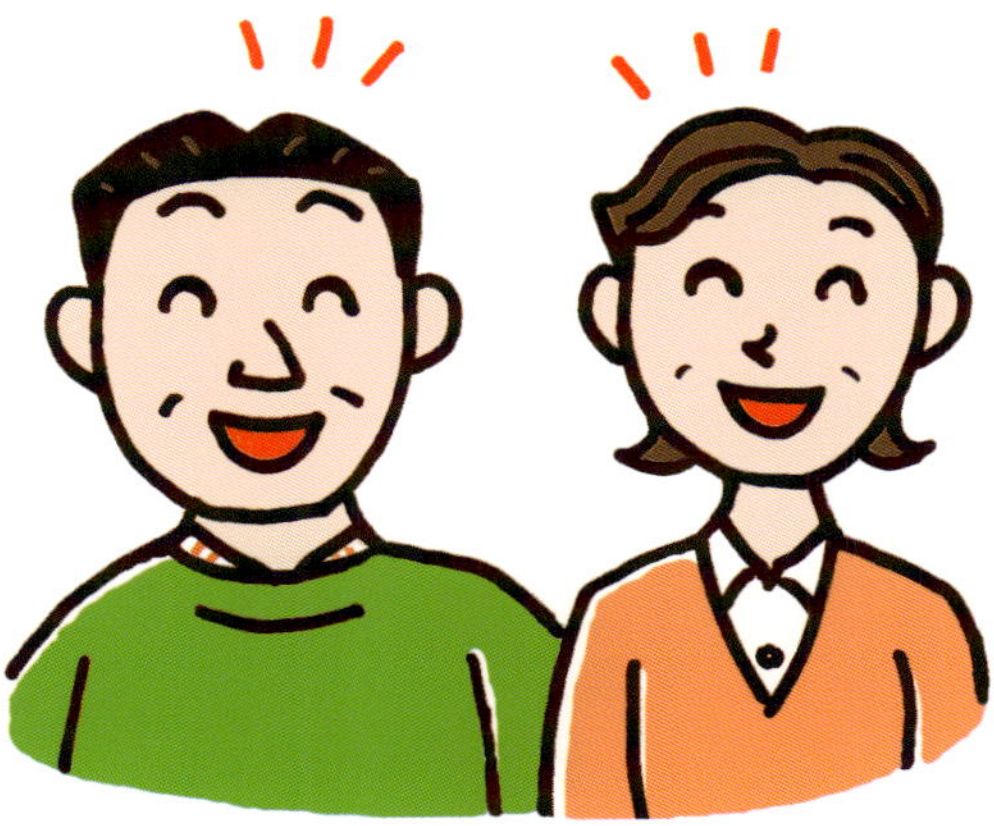

いつも笑顔ですごせば、それだけで免疫力がアップする

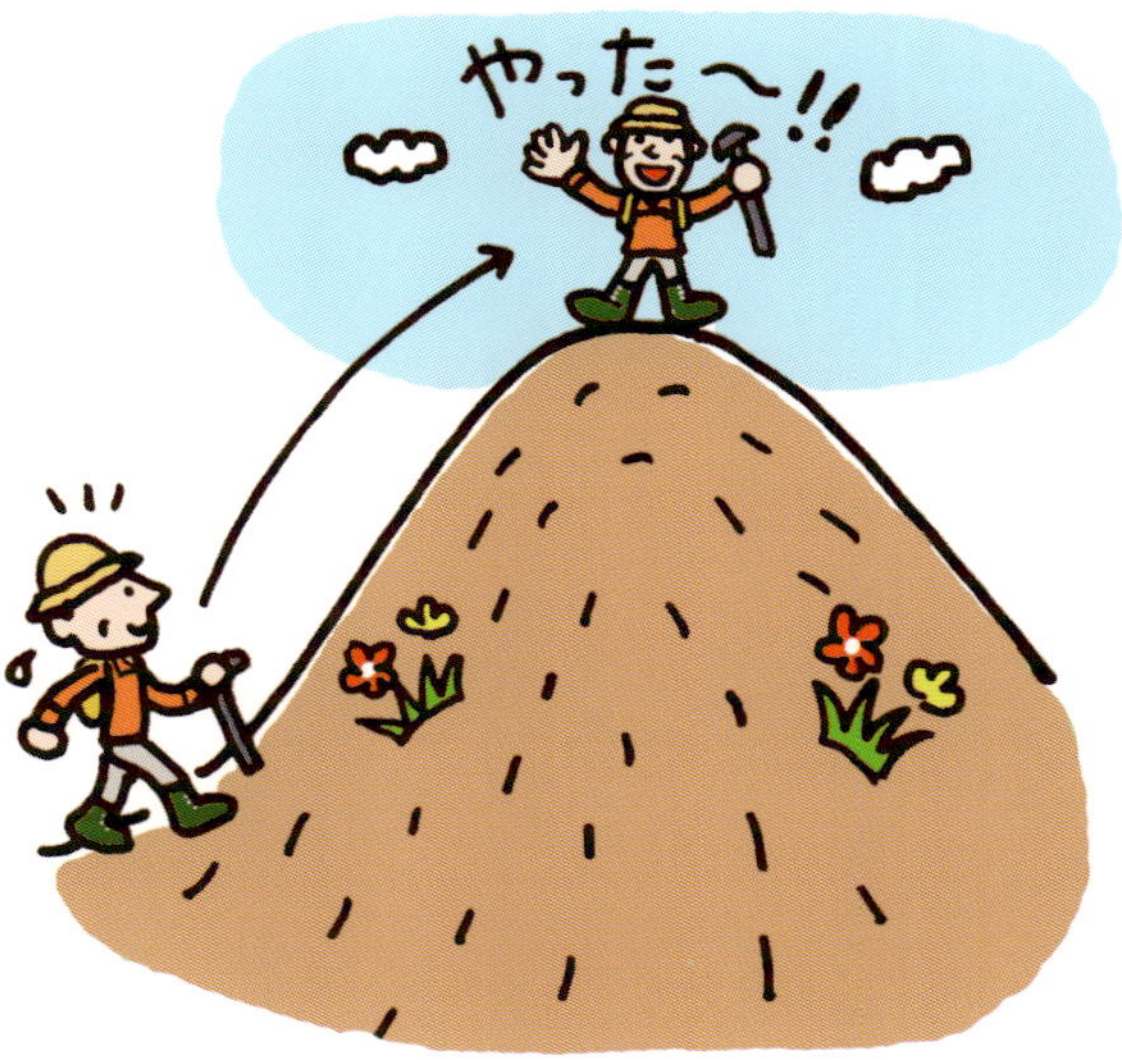

目標を持つことが生きがいになり、生きる力となる

ストレス

腹式呼吸で副交感神経を優位にしよう

免疫力を高めるには副交感神経を優位にする

免疫力を高めるためには、副交感神経を刺激したほうがよいと言われています。自律神経は交感神経と副交感神経がコントロールしています。

副交感神経が優位になっているときには、脈拍はゆっくりになって血圧が下がり、血液の循環がよくなります。また、胃腸の働きが活発になって、全身はリラックスしています。

一方、交感神経が優位になると脈拍は速くなり、心拍数や血圧が上昇して、血管が収縮します。からだがどんな状況にも素早く対応できるよう、全身を緊張させている状態です。

いざというときのために、からだが臨戦状態となっているのですが、交感神経が緊張している状態が続くのは、からだにとってあまりいいことではありません。交感神経が過度に緊張すると、免疫力の主力を担っている白血球（リンパ球）が減少して、がん細胞を抑えられなくなるからです。

腹式呼吸を心がけると自然と副交感神経が優位に

では、どうすれば副交感神経が優位になるのでしょうか。基本的に自律神経は意志の力でコントロールできません。心身の状態に反応して、それぞれがバランスをとるようになっています。

前ページですすめた「笑い」や、趣味を楽しんでいるときは、心身がリラックスしているので副交感神経が優位になっています。

さらに、意識して副交感神経を優位にしたいときには、腹式呼吸をするといいでしょう。

胸ではなく「腹」を使い、横隔膜を動かす呼吸法を腹式呼吸と言います。基本は鼻から息を吸って、鼻もしくは口から息を吐きます。息を吐ききって、ゆっくりと吸い込むと、自然と腹式呼吸になります。

丹田呼吸法（腹式呼吸）のやり方

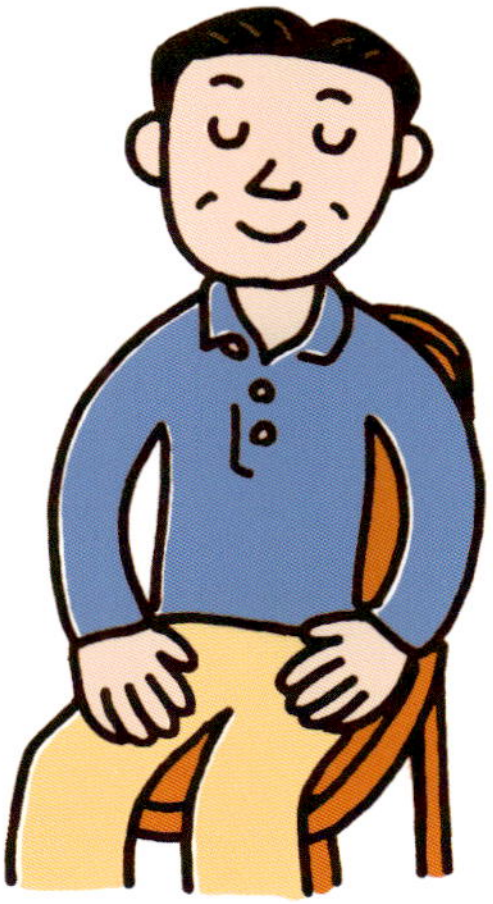

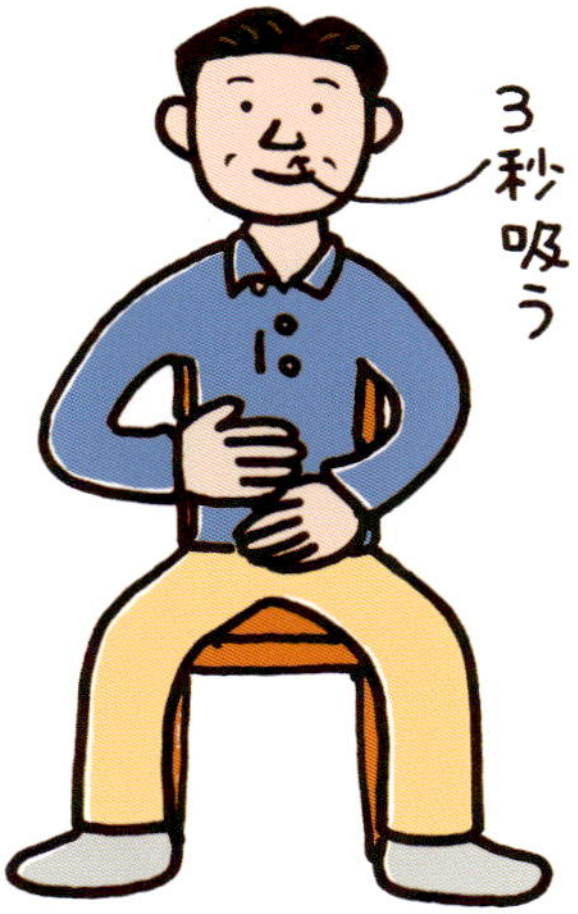

腹式呼吸のひとつ、丹田呼吸法は丹田(へその下)を意識しながら呼吸し、体内の気を整える呼吸法。副交感神経を優位にして心身をリラックスさせる効果がある。

①イスに浅めに腰かけ、背すじを伸ばして上半身の力を抜く。右手の中指をへその上2㎝のあたりに当て、左手は下腹部(丹田)に当てる。その状態で3秒ほどかけて、ゆっくりと息を吸う。

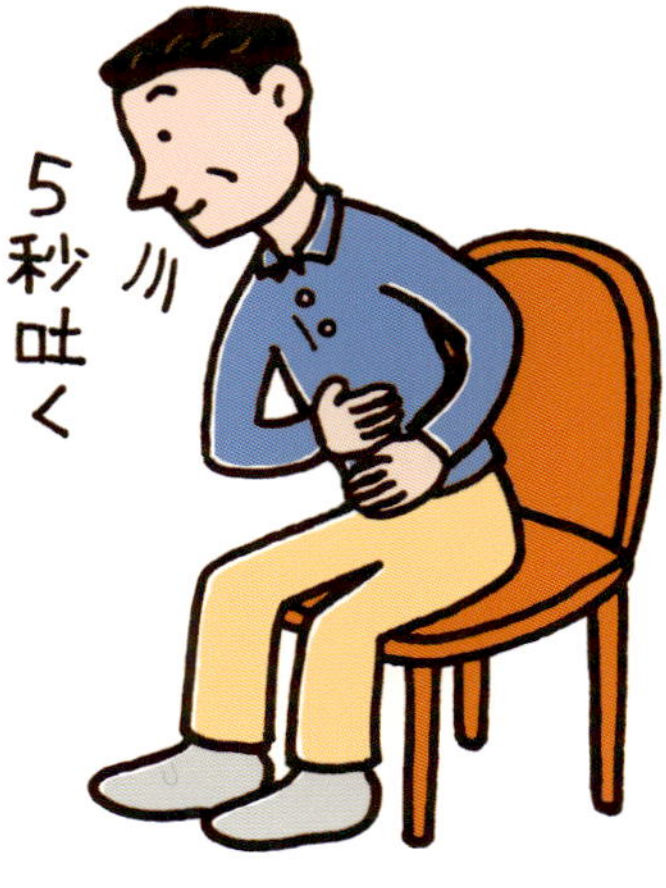

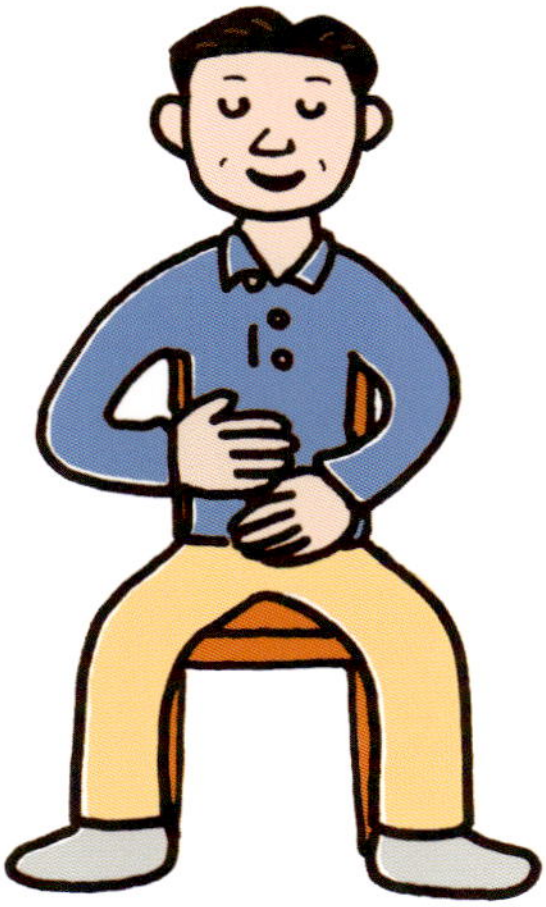

②息を吸ったら、胸をゆるめながら、右手の小指のあたりの腹部を折るようにして前かがみにしつつ、5秒ほどかけてゆっくりと息を吐く。

③息を吐ききったら、ゆっくりと①の状態に戻る。①～③を3回繰り返し、手を入れ替えて同様に行う。

＊意識を吐く息に集中する。息を吐ききることが大切

適度にからだを動かして体力をつけよう

動かないでいると体力は落ちていく一方

がんと診断されると、そのショックから自宅に引きこもってしまい、家の中ですごす方もおられるようです。また、治療で体力が落ちてしまうと、外出がおっくうになって、引きこもりがちになってしまうという話も聞きます。

かつては、病後は安静にすごしたほうがいいと言われていましたが、現在は手術のあと、できるだけ早くからだを動かしたほうがいいことがわかり、そのように指導されるようになっています。

もちろん、起き上がれないくらい体力が落ちているときに、無理をする必要はありません。まずはベッドの上で上半身を起こし、食事を自分でとることから始めましょう。無理なく起き上がれるようになったら、トイレは自分の足で歩いていく、ベッドの周囲をゆっくりと歩いてみる、など少しずつからだを動かしましょう。

ベッドに横になった状態が続くと、筋力はどんどん落ちていきます。特に高齢者の筋力の落ち方は深刻で、術後に動かないでいるとそのまま寝たきりになってしまう危険性もあります。

免疫力は体力にも左右されます。体力をつけるためには、意識してからだを動かし、筋力が落ちないよう気をつけましょう。

屋外に出て散歩すると気分もリフレッシュする

家の中で支障なく動けるようになったら、外に出て散歩してみましょう。外出して太陽の光を浴びると、それだけで気分がリフレッシュされますし、日光浴には免疫力を高める作用があります。

自分のペースで歩き、速さや距離を調整しながら、少しずつ体力をつけていきましょう。

しんどいと感じたときには、無理をせず休みましょう。そんなときには半身浴がおすすめです。

まずはからだを動かそう

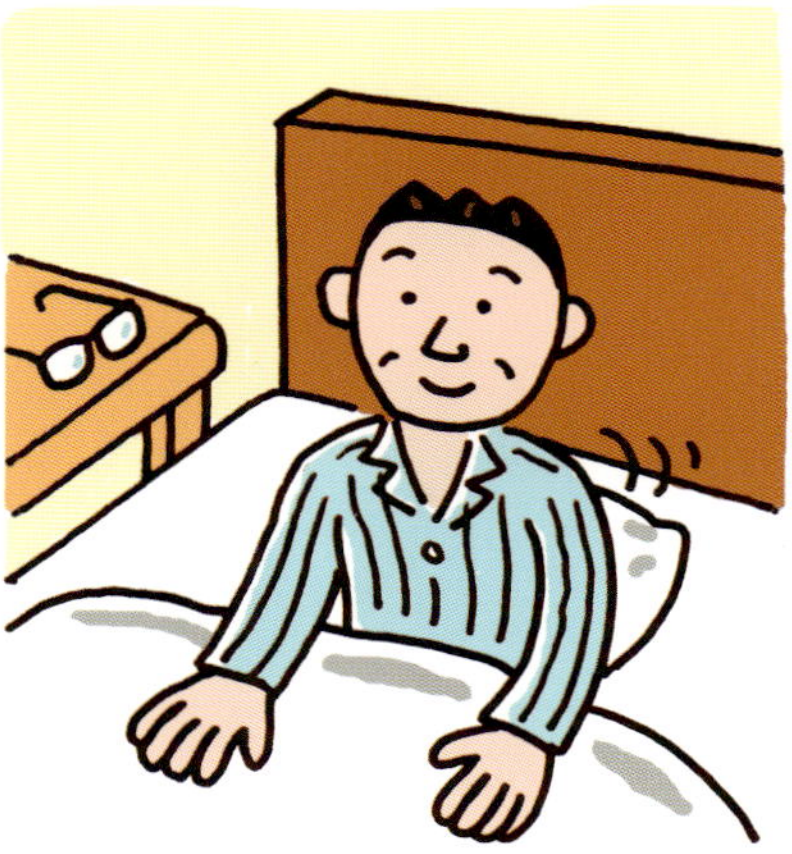

術後や治療後の体力が落ちているときは、ベッドで上半身を起こすことから始める

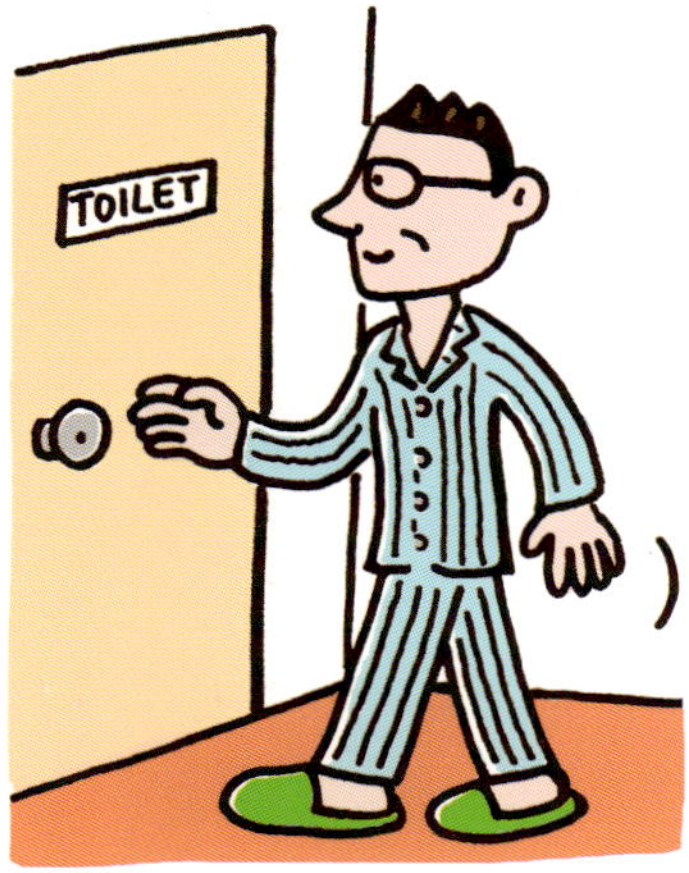

起き上がれるようになったら部屋の中で歩く練習をする。トイレに行くのもトレーニング

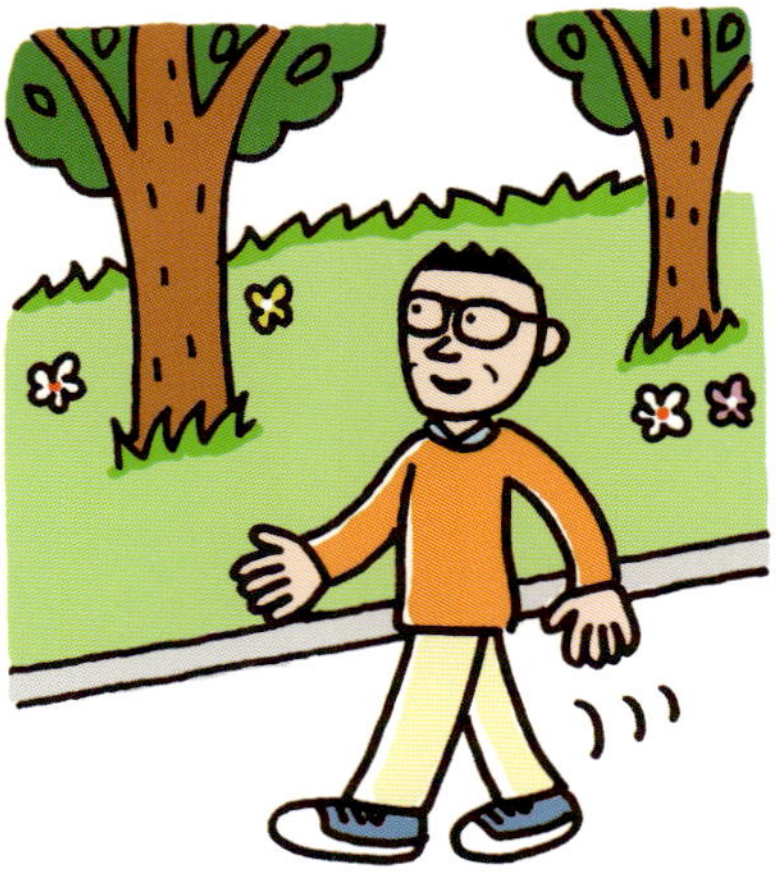

体力がついてきたら自分のペースで散歩しよう。日差しがきつすぎない季節や時間帯がおすすめ

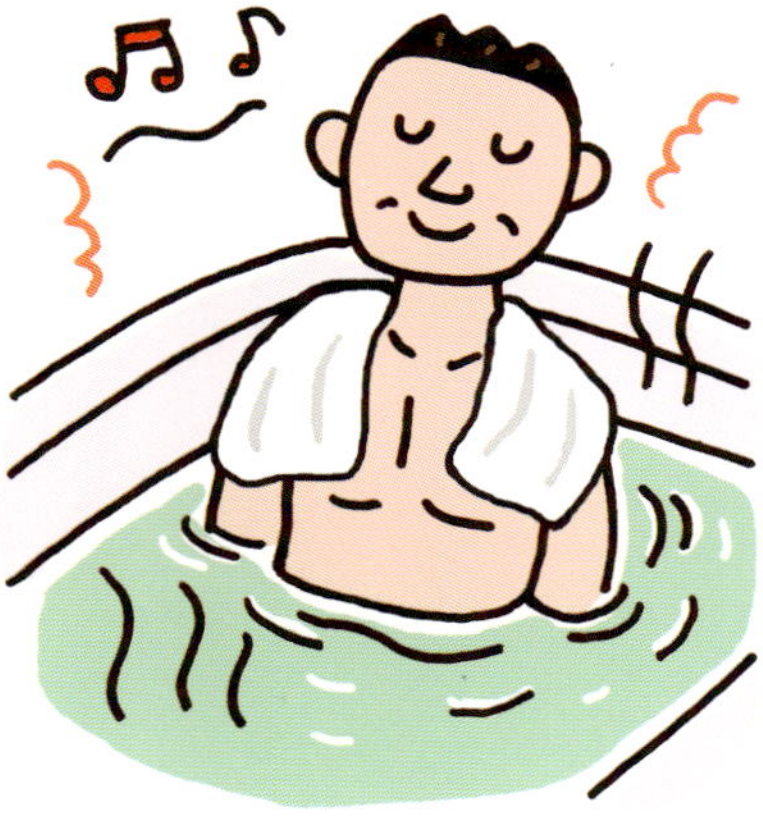

38～40度のぬるめの湯をへその高さまで張って、20分ほどつかる。全身の血流がよくなり、免疫力アップに役立つ

持病があるときの食事療法のすすめ方

必ず主治医に相談して行うようにする

済陽式食事療法についてのご質問で多いものが、糖尿病や腎臓病などの持病がある場合はどうすればいいのか、というものです。

例えば、ビタミンＫは、心筋梗塞後や不整脈の治療に用いられるワーファリンの作用に影響します。ワーファリンを服用している方はビタミンＫを多く含む青汁や納豆は避けたほうがいいので、事前に主治医に相談してください。

糖尿病の場合は、もも、柿、すいか、メロン、バナナなど血糖値を上昇させやすい果物を避け、野菜ジュースを食後に飲むようにすれば、それほど問題はないでしょう。減塩、牛肉や豚肉の制限、野菜をたっぷりとることは、糖尿病の食事療法でも指導されるので気にする必要はありません。

はちみつについては、血糖値を上昇させるので、摂取量やタイミングなど注意が必要です。

服薬状況や症状によって異なりますので、食事療法を実施する前に、必ず糖尿病の主治医に相談するようにしてください。

腎臓病の人は病期によって異なる

腎臓病は、塩分やたんぱく質の制限は済陽式食事療法と共通していますが、必ず主治医と相談してから行うようにしてください。

腎臓病が進行すると、これにカリウム制限がプラスされるケースがあります。カリウムは野菜や果物に多く含まれています。そのため野菜・果物ジュースを大量に飲んでもいいかどうかは、慎重な判断が必要となります。

がんを治癒したほうがいいのか、腎臓病をそれ以上悪化させないほうがいいのか、その判断は病気の進行状態によって異なります。自己判断することなく、腎臓病の主治医に相談のうえ、判断するようにしてください。

がん抑制効果の高い食べ物をまとめた「デザイナーフーズ・ピラミッド」

1990 年にアメリカ国立がん協会が発表した、食べ物のがん抑制効果の研究をまとめたものが「デザイナーフーズ・ピラミッド」です。約 40 種類の食品が、ピラミッドの3つのランクに分けられていて、上段にいくほどがん抑制効果が高いとされています。

アメリカでは「デザイナーフーズ計画」として、国を挙げてこれらの野菜や果物をとるようすすめてきました。その結果、アメリカのがん発生率は 1990 年以降徐々に減少しているのです。

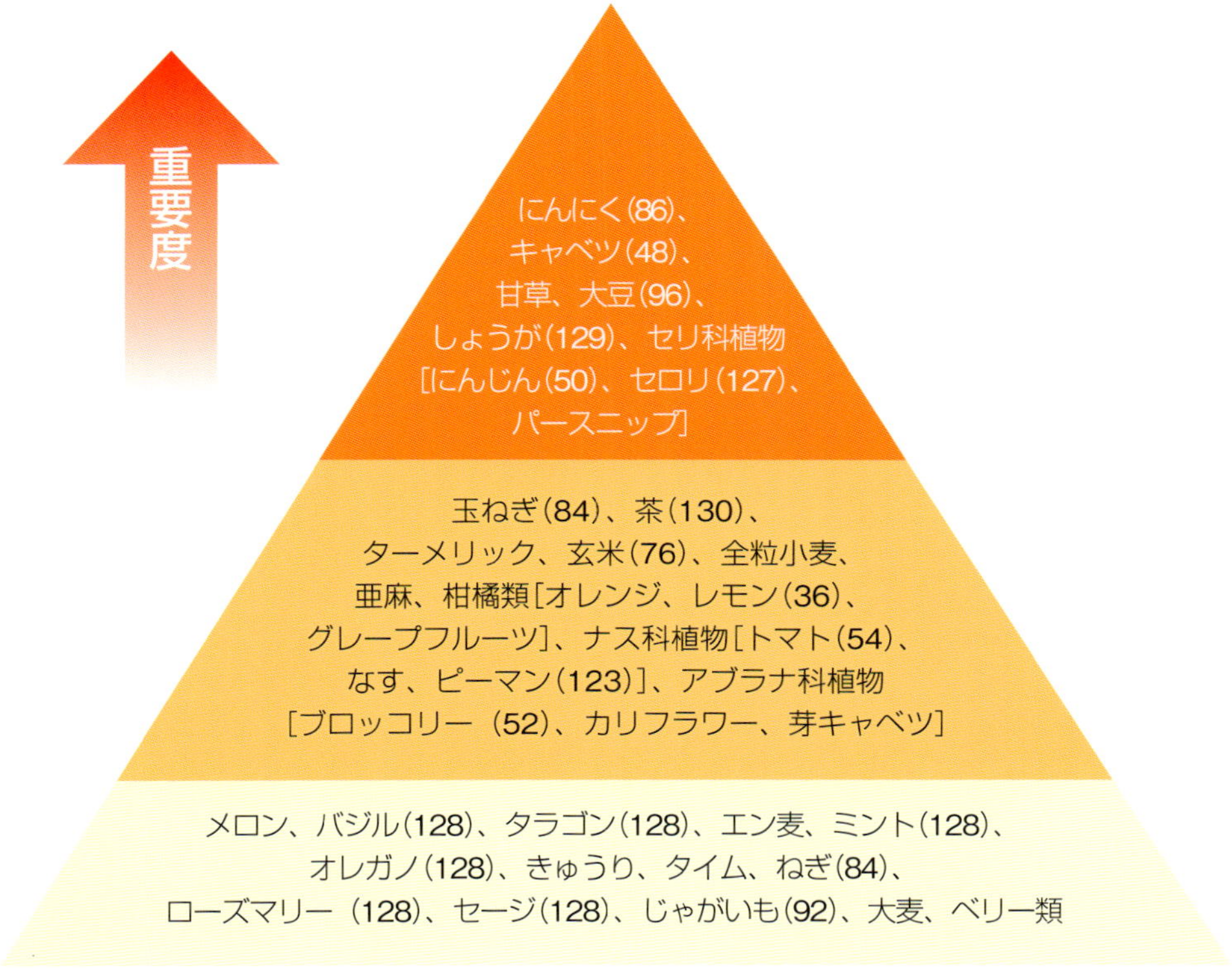

＊(　)内は本書でのそれぞれの食材の解説ページ

食事療法で知っておきたい基本的な用語

◆亜鉛

必須ミネラルのひとつ。たんぱく質の合成や細胞の新陳代謝に関わる３００種類以上の酵素に必要で、正常な代謝に欠かせないミネラル。亜鉛が不足すると遺伝子のコピーミスが起こりやすい。

◆アスタキサンチン

鮭、えび、かになどに含まれる赤い色素成分。抗酸化作用が非常に強くビタミンEの約１０００倍と言われている。活性酸素を消去する作用が高く、がん抑制効果が期待されている。

◆アントシアニン

ベリー類やプルーンに含まれる赤や紫、青などの色素成分。抗酸化作用が非常に強く、活性酸素を消去してがんの抑制に働く。過酸化脂質がつくられるのを抑制するので動脈硬化の予防にも効く。

◆イソチオシアネート

アブラナ科植物に含まれる辛味成分。すりおろしたり、切ったりしたときにつくられる。動物実験で細胞のがん化を抑制したり、がん細胞を自滅（アポトーシス）に導くことが確認されている。

◆イソフラボン

大豆に含まれるフラボノイド。乳がん、子宮がんのリスクを低下させる。食品でとる場合は心配ないが、サプリメントで過剰摂取すると発がんのリスクが高まったという報告もある。

◆活性酸素

非常に不安定な物質で、周囲の細胞を酸化させて傷つける。発がんの要因に、活性酸素によって遺伝子が傷つけられることと、酸化した脂質（過酸化脂質）が関係している。体内でエネルギーがつくられるときに発生するほか、喫煙、激しい運動、過度の飲酒、紫外線、農薬、食品添加物などで増加する。

◆カテキン

緑茶に含まれる渋味や苦味の成分。抗酸化作用が非常に強く、厚生労働省の研究班によって、胃がんの予防効果が確認されている。アメリカの研究で、カテキンをとると、体内の解毒酵素が血液中に増えることも確認されている。

◆カリウム

必須ミネラルのひとつ。ナトリウムとともに体内の浸透圧を一定に保つ（ミネラルバランスを維持する）。細胞内のナトリウム濃度が高くなると、がんのリスクが高くなる。カリウムはナトリウムの排泄を促し、がん抑制に作用する。

◆カルコン

あしたばの葉や茎に含まれる色素成分。セリ科植物のなかで、もっとも強いがん抑制効果があるという研究報告や、動物実験で皮膚がん、肺がん、大腸がんの抑制効果が確認されている。

◆クエン酸

柑橘類に含まれている酸味成分。疲労物質の分解を促すほか、体内で吸収されにくいミネラルの吸収を促す（キレート）作用もある。乳酸が分解されるとクエン酸代謝がスムーズに行われる。

◆クエン酸代謝（回路）

細胞のミトコンドリア内でエネルギーをつくり出すシステムがクエン酸回路。済陽式食事療法では、これらエネルギー産生の化学反応をクエン酸代謝と呼ぶ。クエン酸代謝がスムーズに行われずエネルギーが不足すると、発がんが促されることがわかっている。

◆クロロゲン酸

コーヒーやごぼうなどに含まれる成分で、非常に強い抗酸化作用がある。動物実験で発がん促進物質がつくられるのを抑制する作用があることが確認されている。

国立がんセンターによる9万人の追跡調査によると、コーヒーを毎日飲む人は飲まない人に比べて、肝がんのリスクが約半分という結果が出ている。

◆グルコシノレート

アブラナ科の植物に含まれる辛味成分。肝臓の解毒機能を助け、動物実験でがん抑制効果が確認されている。がん細胞の成長を抑制し、肝臓の解毒機能を高めて発がん性物質の解毒を促す。

◆グルタチオン

ブロッコリーやほうれん草に含まれるほか、体内でも合成されている。有害物質を解毒し、肝機能を高め、細胞のがん化を招く過酸化脂質がつくられるのを抑制する。

◆抗酸化作用（物質）

細胞を酸化させる活性酸素と結びついて消去する作用を抗酸化作用と呼ぶ。活性酸素を消去する作用のあるものの総称が抗酸化物質。抗酸化物質の代表的なものがビタミンA（βカロテン）・C・Eのほかカロテノイド、ポリフェノール、フラボノイドなど。

◆酵素

体内の代謝に欠かせない物質。酵素が作用することで代謝が正常に行われる。体内で合成されるものもあるが、野菜や果物にも含まれている。酵素は50度前後まで加熱すると破壊されてしまうので効率よくとるにはジュースがよい。

◆食物繊維

海藻などに多く含まれ、水に溶けやすい水溶性食物繊維と、細胞壁の構成成分で水に溶けない不溶性食物繊維がある。水溶性食物繊維は、過剰なコレステロールの排泄を促して動脈硬化を予防する。不溶性食物繊維は腸の蠕動《ぜんどう》運動を活発にしてスムーズな排便を促す。不溶性食物繊維はとりすぎるとかえって腸に負担をかけるので適度にとったほうがよい。

◆ジンゲロール・ショウガオール

どちらもしょうがの辛味成分。抗酸化作用が非常に強く、活性酸素を消去してがん抑制に働く。血流をよくして体温を上昇させ、免疫力を高める作用もある。

◆スルフォラファン

アブラナ科の植物、特にブロッコリーに含まれる成分。抗酸化作用が非常に強い。ピロリ菌の抑制作用も認められている。１９９４年に抗がん作用があることが発表され、一躍注目を浴びた。

◆セレン

必須ミネラルのひとつ。グルタチオン、ペルオキシダーゼなど酸化予防に働く酵素を活性化する。

不足するとがんのリスクが高まることがわかっている。

◆たんぱく質

細胞をつくるときに欠かせない栄養素。体内で分解されるとアミノ酸になる。肉や卵、魚介類、牛乳などに含まれる動物性たんぱく質と、大豆・大豆加工食品に含まれる植物性たんぱく質がある。コーネル大学のコリン・キャンベル教授によると、動物性たんぱく質をとりすぎるとがんの発生や成長が促進されることが明らかになった。植物性たんぱく質のとりすぎによるリスクは報告されていない。

◆乳酸菌

免疫細胞の約60％が腸管に存在していて、腸内環境が免疫力を左右することがわかっている。乳酸菌は腸内環境をよくする善玉菌のひとつ。腸内に善玉菌が多いほど老廃物や有害物質の排泄が促され、免疫力も高くなる。

◆ビタミンB_1

ブドウ糖の代謝をスムーズにするために欠かせない。乳酸の分解を促す。不足するとクエン酸代謝がスムーズに行われなくなる。

◆ビタミンE

抗酸化作用が強いビタミン。脂質の酸化を防ぎ、免疫力を低下させる過酸化脂質がつくられるのを抑制する。

◆ビタミンC

抗酸化作用が非常に強く、過酸化脂質がつくられるのを抑制する。免疫力アップや疲労回復に役立ち、抗ストレス作用があることでも知られる。

◆ピロリ菌

ヘリコバクター・ピロリという細菌。強酸性である胃の内部に存在し、胃粘膜を傷つけるウレアーゼという酵素をつくる。ピロリ菌に感染している人が塩分過多な食事をとっていると、ピロリ菌が胃粘膜を傷つけ、そこから塩分が浸透して胃がんが発生しやすくなると考えられている。

◆ファイトケミカル

植物が紫外線や害虫など外敵から身を守るためにつくり出した物質の総称。植物の色、香り、苦味や渋味成分などが含まれる。１９８０年代に発見されて以来、次々と新たなファイトケミカル（フィトケミカル）についての研究がすすめられている。ポリフェノール、フラボノイドもファイトケミカルの一種。

◆フィチン酸

米ぬかに含まれているビタミン様物質。イノシトール６リン酸とも呼ばれ、がん細胞の増殖を抑制する作用があり、ＮＫ細胞を活性化させて免疫力を高める。

◆フコイダン

海藻類のヌメヌメした部分に含まれている成分。１９９６年に日本癌学会が制がん作用があると発表して注目を集めた。

慶應義塾大学の研究では、ヒトの悪性リンパ種の細胞に自滅（アポトーシス）を引き起こすことが発見されている。

◆フコキサンチン

海藻に含まれている黒い色素成分。カロテノイドの一種でがん予防効果がある。がん細胞の自滅（アポトーシス）を引き起こすことが確認されている。

◆不飽和脂肪酸

植物や魚に含まれる脂肪酸（脂質）。動脈硬化予防や認知症予防、がん予防によいとされている。酸化しやすいものもあるので、鮮度のよいものを使うこと。加熱調理にはオリーブ油など一価不飽和脂肪酸を多く含むものがよい。

◆フラボノイド

ポリフェノールの大半を占める色素成分の総称。紫外線の害から植物を守る作用があるとされている。殺菌力のある成分や害虫を寄せつけない成分などもある。

◆ベタイン

魚介類に含まれるアミノ酸の一種。きのこ、ワインなどにも含まれ、食品添加物としても使用されている。体内では、有害なホモシステインをからだに必要なメチオニンにかえて、がんの抑制に作用すると言われている。

◆βカロテン

緑黄色野菜に含まれる黄色の色素成分。体内で必要なだけビタミンAにつくりかえられる。活性酸素を消去する抗酸化作用が非常に強く、抗がんに働き、免疫力を高める。

◆βグルカン

きのこ類の細胞壁に含まれる、水溶性食物繊維。免疫細胞を活性化して免疫力を高めるという研究報告がある。動物実験では抗がん作用が確認されている。

◆ペルオキシダーゼ

キャベツ、わさび、山いもなどに含まれる、活性酸素を消去する酵素でがん抑制に働く。だ液にも含まれている。体内でも合成されるが、食品にも含まれている。セレンを摂取するとペルオキシダーゼが活性化される。

◆飽和脂肪酸

動物性食品に多く含まれる、酸化しやすい脂肪。とりすぎると血液中の中性脂肪やコレステロールが増加して、動脈硬化を促進する。活性酸素によって過酸化脂質になると、免疫力が低下してがんを促進してしまう。

◆ポリフェノール

「ポリ」とは「たくさん」という意味で、植物に含まれる色素成分や苦味成分の総称。フラボノイドとフェノール酸のほか、エラグ酸などがある。

◆リコピン

トマトに含まれる赤い色素成分。抗酸化作用が非常に強く、ビタミンEの約100倍、βカロテンの約2倍と言われている。遺伝子を活性化する。肝臓がん、大腸がん、前立腺がんの予防に効くという研究報告がある。

◆ルテイン

ほうれん草やブロッコリー、ケールなどに含まれるファイトケミカル。抗酸化作用が非常に強く、がん予防効果が期待されている。

◆硫化アリル

にんにくやねぎに含まれる刺激臭や辛味成分（イオウ化合物）は、アリインという硫化アリル。なかでもアリインが変化したアリシンはビタミンB_1と結びついて、体内でビタミンB_1を効率よく利用できるようにする。

おわりに

がんは食生活の乱れによる栄養代謝障害が引き起こす全身病であると確信し、がん食事療法の研究に取り組んでもう17年になります。

２００８年に『今あるガンが消えていく食事』（マキノ出版）を上梓した折は、「がんで食事が治るはずがない」という声を少なからず耳にしました。患者さんのなかには、主治医の反対で食事療法を断念される方もおられました。

あれから4年。がんに対する食事療法の効果が認められつつあるように感じます。西台クリニックでまとめた２００８年の症例数は１１０人（完全治癒13人、改善58人）でしたが、最新のデータでは３３３人（完全治癒48人、改善１６６人）にまで増え、たくさんの患者さんから「あきらめなくてよかった」という感謝の言葉をいただいています。食事療法に対して理解を示す医師も増えてきました。がんと食事の関係が認知されてきたと思うと感慨深いものがあります。

済陽式食事療法を発表した当時、医師仲間からの風当たりはかなり厳しいものがありました。三大療法を否定していると誤解されたようです。もともと外科医である私は、三大療法の大切さを忘れていません。その土台に食事療法による体質改善が必要と考えているのです。根気強く、学会で発表を続けるうちに、多少の理解を得られるようになってきたように感じています。とても喜ばしいことです。そして、ひとりでも多くの人に食事の大切さに気がついて欲しい、そう願っています。

私が消化器外科医の道にすすんだのは40年前です。これまでに４０００例以上の手術を執刀しました。そのうちの約半数はがんです。がんを治したい、その一心でメスをふるってきましたが、10年ほど前にその自負が打ちのめされました。

本書のなかでもふれましたが、当時、私が在籍していた病院で手術を受けた患者さん、１４０６例を追跡調査したところ、手術が成功していたにもかかわらず、約半数の方はがんが再発して亡くなられていたのです。このとき、がんの三大療法に限界を感じ、以前から興味を抱き、研究していた食事療法に本格的に取り組み始めました。

すでに、がんの食事療法として効果を上げていたゲルソン療法や甲田療法を参考にしながら、西洋医学の知識、自分自身が臨床経験から得た医学データを加え、完成したものが済陽式食事療法です。

追跡調査を始めてまだ4年弱ですが、すばらしい成果が上がっています。これまで難しいとされてきた膵臓がんが改善・治癒するなど、その効果は私自身も驚くばかりです。毎日の食事がこれほどの影響力を持つことを改めて感じました。

現在、私は母校の千葉大学で医科栄養学を教えています。日本ではアメリカに比べ、医科栄養学が軽視されています。21世紀の医療の基盤には、人間の代謝や栄養など根源的なことが不可欠なのですから、もっと医科栄養学の重要性に理解していただきたいと願っています。これは、医師はもちろんですが、患者さんにもお願いしたいことです。

食事療法は患者さん主体でできる治療の最たるものです。がん体質が改善され、がんが治癒・改善するかどうかは毎日の食事にかかっているのです。

最後になりましたが、貴重な体験談をご提供いただいた患者さん、取材にご協力いただいたみなさまに、この場を借りて御礼を申し上げます。

済陽高穂

ま行

や行

ら行

わ行

た行

な行

は行

さくいん

あ行

か行

【監修者】
済陽高穂（わたよう・たかほ）

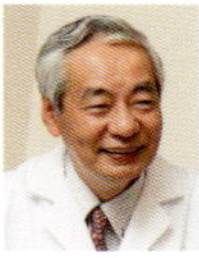

1945年生まれ。70年、千葉大学医学部を卒業し、東京女子医科大学消化器病センターに入局。73年、アメリカ・テキサス大学に留学し、消化管ホルモンについて研究。帰国後、東京女子医科大学助教授。94年、都立荏原病院外科部長、2003年、都立大塚病院副院長。06年、千葉大学医学部臨床教授。08年より、三愛病院医学研究所所長、トワーム小江戸病院院長、西台クリニック院長。2017年、西台クリニック理事長に就任。
主な著書・監修書に、『今あるガンが消えていく食事』、『今あるガンが消えていく食事 超実践編』（いずれもマキノ出版）、『がん再発を防ぐ「完全食」』（文藝春秋）、『今あるがんに勝つジュース』（新星出版社）など多数。

【レシピ作成・料理】
植木もも子（うえき・ももこ）

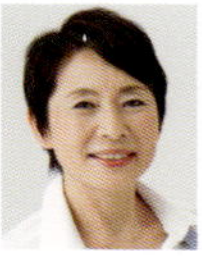

東京家政学院大学卒業。料理研究家、管理栄養士。料理記者、スタイリスト、フードコーディネーターなど食関係の仕事に従事する。2009年に遼寧中医薬大学付属日本中医薬学院を卒業し国際薬膳師、国際中医薬膳管理師の資格を取得。現在は雑誌や書籍などで日常に取り入れやすい薬膳の提案するほか、企業のレシピ開発のコンサルタントなど多方面で活躍。著書・共著に『手づくりしぼりたて生ジュース』（新星出版社）、『薬膳・漢方 食材＆食べ合わせ手帖』（西東社）、『簡単！おいしい！ビューティアップ薬膳レシピ』（NHK出版）など多数。

本書の内容に関するお問い合わせは、**書名、発行年月日、該当ページを明記**の上、書面、FAX、お問い合わせフォームにて、当社編集部宛にお送りください。**電話によるお問い合わせはお受けしておりません。**
また、本書の範囲を超えるご質問等にもお答えできませんので、あらかじめご了承ください。
FAX：03－3831－0902
お問い合わせフォーム：https://www.shin-sei.co.jp/np/contact.html

落丁･乱丁のあった場合は、送料当社負担でお取替えいたします。当社営業部宛にお送りください。

100日でがんに勝つジュース＆スープ

2012年11月15日　初版発行
2024年12月15日　第21刷発行

監修者　済　陽　高　穂
発行者　富　永　靖　弘
印刷所　株式会社新藤慶昌堂

発行所　東京都台東区 台東2丁目24　株式会社　新星出版社
〒110-0016　☎03(3831)0743

ISBN978-4-405-09229-7